自力で治った！

糖尿・肥満・虚弱体質

ある主婦の自然療法体質改善絵日記

奮闘

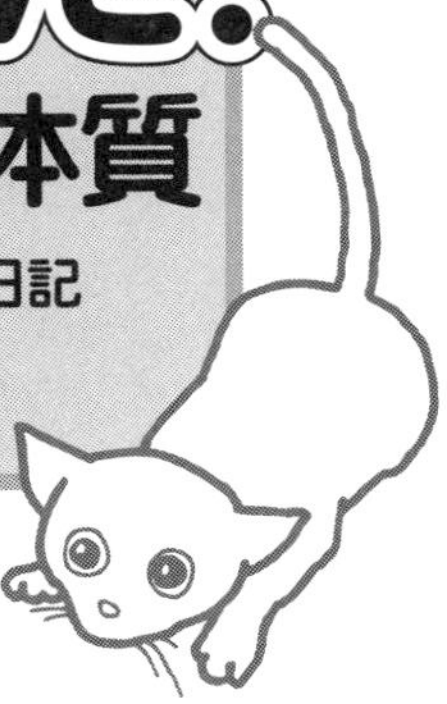

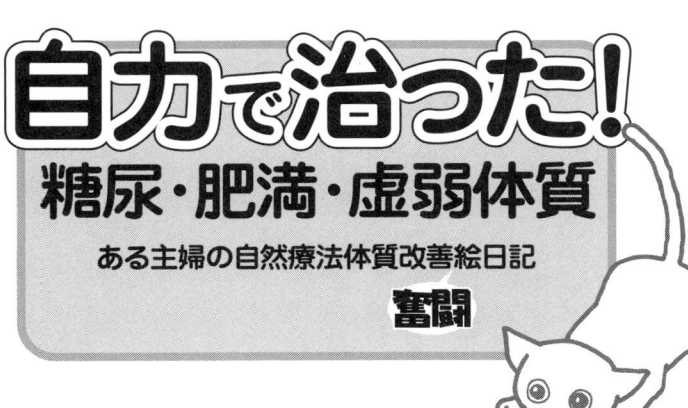

市川　晶子

著＆マンガ

ハート出版

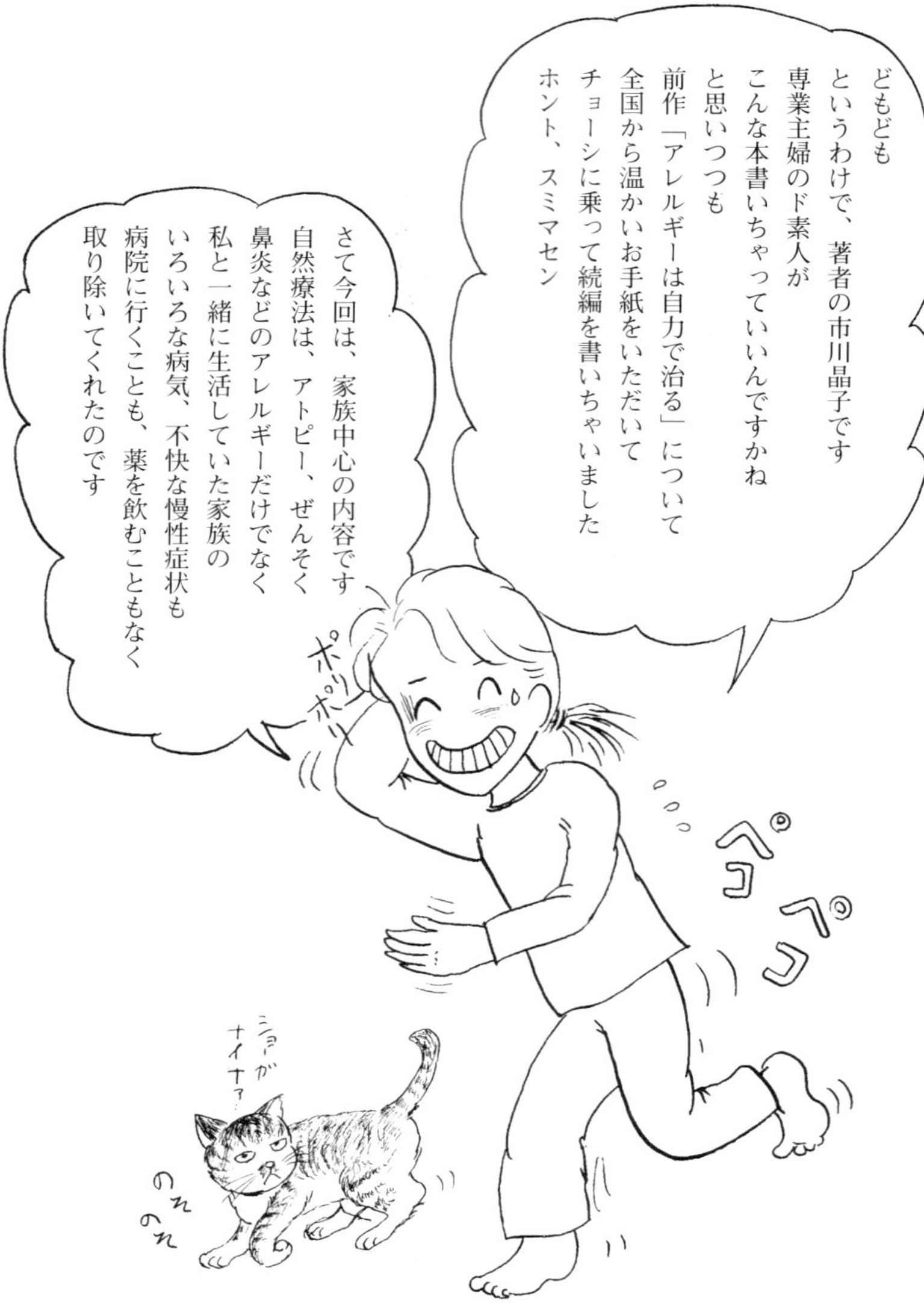
どもども
というわけで、著者の市川晶子です
専業主婦のド素人が
こんな本書いちゃっていいんですかね
と思いつつも
前作「アレルギーは自力で治る」について
全国から温かいお手紙をいただいて
チョーシに乗って続編を書いちゃいました
ホント、スミマセン
さて今回は、家族中心の内容です
自然療法は、アトピー、ぜんそく
鼻炎などのアレルギーだけでなく
私と一緒に生活していた家族の
いろいろな病気、不快な慢性症状も
病院に行くことも、薬を飲むこともなく
取り除いてくれたのです
ポリポリ
ペコペコ
ニョーがナイナァ…
のれのれ

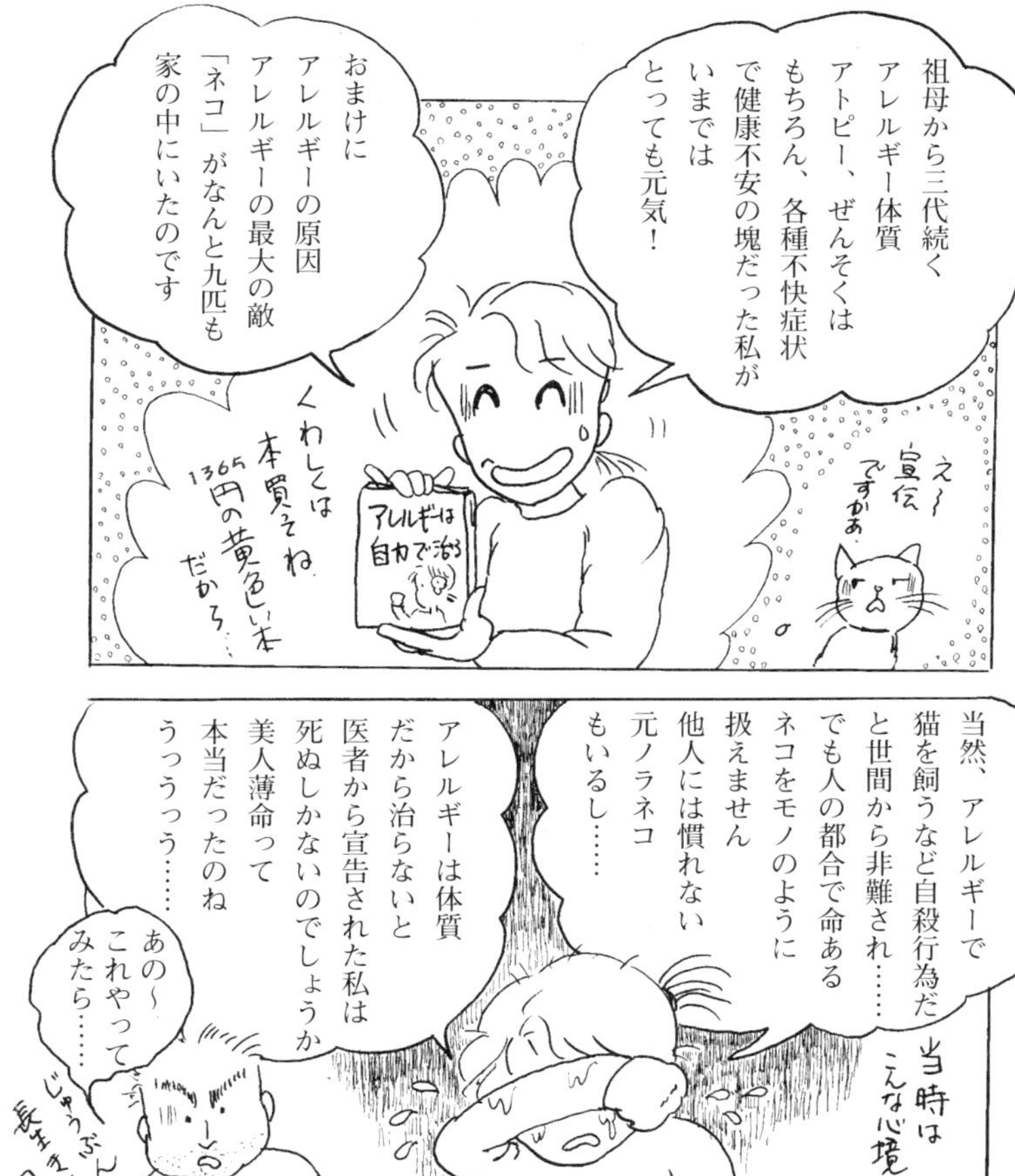

この一冊の本が

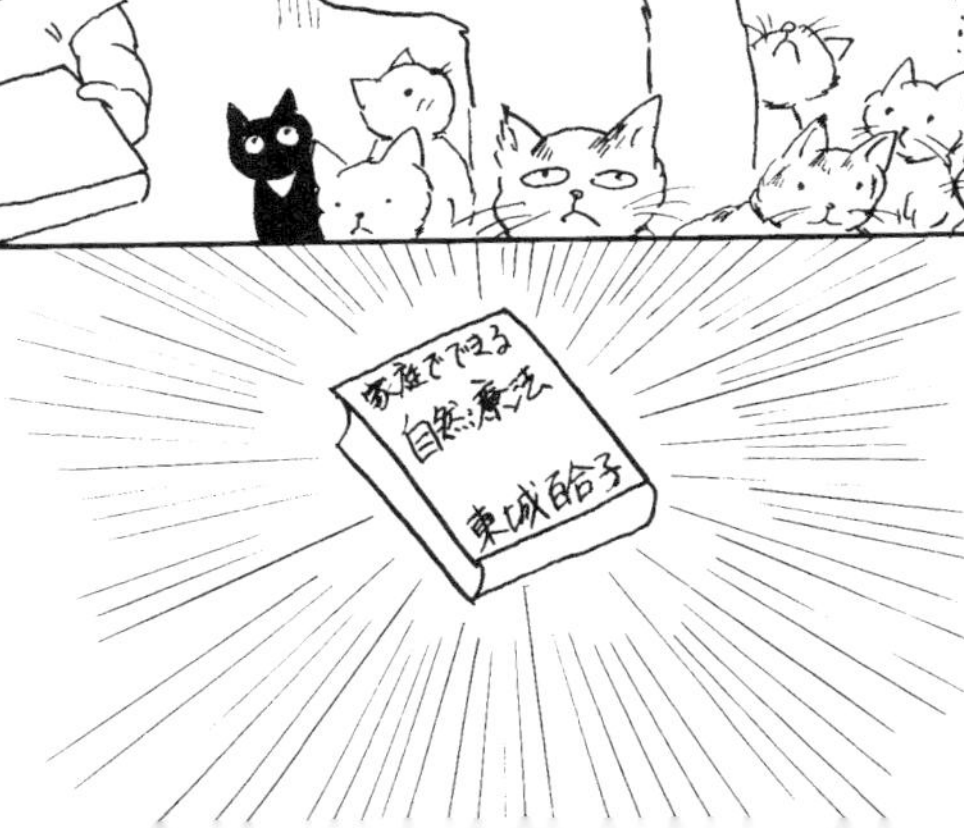

私の命を救ってくれたのです。

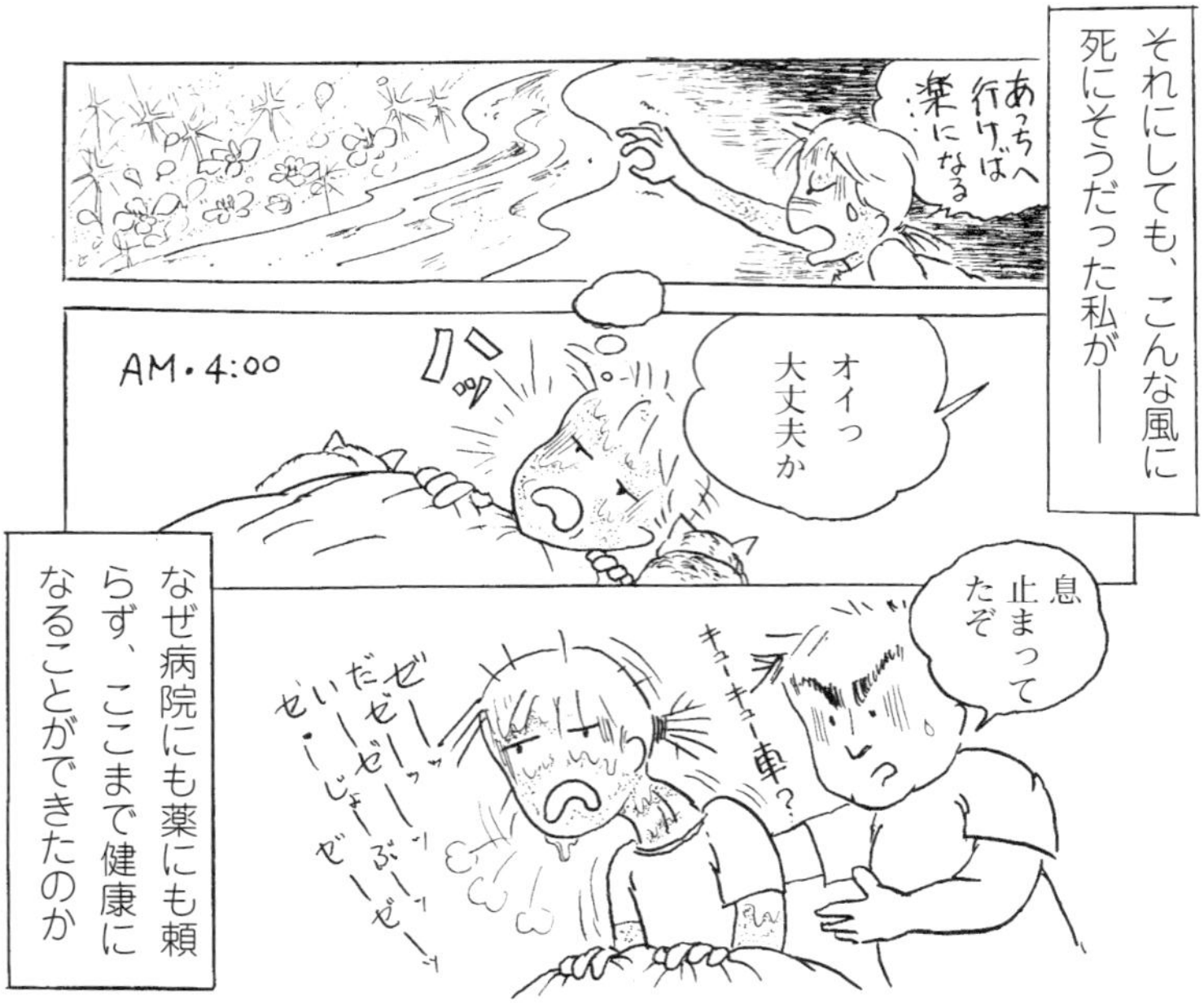
それにしても、こんな風に死にそうだった私が――
あっちへ行けば楽になる
AM・4:00
ハッ
オイっ大丈夫か
息止まってたぞ
キューキュー車？
なぜ病院にも薬にも頼らず、ここまで健康になることができたのか

人は食べものがないと生きていけません。ということは、食べものが体を作っているのであり、病気の体も食べものが作っているのです。それならば、今までの食生活を見直せば、病気は治るのです。

そこで、「人の体はタンパク質からできているので、良質のタンパク質である肉や卵に、カルシウム豊富な牛乳を欠かさず、いろいろな栄養が含まれる食品をバランス良く毎日三食きちんと食べる」ということを良いと信じておこなってきた今までの食生活を見直したのでした。

はじめに

今まで食べていたものをやめて、「昔から日本人が食べていた、日本人にとって栄養のある、日本の気候風土から生まれ受け継がれてきた食べものを、適量、良く噛んでいただく。おなかがいっぱいになるほど食べない」という食生活に変えました。

そして、今までの食べものや生活環境の中でたまった体内の毒素（食品添加物や薬品、化学物質）を、体外に排出させる、化学薬品に頼らない、家の近所の野原に生えている植物や、台所にいつでもある野菜を使った手当てにより、完治しないと言われていたアレルギーがすっかり治り、おまけに家族全員が健康になったのです。

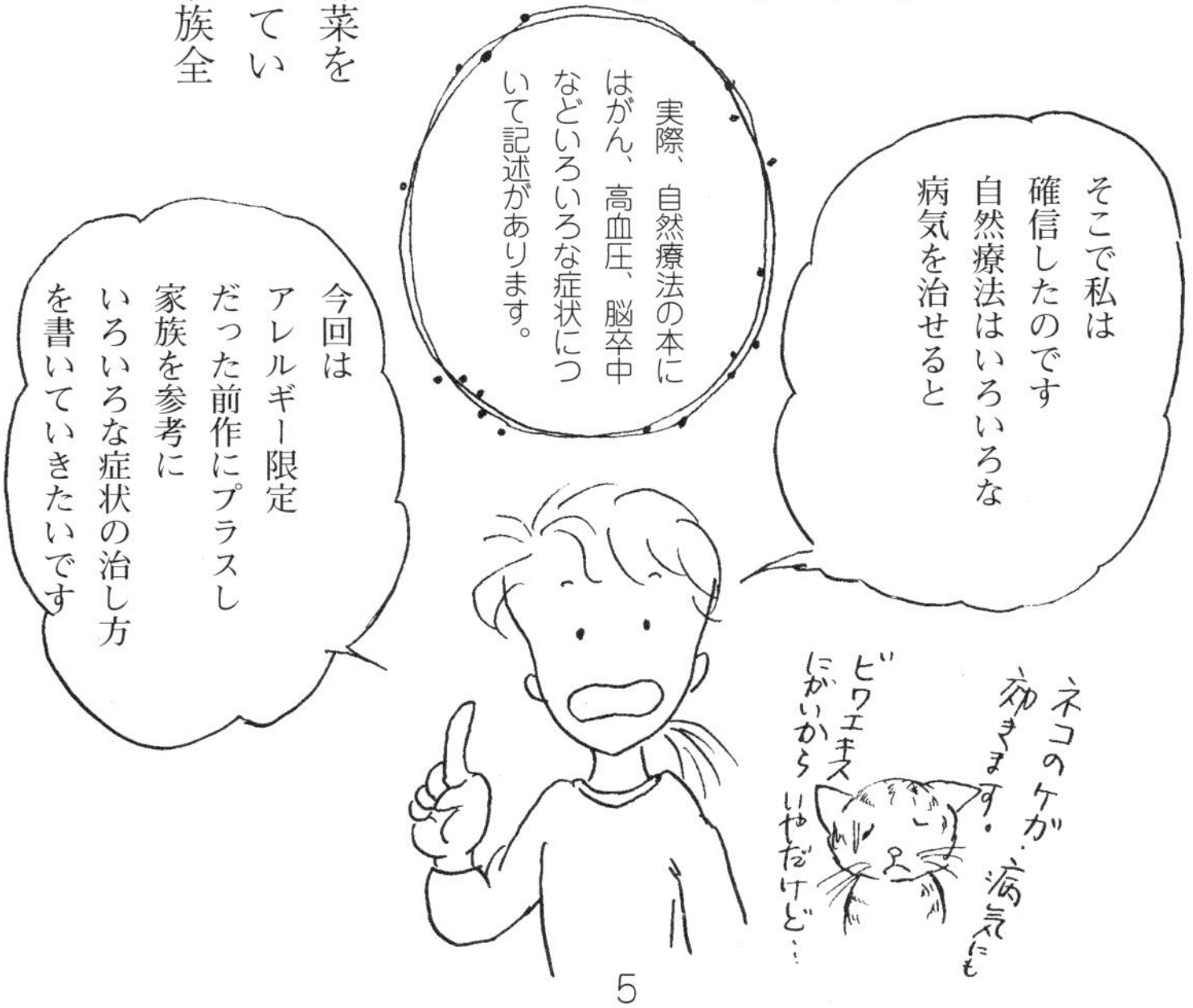
そこで私は確信したのです自然療法はいろいろな病気を治せると
実際、自然療法の本にはがん、高血圧、脳卒中などいろいろな症状について記述があります。
今回はアレルギー限定だった前作にプラスし家族を参考にいろいろな症状の治し方を書いていきたいです
ネコのケガ・病気にも効きます。
ビワエキスにがいからいやだけど…

もくじ

もくじ

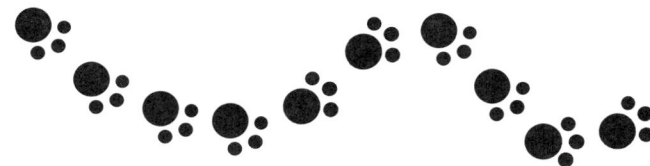

第1章

自然療法で病気を治そう

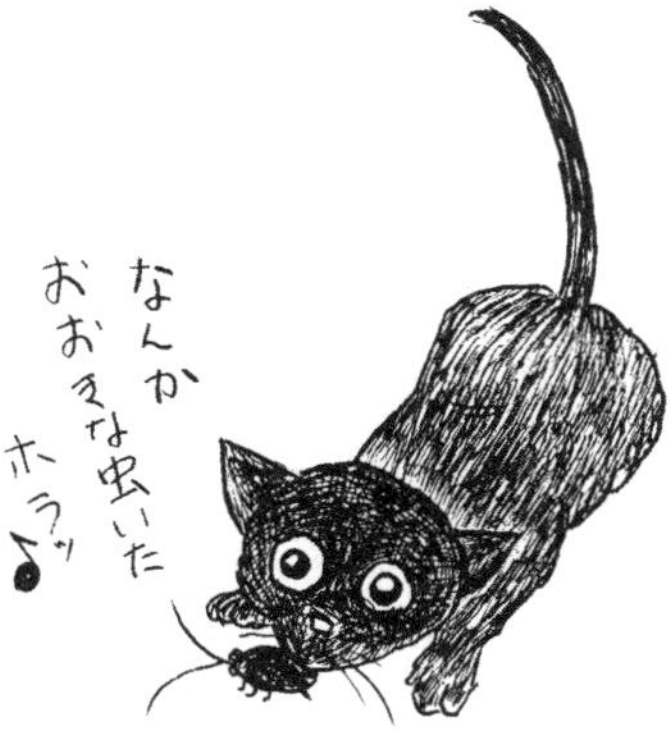

――むじゃきな子ネコ――

病気を治し病気にならない食事方法

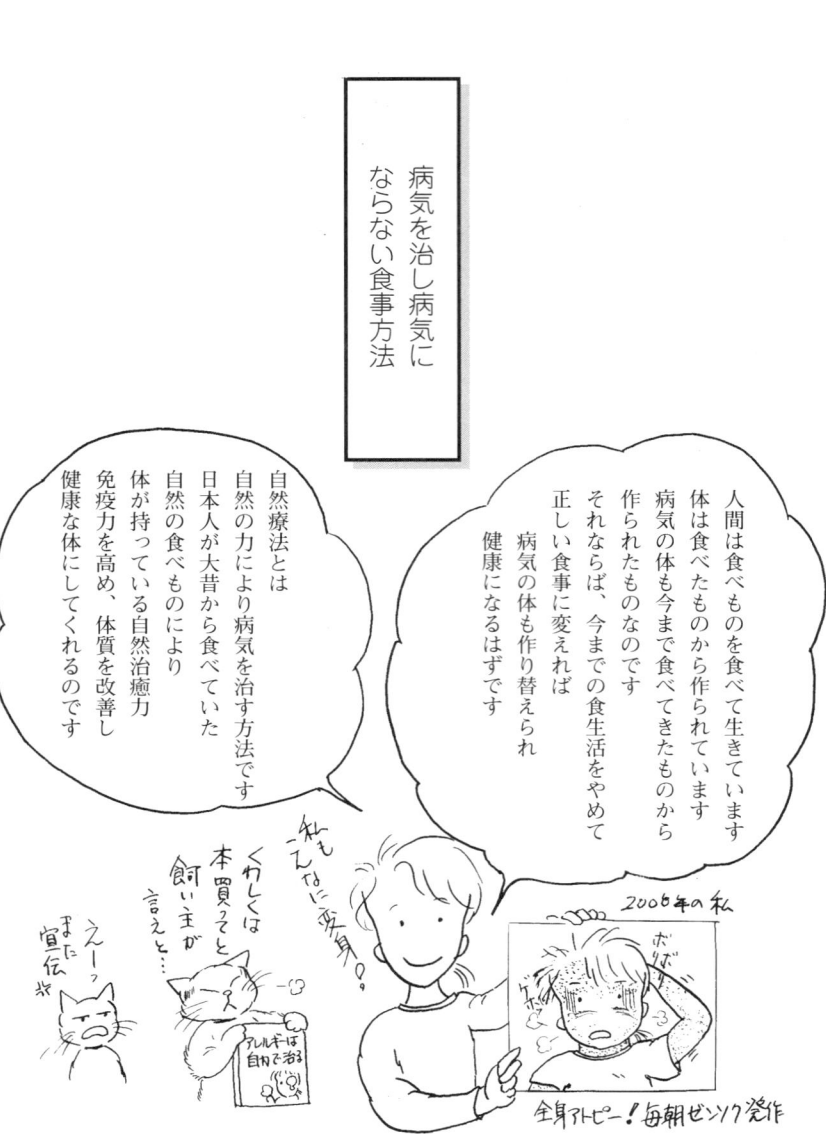

①肉・卵・牛乳は摂らない

動物性タンパクは
小魚介類を中心に
控えめにしましょう
ブタさん、ウシさん
トリさんは食べない
ようにしましょう

日本人の食性に
合わない食べものは
食べないようにします
魚も人間より大きな体の
ものは常食しないほうが
いいでしょう
たまのごちそうとして
美味しく頂きましょう

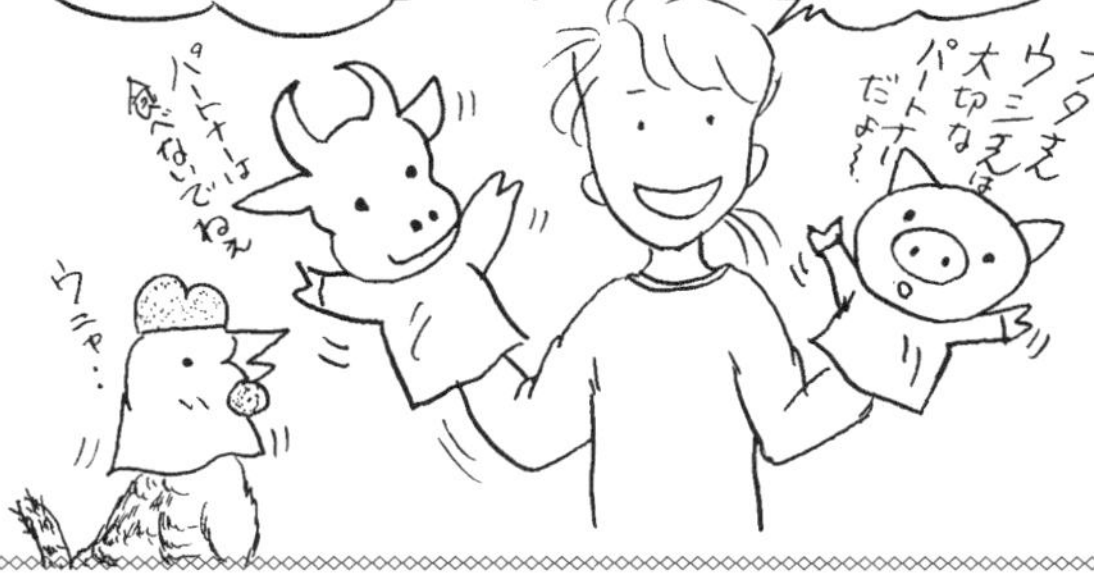

大切な
パートナーだよ〜
パートナーは
食べないでねぇ
ウニャ・・

②白いものは食べない

現代食生活での主食、白米、パン、スパゲティ、ラーメン、うどんなどは、本来穀類に含まれていた大切なミネラルなどの微量栄養素をすべて削り取ってしまったものです。

玄米、ふすま入りパン、黒うどんなど未精白のものに変えましょう。

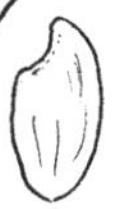

【白米（玄米の胚乳の部分）**】**

糖質 75%
タンパク質は良質だが
ビタミン類はとても少ない

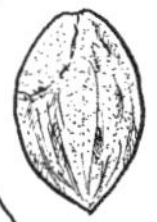

【玄米（胚芽、糠の部分）**】**

ビタミン群、食物繊維
脂質、糖質、タンパク質
すべてパーフェクト！
リン、鉄は白米の２倍

主食を黒いもの
（未精白のもの）に
変えると、他の食品
から摂るのが難しい
栄養が簡単に
摂れます

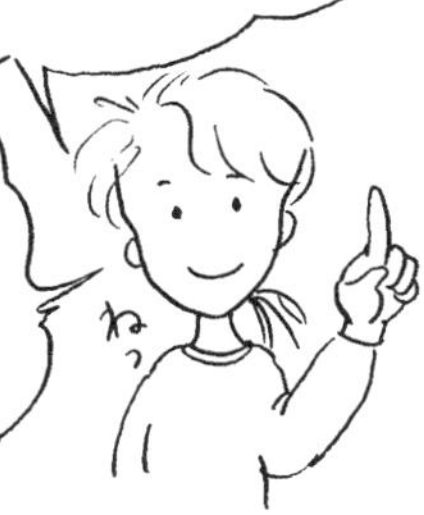

ねっ

③薬になるものを食べる

昔から、日本人が食べていた食べものには、それぞれいろいろな栄養が含まれていて、その栄養が体の機能を正常に働かせる薬効成分なのです。例えば、黒豆には解毒作用、レンコンには粘膜正常化作用、フキには咳止め、夏の瓜類は体を冷やし、冬の白菜は体を温めるなどです。

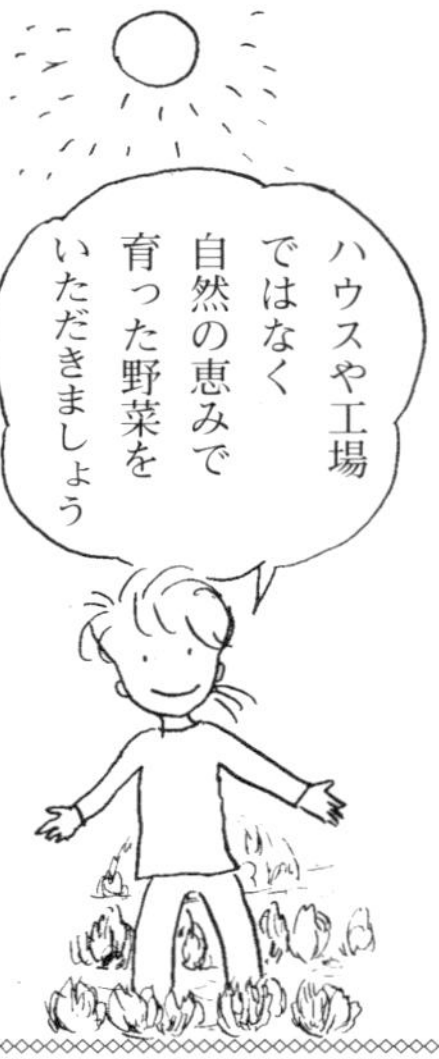
ハウスや工場
ではなく
自然の恵みで
育った野菜を
いただきましょう

また、良質の発酵食品を欠かさず摂りましょう。食べものの消化、栄養摂取、代謝には酵素の働きが必要です。自然醸造の味噌や醤油、手作りの漬物などを食べましょう。

④薬品が含まれているものは食べない

野菜などに自然に備わっている薬効成分と、人為的、科学的に作られた薬品とは全く別のものです。薬品は食べものではありません。たとえ認可されている食品添加物でも、体にとっては異物となり、多量に摂れば毒となるものがほとんどです。病気を治すため、肝臓に負担をかけないためには食べないほうがよいでしょう。

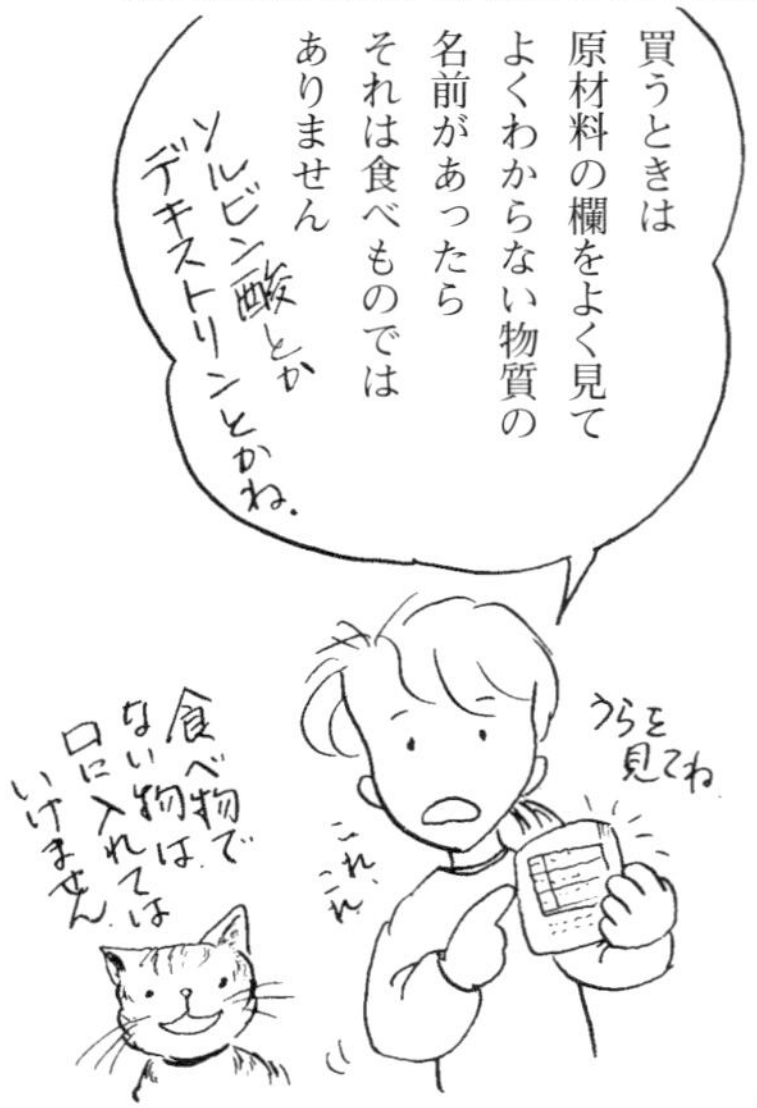
買うときは
原材料の欄をよく見て
よくわからない物質の
名前があったら
それは食べものでは
ありません
ソルビン酸とか
デキストリンとかね。
うらを見てね
これ、これ
食べ物でない物は
口に入れてはいけません

⑤よけいな加工をしているもの、化学的に作られたものは食べない

皮をむいて一口大に切ってあるもの、水煮をしてパック詰めになっているもの、そのまま食べられる調理済みの食品は、保存や殺菌のためにどんな薬品が使われているかわかりません。それがたとえ治病食のフキやレンコンでも、加工の過程で栄養分がなくなっています。自分で作れるものは人に頼らず、手作りをして手間を惜しまないようにしましょう。

化学的に作られたものは、たとえ健康食と書いてあっても治病食にはなりません。例えば油は溶剤を加えたり、不純物を取り除き透明になるように精製する過程で、自然界にはない形に変化してしまいます。これは体に大変害を及ぼす油です。天然圧搾法でゆっくりと搾られた添加物なしの油を使いましょう。

⑥調理方法はできるだけシンプルに簡単に

あくの強い野菜以外は、あく抜きせずそのまま使いましょう。

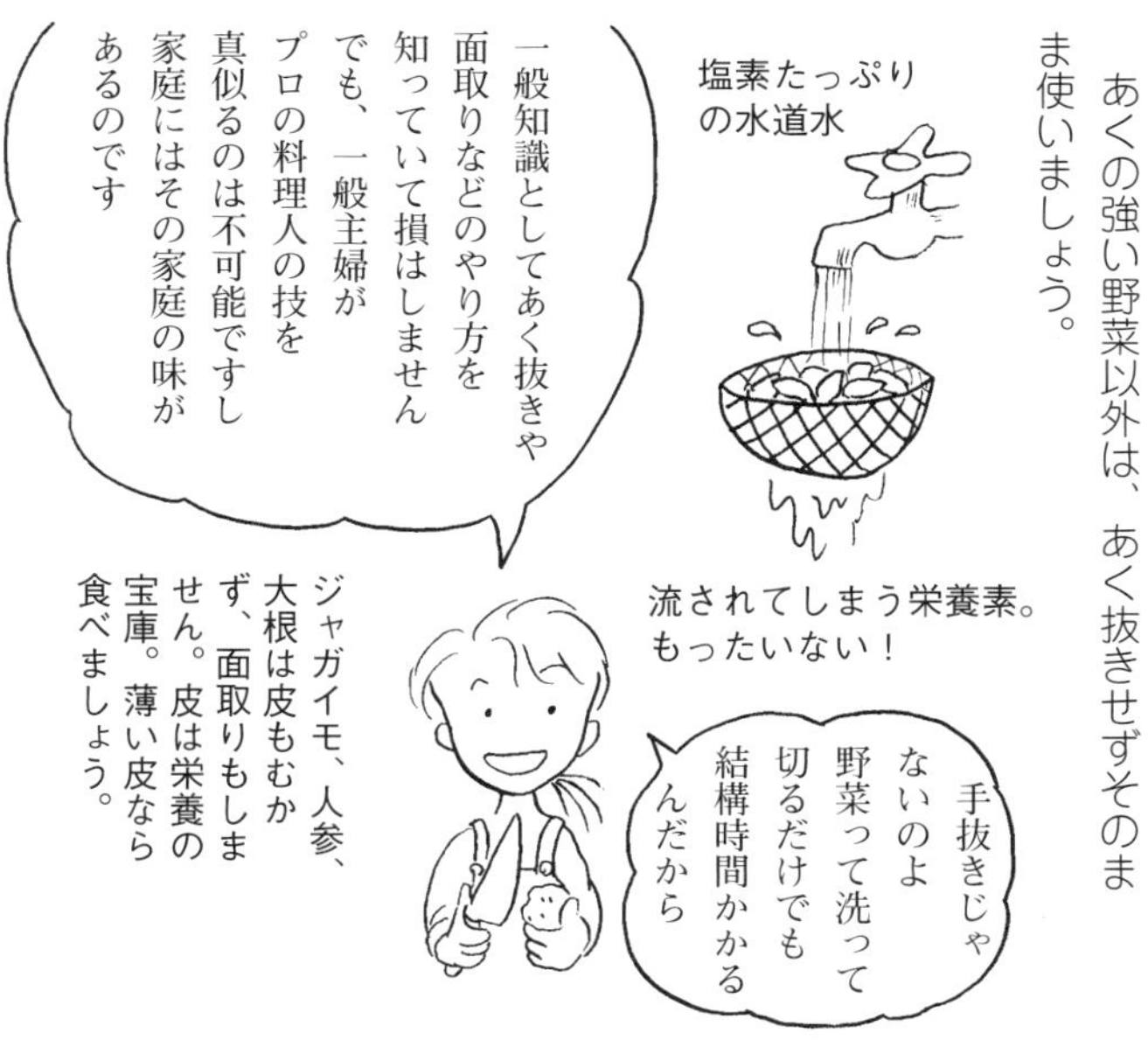
塩素たっぷりの水道水
流されてしまう栄養素。もったいない！
手抜きじゃないのよ野菜って洗って切るだけでも結構時間かかるんだから
一般知識としてあく抜きや面取りなどのやり方を知っていて損はしませんでも、一般主婦がプロの料理人の技を真似るのは不可能ですし家庭にはその家庭の味があるのです
ジャガイモ、人参、大根は皮もむかず、面取りもしません。皮は栄養の宝庫。薄い皮なら食べましょう。

⑦お腹いっぱいになるまで食べない

太古から人間の長い長い歴史の中で、現代ほど食料があり余っていたという時代はありません。

いつの時代も五穀豊穣を祈っていたことからほとんどが飢えたときを過ごしていたはずです。

ですから日本人はやせ形で、少量の栄養でも効率よく体の中で使えるようになっているのです。

四六時中お腹いっぱいの状態は、体に負担がかかるばかりです。

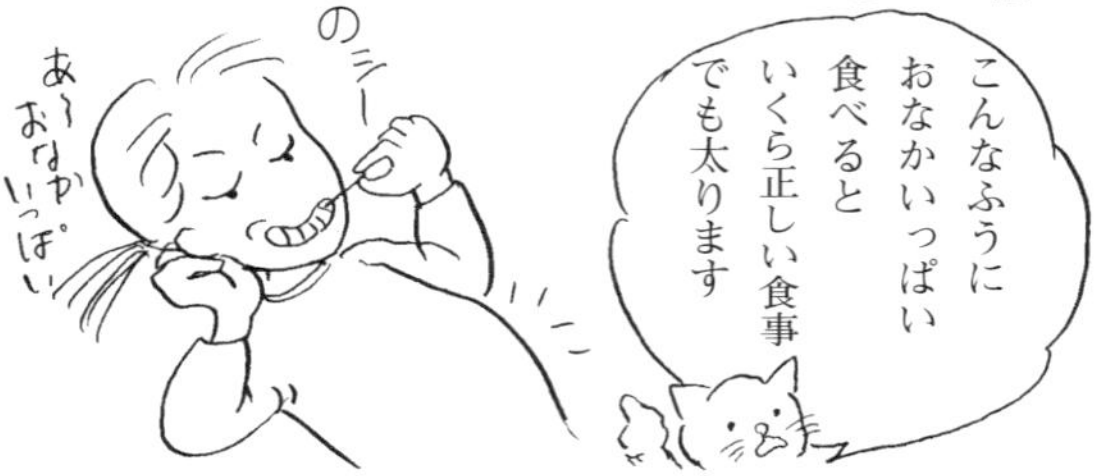
こんなふうに
おなかいっぱい
食べると
いくら正しい食事
でも太ります
あ～
おなか
いっぱい

⑧よく噛む

早食いも仕事のうち、と噛まずに飲みものでご飯を流し込む食べ方は消化器官に大変負担をかけてしまいます。ご飯を口に入れたらお箸を置き噛む数を40回数える習慣を身につけましょう。食事中の水分を控えると、唾液がたくさん出るようになりよく噛めるようになります。よく噛む――これだけで食べすぎを防ぎ、病気といえない小さな不快症状がほとんど治ります。

⑨白砂糖は控える

「疲れたら甘いもの」という常識は、昔の精白されていない砂糖のこと。白砂糖は加工食品と同じです。甘みは、自然のハチミツ、黒砂糖、麦芽糖などで摂りましょう。砂糖が高級品だった日本では、昔は日常的に白砂糖を摂っていませんでした。現代は糖分の摂りすぎです（※）。

※アメリカには、砂糖の摂りすぎによる「シュガーショック」という言葉があります。覚えておきましょう。

⑩食事がストレスにならないための工夫をする

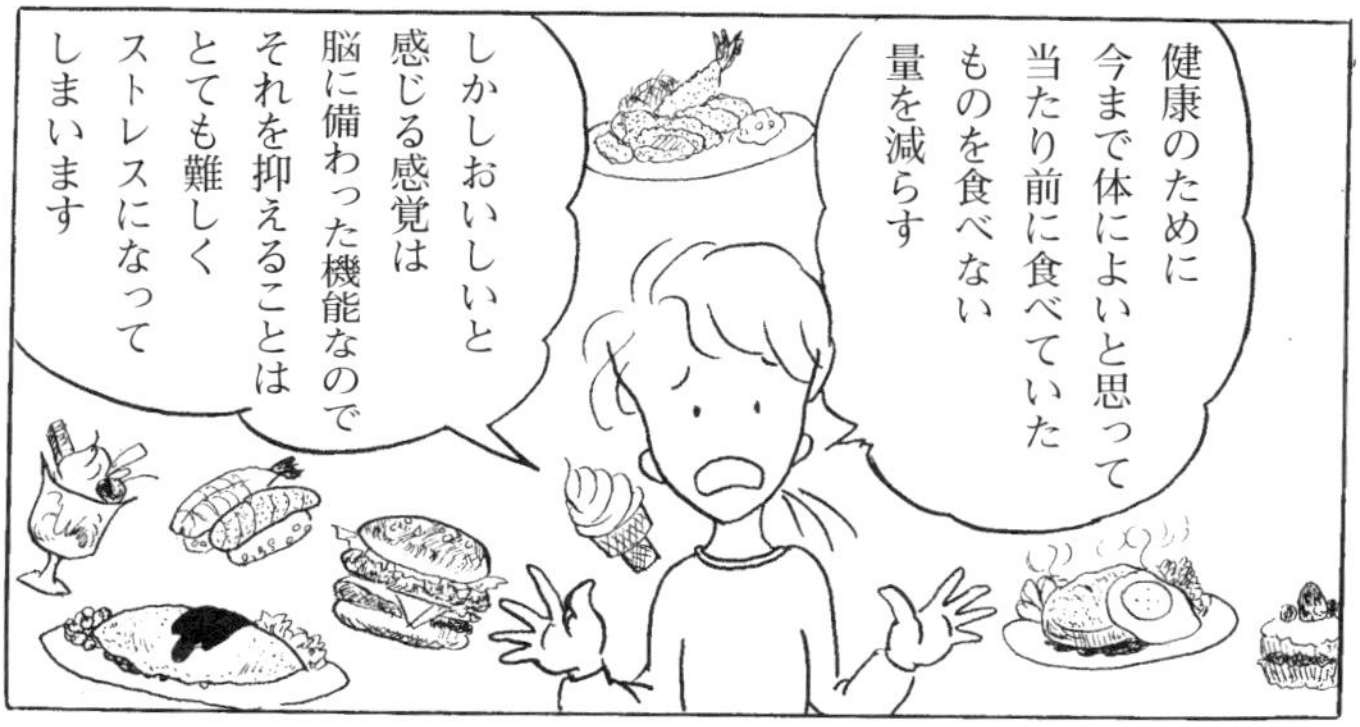
健康のために
今まで体によいと思って
当たり前に食べていた
ものを食べない
量を減らす
しかしおいしいと
感じる感覚は
脳に備わった機能なので
それを抑えることは
とても難しく
ストレスになって
しまいます

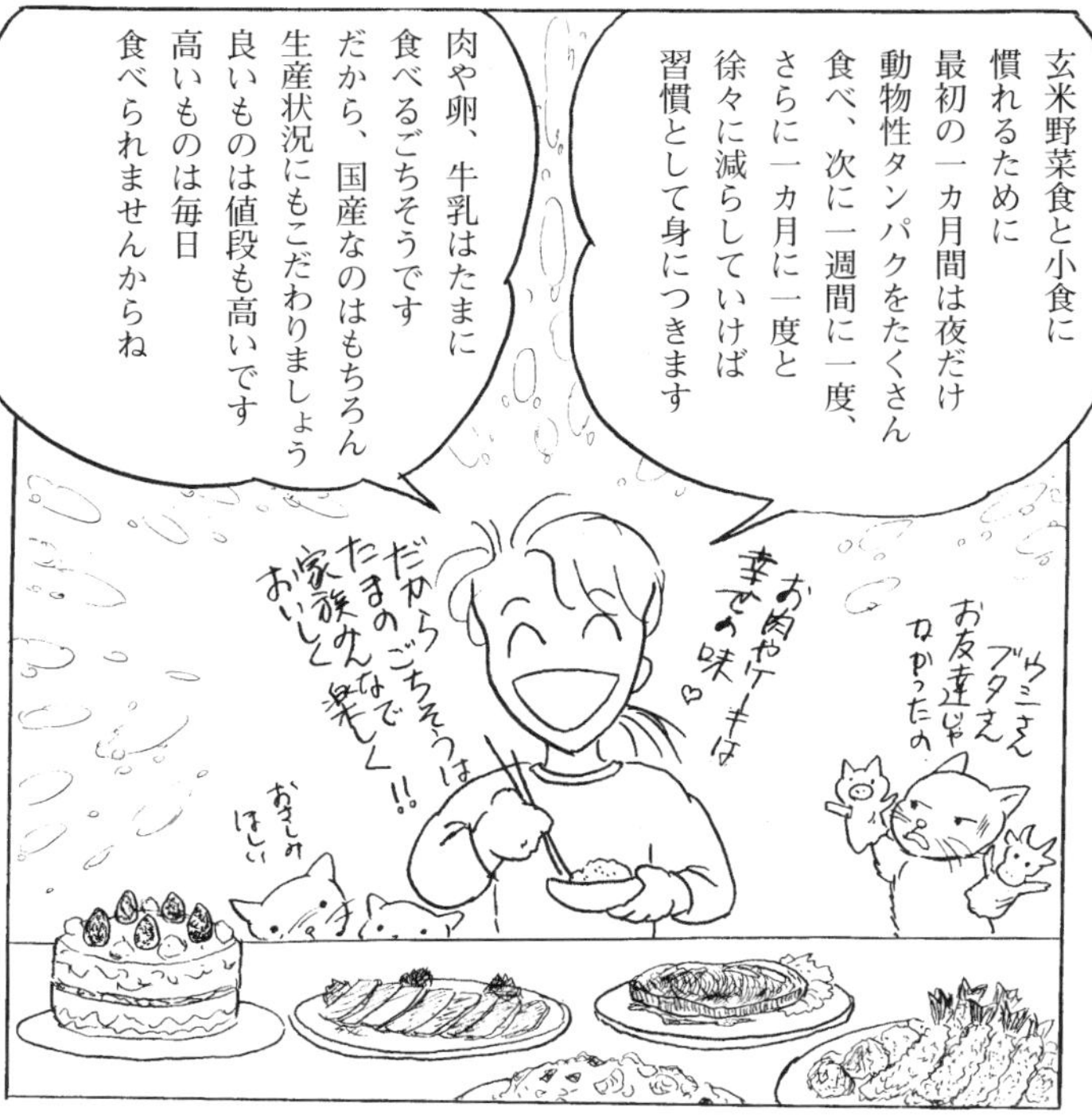
玄米野菜食と小食に
慣れるために
最初の一カ月間は夜だけ
動物性タンパクをたくさん
食べ、次に一週間に一度、
さらに一カ月に一度と
徐々に減らしていけば
習慣として身につきます
肉や卵、牛乳はたまに
食べるごちそうです
だから、国産なのはもちろん
生産状況にもこだわりましょう
良いものは値段も高いです
高いものは毎日
食べられませんからね
お肉やケーキは
幸せの味♡
だから
たまのごちそうは
家族みんなで
おいしく楽しく!!
ウミさん
ブタさん
お友達じゃ
なかったの
おさしみ
ほしい

日本人の正しい食事

《主食》
玄米。ひえ、あわなどの雑穀。精白していない全粒小麦粉のパン。十割そばなど。
《調味料》
自然醸造、無添加、国産材料の醤油、味噌、日本酒、みりん、酢など。天日塩、自然塩。黒砂糖、ハチミツ、麦芽糖など。
《野菜》
国産無（低）農薬の季節の野菜。露地栽培。昔から日本で作られていた野菜。
《おかず》
小魚介類。海藻類。伝統的な加工食品である納豆、コンニャク、豆腐、乾物類など。手作りの漬物などの発酵食品は、体の機能を整えます。市販のものを使わず、煮物、焼き物、佃煮も手作りを心がけましょう。

強い殺菌力のある梅干し、消炎作用のあるショウガ、カルシウムや鉄分など栄養豊富なゴマはすりゴマにして。これらを毎日いただくと、治病予防両方によいです。

《飲みもの》

幼児も飲める番茶や薬草茶（スギナ茶、ビワの葉茶など）を食後二杯まで。水分の摂りすぎは健康を害するおそれがあるため、汗をたくさんかく夏場以外は大量に飲まないほうがいいでしょう。コーヒー、紅茶、高い緑茶などはカフェインなどの刺激が強いので常飲しないほうがいいです。

《油》

抽油剤、溶剤などを使用していない天然圧搾、玉締絞り、精製していない自然のままのごま油、オリーブ油、菜種油など。

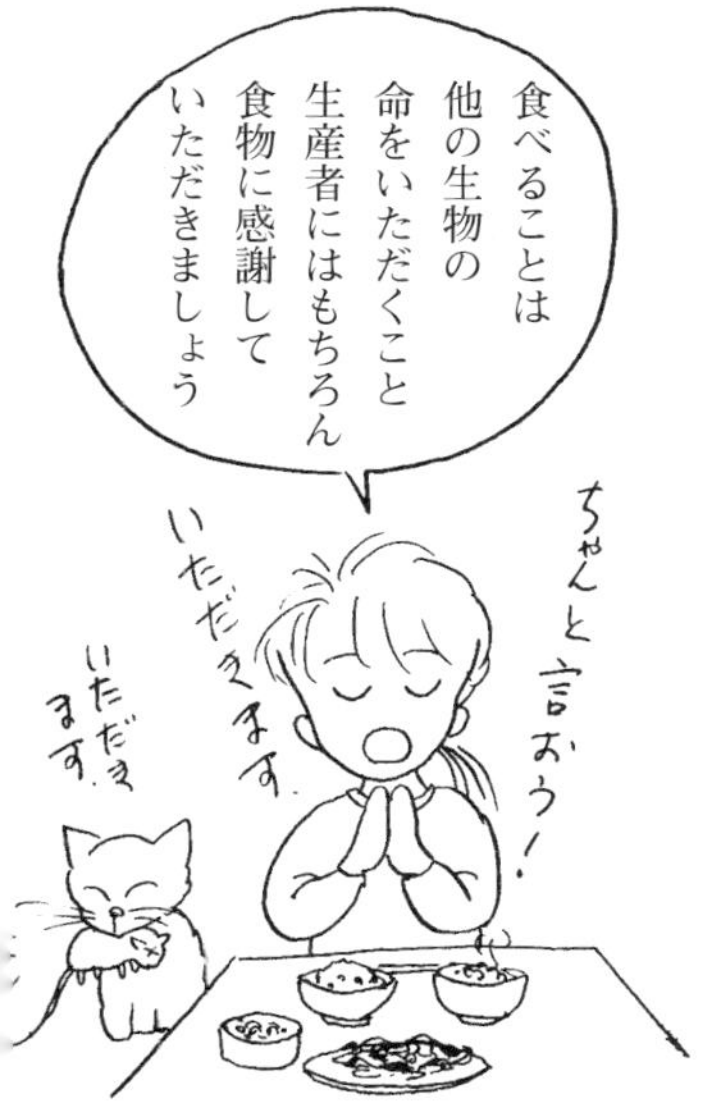
食べることは
他の生物の
命をいただくこと
生産者にはもちろん
食物に感謝して
いただきましょう
ちゃんと言おう！
いただきます
いただきます

手当てで治す

病気になったら
化学物質である薬を使うよりも
まず手当てをしましょう
化学物質で作られた症状を
抑えるだけの薬は
体の中に本来ある自然治癒力を
弱らせてしまいます

病気の根本治癒を望むのであれば
今まで病気の体を作ってきた
食事を正しい食事に戻すと共に
弱った体を手当てで機能回復させましょう
自然の力を借りて体を自然の状態すなわち
健康な体に戻す方法が自然療法です
以下、具体的な手当て法を解説します

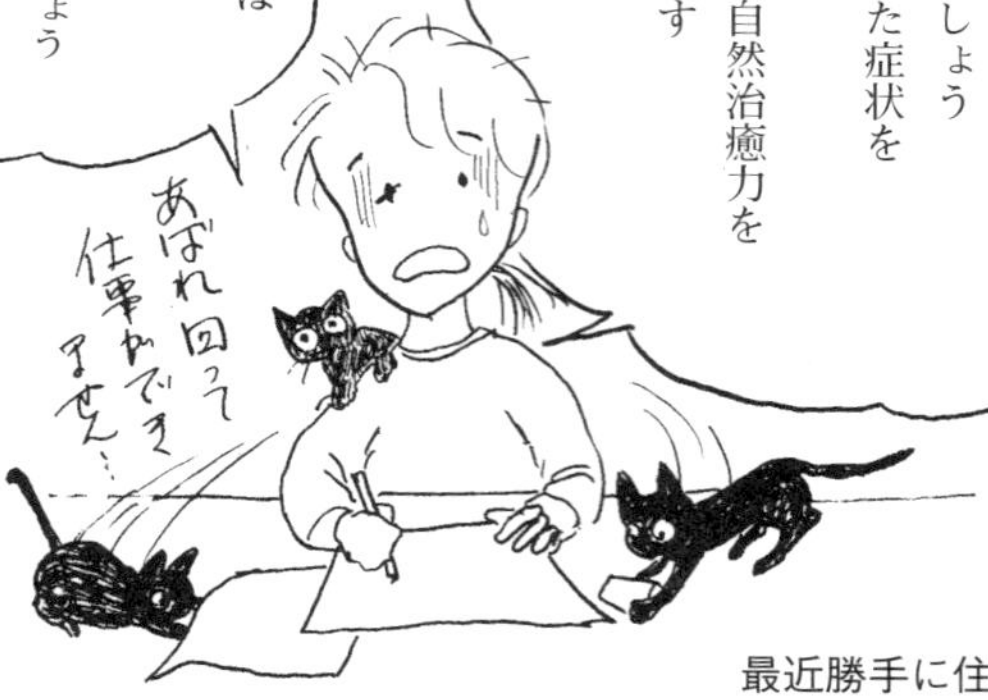
あばれ回って仕事ができません…

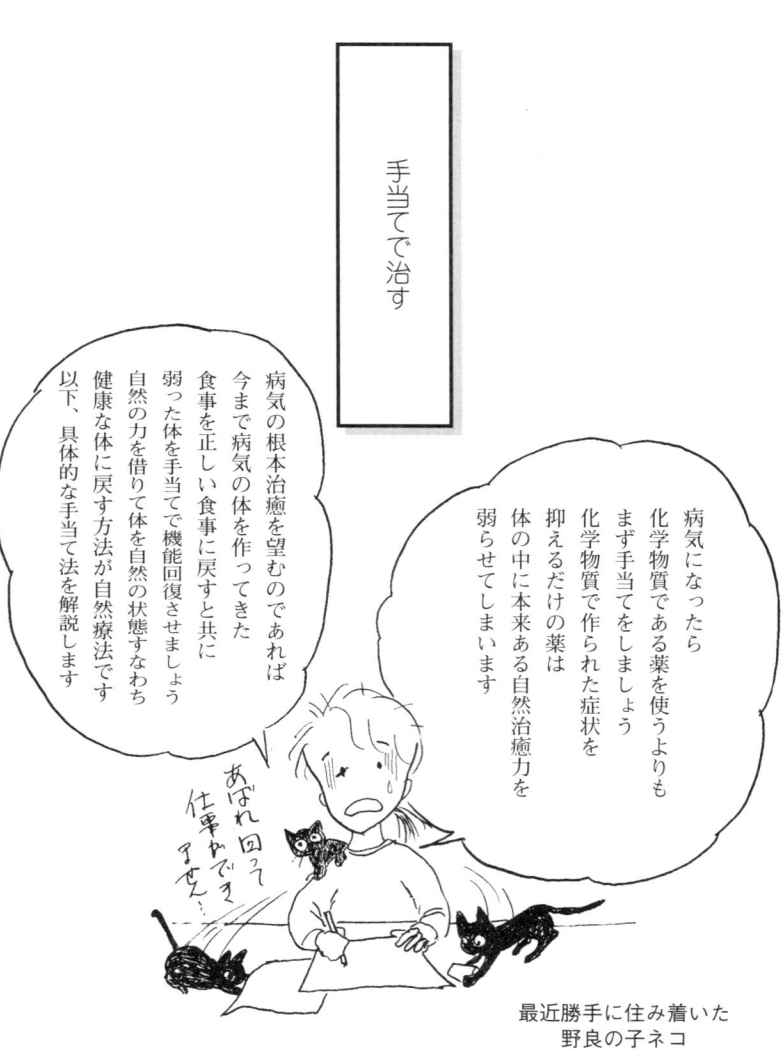

最近勝手に住み着いた
野良の子ネコ

肝臓腎臓腸は温め脾臓は冷やすと良い
これは覚えておいてください
病気のほとんどはこの腎臓、肝臓、腸が
弱ったことから始まります
腸が弱れば消化能力が落ち
肝臓腎臓に負担がかかり
肝腎が弱ると体の必要な所に
必要な栄養がきちんと回せなくなり
必要のない毒素や老廃物が代謝排出されず
体の中に回してしまうのです

脾臓は聞きなれない
臓器ですが
リンパ球を作り
内臓の疲れや炎症を取る
働きがあるそうです
腸は消化の要
腸をきれいにすれば
頭から足の先まで
きれいになります

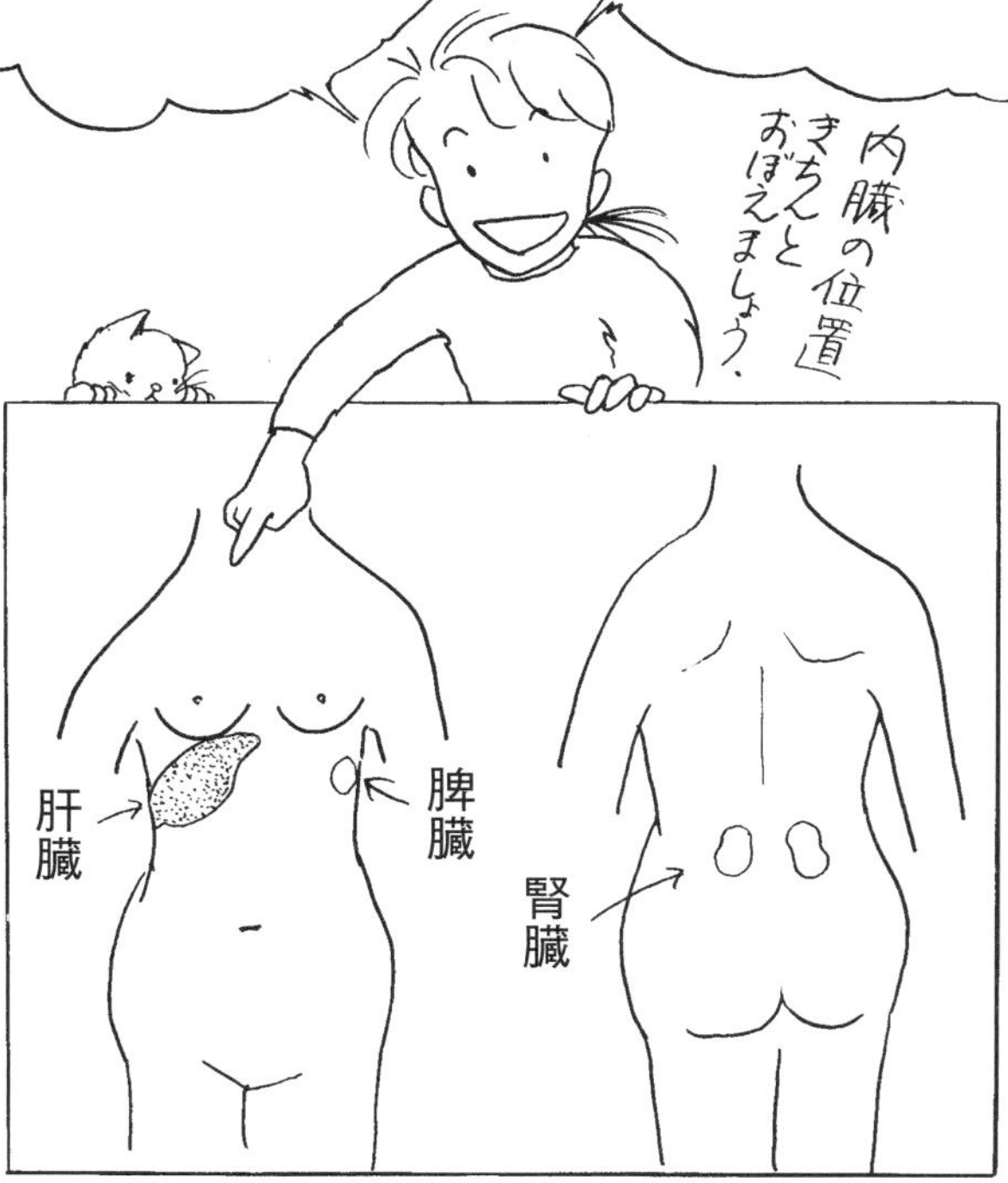

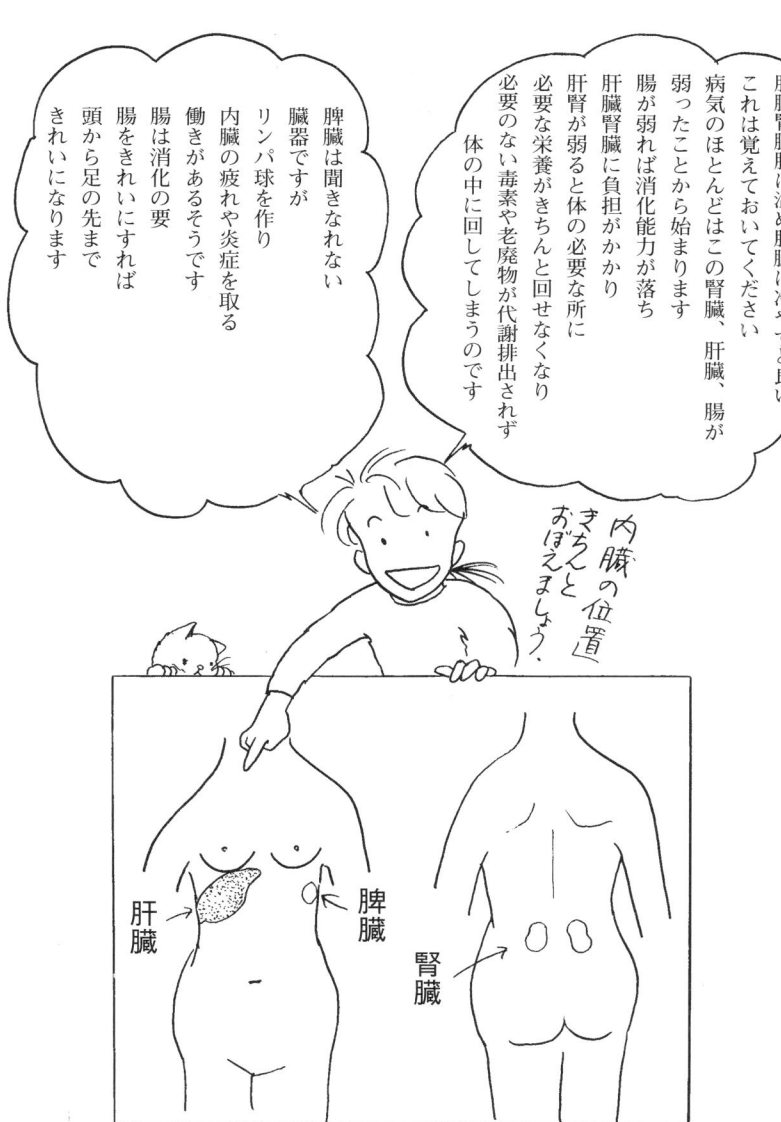

《腎臓》

腰より少し上、背中側にあり、背骨を挟んで左右一対。手の拳ぐらいの大きさ。体の浄化槽の働きをしており、老廃物を濾過し、不要物を尿として排出します。

※腎臓が弱ると、老廃物を外に出せなくなります。体がむくみやすい人は、病院の検査では現れなくても、腎臓が弱っていると考えて手当てをしましょう。腎臓は、食物の影響よりも薬の飲み過ぎで弱ることが多く、特に副腎皮質ホルモンの影響は大きいようです。腰痛のある人も、腎臓の弱りを疑い、腰への手当てを行うと良いでしょう。ちなみに、本を読むと「腎臓病」になってしまった人も、自然療法によって完治している人はたくさんいると出ています。あきらめず、自分で勉強して努力してみてください。

《肝臓》

腹部の右上方にあり、体内で一番大きな臓器。体内に入ってきたものの代謝、解毒などを行うため、特に現代生活においては酷使されていますが、痛みを感じない臓器なので、異常に気づきにくいです。疲れが取れないときは、肝臓が弱ってきたと考えましょう。

※肝臓が弱ると、外見こそ元気に見え、自覚症状もありませんが、「疲れやすくなる」「目がかゆくなる」「顔が赤くなる」「顔にシミができる」「目の下に赤いアザのようなシミができる」のが特徴です。

【コンニャク湿布】

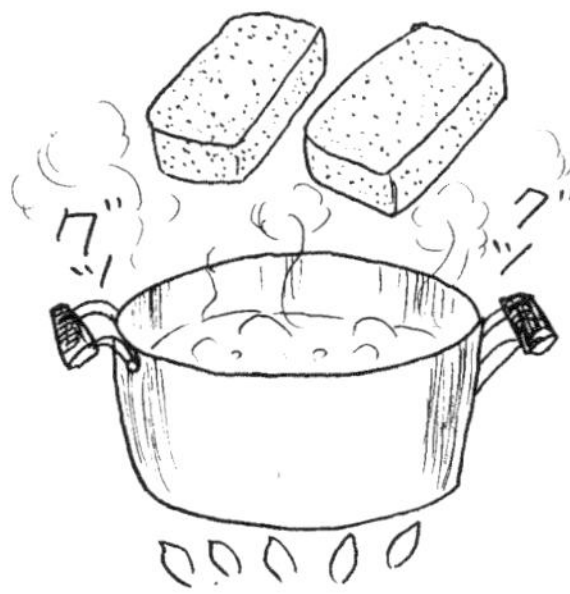

①コンニャク（なるべく黒いもの）２丁を 20 分間湯煎します。

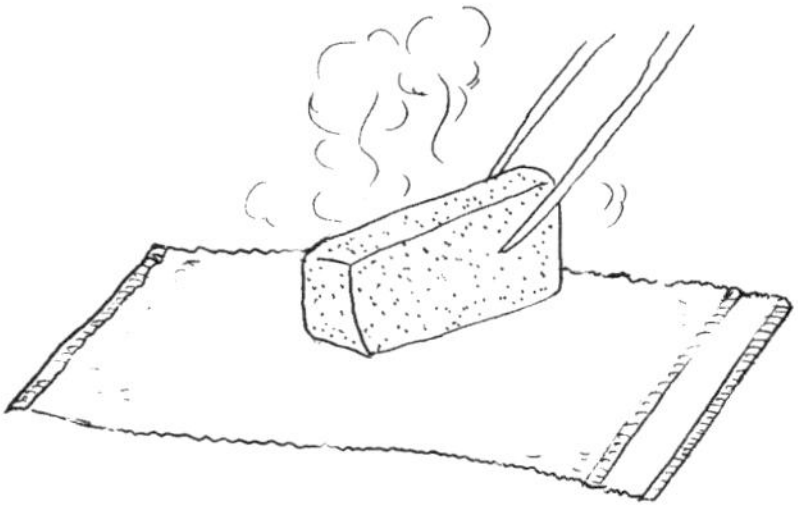

②熱々のコンニャクを綿 100％のタオルで包みます。タオル一枚では熱すぎるので、さらにもう一枚包みます。

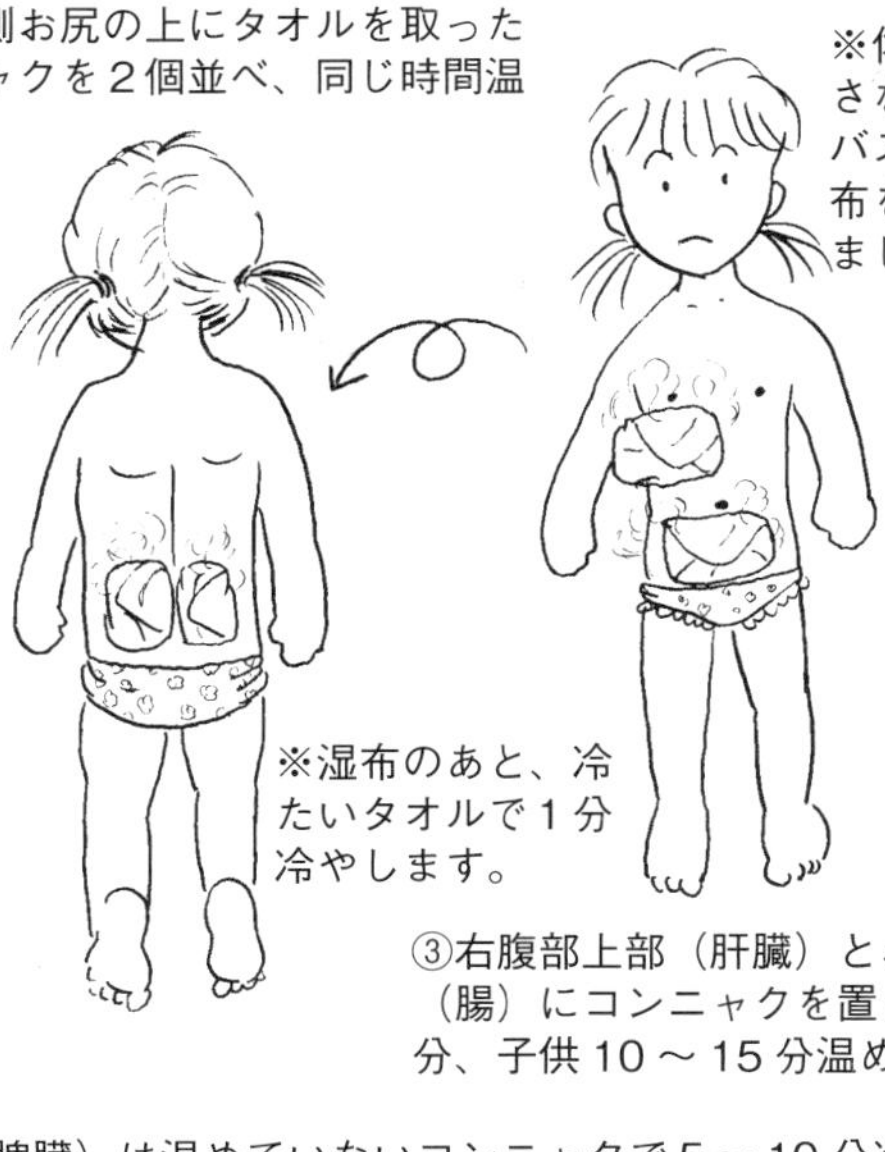

※体全体を冷やさないように、バスタオルや毛布を全身に掛けましょう。

③右腹部上部（肝臓）とおへその下（腸）にコンニャクを置き、大人 30 分、子供 10 ～ 15 分温めます。

④背中側お尻の上にタオルを取ったコンニャクを２個並べ、同じ時間温めます。

※湿布のあと、冷たいタオルで１分冷やします。

⑤左脇（脾臓）は温めていないコンニャクで５～ 10 分冷やします。

【コンニャクビワの葉湿布】

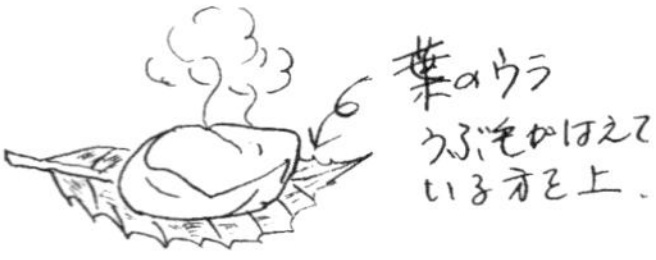
葉のウラ
うぶ毛がはえている方を上。

ビワの葉のツルツルした面を肌に当て、その上に温めたコンニャクをタオルに包んで載せます。コンニャク湿布と同じように使います。

コンニャクはただ保温が良いので肝臓、腎臓を温めるのに都合がよい、というだけのものではないようです。昔から「コンニャクはお腹の中のすす払い」といわれていたことからも、今の科学ではまだ解明されていない、内臓にたまった毒素を外に出す、体に良い物質が含まれているとしか思えません。ですから、コンニャク以外のもので温めたり、タオルがコンニャク臭くなるうえ毎日何枚も洗濯するのは面倒だからと化学繊維の袋を使ったり、ビニール袋に入れたのでは効果も出ないと思います。

※実体験では、ぜんそくの発作、セキのひどいときに、胸と背中にコンニャクビワの葉湿布を行い、効果がありました。ガンなどの難病の患部や、慢性痛で温めたほうがよい患部にも効果があると書いてある自然療法の本もあります。

コンニャクはゴワゴワと硬く小さくなるまで使えます。

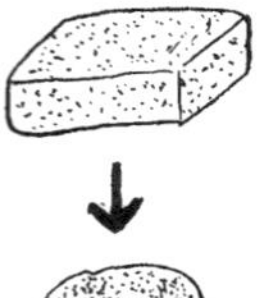

２〜３週間後

密閉容器に水を一緒に入れて、冷蔵庫で保管してください。

【ショウガ湿布】

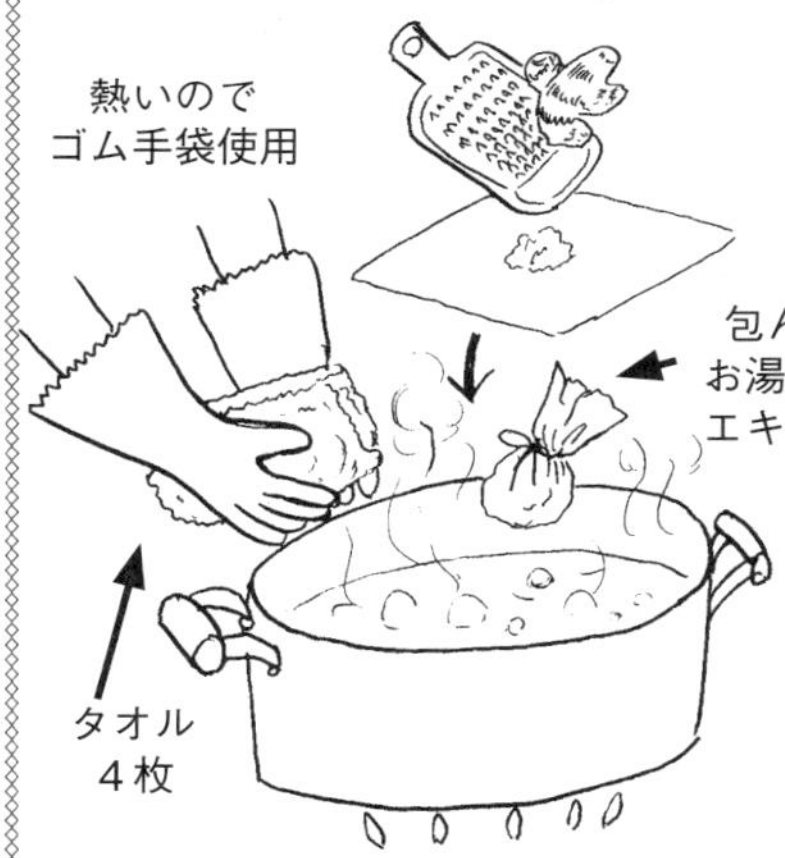
ショウガ
１００ｇ
熱いので
ゴム手袋使用
包んで縛り
お湯に入れて
エキスを出す
タオル
４枚
お湯２リットルを弱火で熱する。
湯温 70℃くらいに保つこと。沸騰させると、ショウガの酵素が死んでしまいます。

おろしショウガを布に包んでお湯に入れ、ショウガ湯を作ります。このお湯で温めたタオルを固く絞って、コンニャク湿布同様に肝臓と腎臓に当てます。

冷めたらタオルを取り替えます（7～8回）。大人20～30分、子供10～20分、皮膚が赤くなるまで続けます。

終わったら冷タオルでさっと拭きます。


この湿布は、ショウガ湯が冷めないよう布団のすぐそばで火を使うことになります。

気持ちよくなりつい寝てしまうこともあるので、一人で行うときは注意が必要です。

でも、これを家族にやってもらうととても気持ちがいいのです。

寝てしまっても平気という安心感もありますが、やはり家族の愛情が手当てをより効果的にしているようです。

【コンニャクショウガ湿布】

一人でショウガ湿布を行うのは火が心配という方には、この方法がお薦めです。ショウガをたくさん使い、たっぷりの絞り汁を使ってください。

①ショウガ150グラムをすり下ろす。

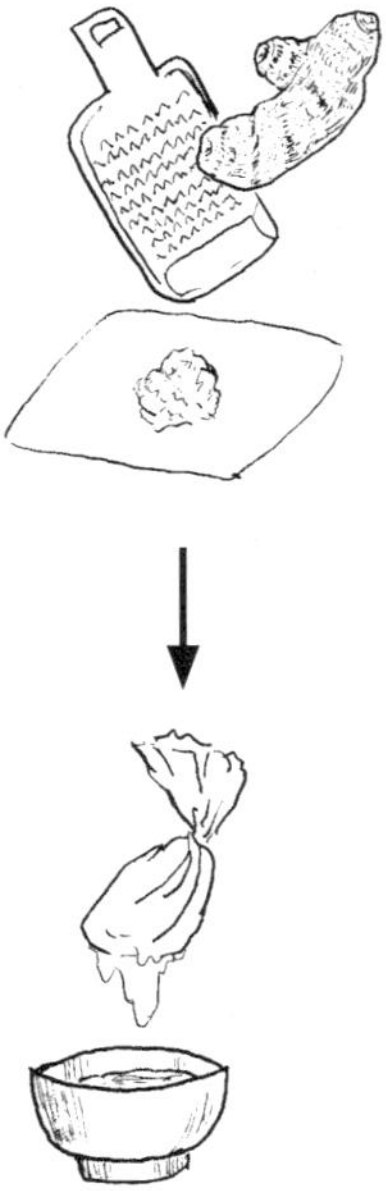

②綿の布で縛る。（この絞りかすは布をひもで縛ってお風呂に入れましょう）

③この絞り汁をカット綿（約7・5㎝×14・5㎝）一枚にたっぷりしみこませて患部に貼り、その上に温めてタオルに包んだコンニャクを載せて湿布します。時間などはコンニャク湿布に準じます。

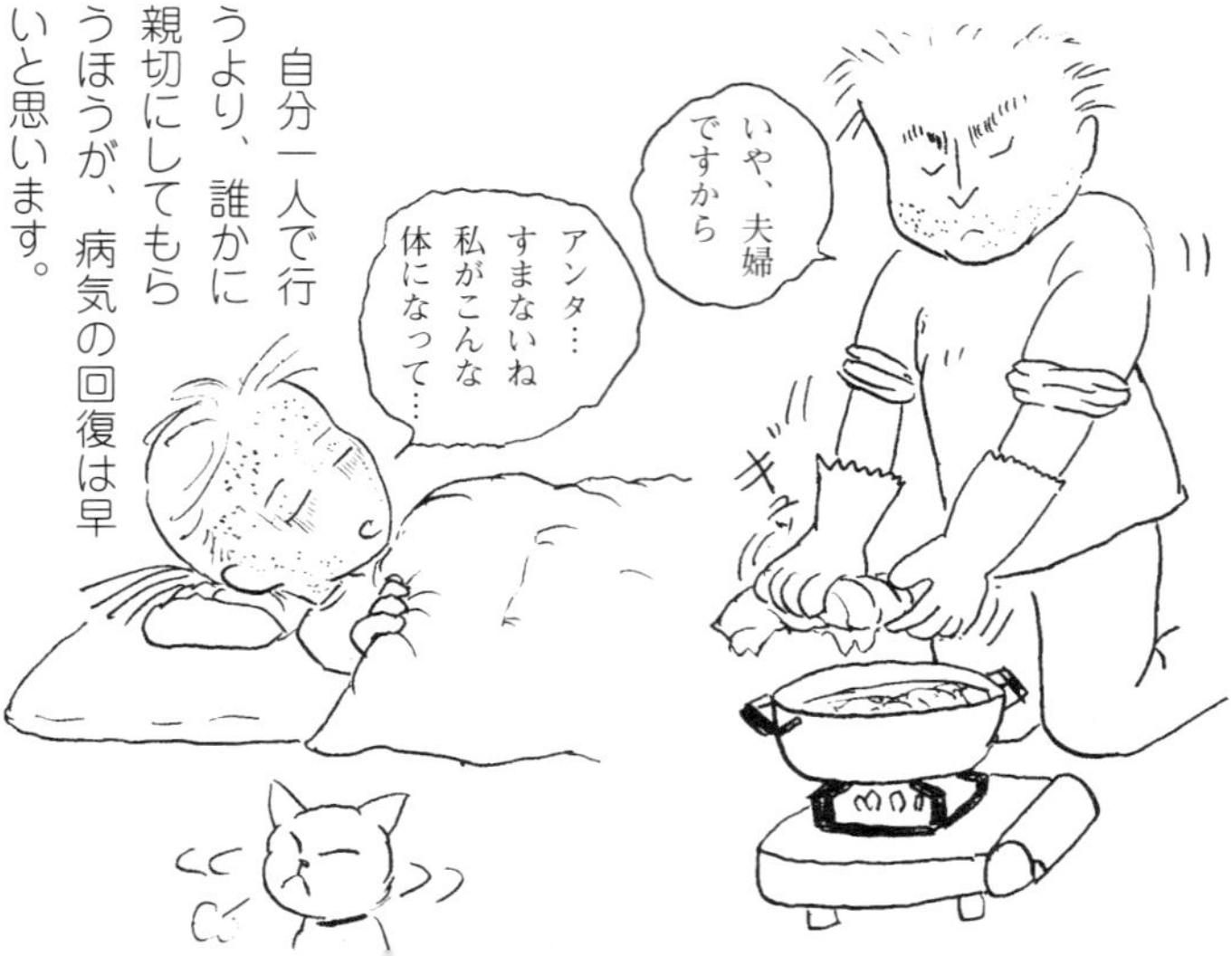
いや、夫婦ですから
アンタ…すまないね私がこんな体になって…

自分一人で行うより、誰かに親切にしてもらうほうが、病気の回復は早いと思います。

コンニャク湿布をはじめとするこれらの治療法は、他の病気、炎症にも応用できます。

肝臓、腎臓、脾臓の手当ては、すべての病気を治す基本ですので、まずこの三カ所への湿布（肝腎は温め、脾は冷やす）のあとに、患部に対する湿布を行うとより効果的です。特に、肩こりや咳などはすぐに改善が見られます。

自然療法の本には、ガンなどの難病にも効果があると書いてあります。ただし、難病や慢性病、内臓の病気については一～二回行ったくらいでは、症状の改善は見られません。根気よく続けてください。

《肝臓・腎臓・脾臓の手当ての注意》

・食後すぐ、満腹時には行わない。

・手当てのあとはしばらく安静に。入浴、食事は控えてください。

・午前中なら10時頃、午後なら４時頃に行うとよいでしょう。また、夜寝る前に行えば、そのままぐっすり眠ることができます。

・体が自然の刺激に慣れてしまわないよう、長期間続ける場合は、コンニャク湿布とショウガ湿布を一週間交替で行うと良いでしょう。

《入浴療法》

毎日のお風呂は家の中の大切な療養場です。体の表面の汚れだけでなく、体内の老廃物、毒素も洗い流せるような入り方をしましょう。

基本は胸より下の半身浴で、ぬるめのお湯に20分以上入ります。

お風呂は新陳代謝が良くなります。そこで体中の悪いものがより出やすくなるよう薬草を入れたお風呂に毎日入ると良いです。薬草は水道水に含まれる塩素も中和させてお湯がやわらかくなります。皮膚に異常があるときは石けんでゴシゴシこすってはいけません。玄米野菜食にすると、皮膚から余分な油が出てこないので湯船に入る前にシャワーでよく流せばきれいです。

清潔好きな国民性の日本人でも、昔は毎日入浴しませんでした。経済的な理由が大きいのでしょうが、毎日入浴しなくても体が汚れなかったので、不快感がなかったのだと思います。現代人は一日一回必ず入らないと不快だというのは、体にとっていらないものを食べているので体中の汗腺や毛穴などから余分なものが出てきているのです。我が家では自然療法を始めてから、白いシャツを一日中着ても襟が汚れません。

湿布を行ったあとの残ったビワの葉やショウガ湯、ショウガの絞りかすは布のまま、お風呂に入れてみてください。温めのお湯で20分以上半身浴をすると、とても体が温まります。

血行が良くなり、疲労回復、生理痛、腰痛も改善します。

特にショウガ湯の入浴後は汗がたくさん出ますので、タオルで良く拭いてください。

※ただし、発汗とともに体内の毒素が大量に出てくるようで、アトピーの方や皮膚の弱い方には炎症が出ることがあります。自然療法を続けて、毒素がすべて出てしまえば、炎症はなくなります。

《入浴に適した植物》

緑茶、セイタカアワダチソウ、スギナ、ビワの葉、ヨモギ、桃の葉、ペパーミント、シソの葉、柿の葉、大根の干し葉など。

《熱のある痛みに》

・豆腐パスタ、芋パスタ

パスタ＝ドイツ語でのり状のものという意味。豆腐や芋をすりつぶしたものにおろし生姜、つなぎの小麦粉を混ぜたものをガーゼに包んで、熱のあるところに湿布します。パスタが乾いてきたら、新しいものに取り替えます。

・梅肉湿布

梅干しの果肉をガーゼなどに塗り、それを腫れて熱を持った患部に貼ります。

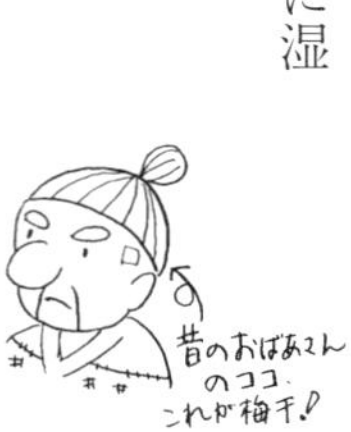

※救急時に豆腐パスタ

急に激しい頭痛がして倒れたときは、脳内出血などなにか脳の中で大変なことが起きています。救急車が到着するまで、また救急病院が見つかるまでの間、豆腐パスタで頭を冷やしましょう。なかなか搬送先が見つからず、手遅れになるなどと言った不幸な報道が相次いでいます。病院での治療が早急にできず、症状が悪化するおそれがあるのならば、家族の体は家族で守りましょう。何もせずにただ待つより、激しい痛みを軽減させてあげられます。

・青葉の熱冷まし

小松菜、カブの葉などの青葉を、風邪で熱のあるときにおでこと枕の上に敷きます。おでこには冷たいタオルを上から載せると、氷で冷やすよりも優しく熱を取ってくれます。

※風邪のときこそ手間暇かけて

解熱剤を飲ませて寝かせておく、市販の冷却剤などをおでこに貼っておくなどは、お母さんにとっては簡単ですが、それでは短時間で容態が急変する小さな子供の体調を見られません。タオルを冷やすとき、青葉を換えるときに、お母さんが声をかけたり、おでこに手を当てて熱を測るという世話を惜しんではいけないと思うのです。便利で何でも手に入る世の中、一緒に出かけたり、物を買い与えることだけが愛情を表す機会になってしまっている現代です。

子供が病気のときは、親子の愛情を深める一番のチャンスです。喜んで手間をかけて、親子でベタベタ甘えあいましょうよ。

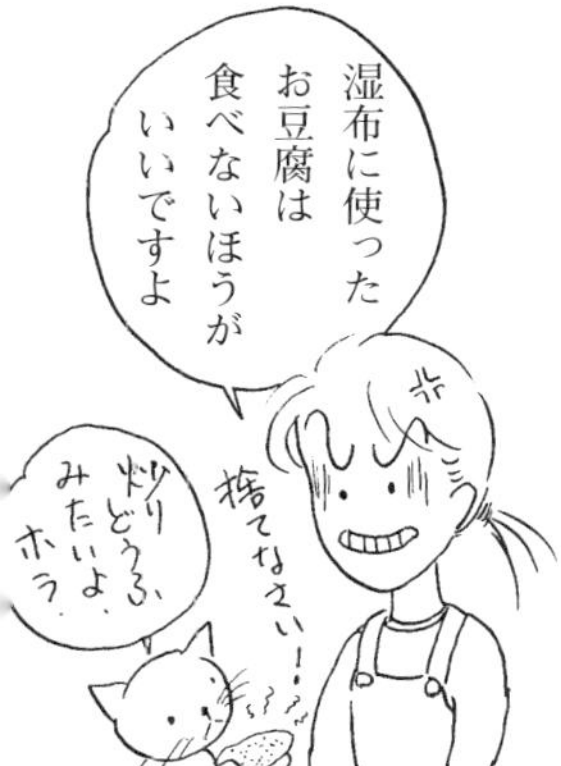
湿布に使ったお豆腐は食べないほうがいいですよ
炒りどうふみたいよ、ホラ
捨てなさい！！

《常備しておくと役に立つもの》

ビワ、スギナなどをホワイトリカーにつけ込んだエキスを家庭に用意しておくと、外傷、内服と幅広く使うことができ、いざという時役に立ちます。

また、梅干し（自然塩、天日干し）、コンニャク（黒いもの）、ショウガ（国産、無農薬）、豆腐（天然ニガリ使用、国産大豆）、ハチミツ（１００％国産天然純良ハチミツ）、ジャガイモまたは里芋、大根、小松菜などの青菜などの食材は、栄養価が高く、日常の体調維持、健康管理、また食用だけでなく、湿布などとしても役立つので、常備しておくと良いでしょう。

※植物エキスのいろいろ

ビワの葉エキス、ビワの種エキス、ビワの実のハチミツ漬け、スギナエキス、梅肉エキスなど。

薬は病気を完治させるものではありません。薬は表面に出てきた症状を抑えているだけであり、そのうえ体が自分で治ろうとする力、自然治癒力も抑えてしまいます。また薬そのものが化学物質ですので、体に対して良い作用だけを及ぼすものではありません。どんな薬でも、必ず副作用が伴うものです。薬に頼る生活、薬を飲めば治るから平気という考え方をしていると、今は良くても将来の健康は保障できません。

病気の完治と、病気にかからない丈夫な体をめざして自然療法を行うのであれば、日常的な薬の使用はやめましょう。

とはいえ薬や病院を全否定してはいません。具合が悪くなったときに、どこがどう悪いのか専門知識を持ったお医者さんの診断はなくてはならないもの。特に緊急時、命を救ってくれるのはお医者さんであり、薬です。救急医療については、西洋医学の発展と人類の英知の結集に他ならないと思っています。ただしそのような緊急時に弱った体では手術にも耐えられないし薬も効かないでしょう。日頃から薬に頼らず自分の健康は自分で保つ努力は必要です。

第2章

糖尿病の治し方

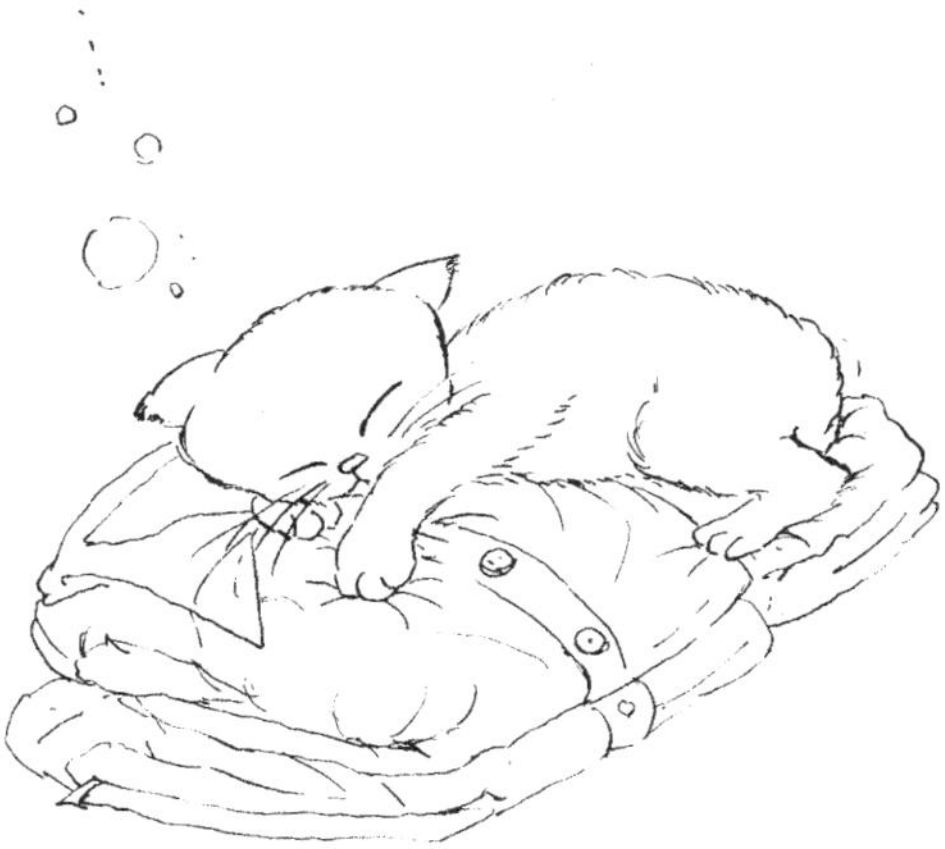

——寝押し——

<2001 年当時の義母>

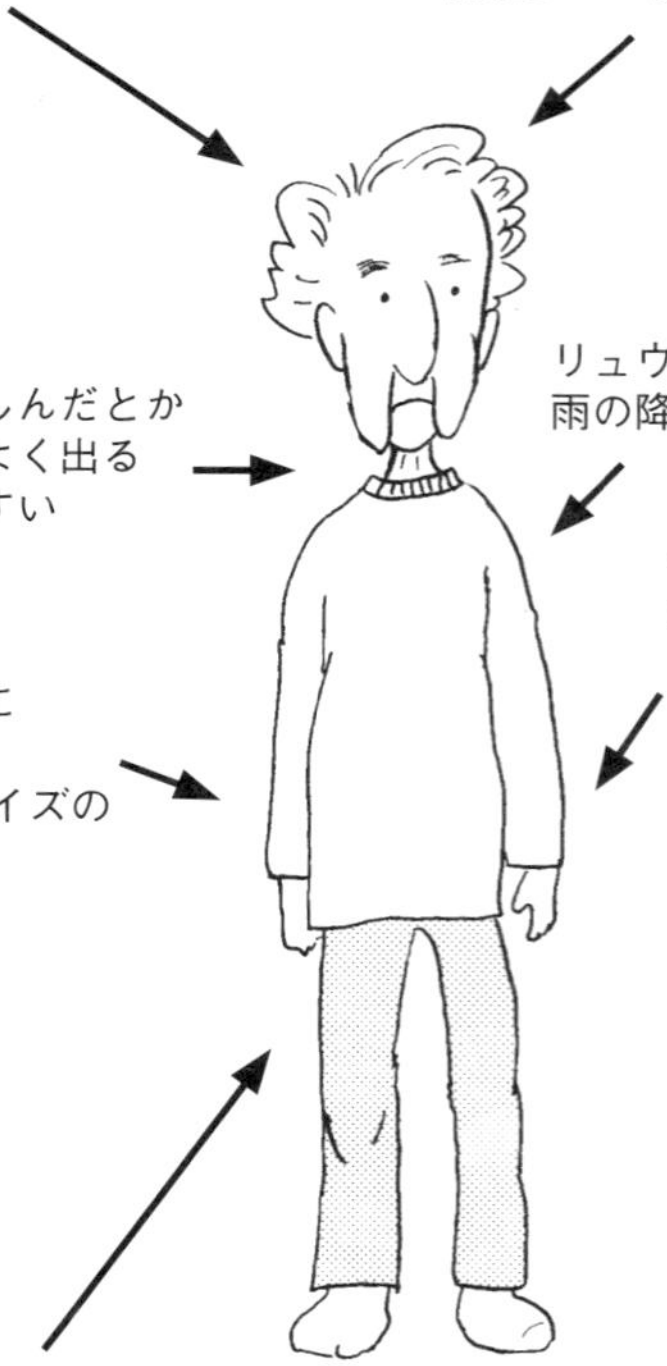
自分で言っていることだが、
若い頃から腺病体質だった
とのこと
「目の中に星ができた」と
「耳の下に腫瘍ができた」と
病気自慢
好き嫌いが多い
「さっぱりしたものが好き」
と言っているくせに
油っこいものをよく食べる
お菓子もよく食べる
野菜はおひたし少々、
糠漬少々　果物好き
のどが弱い
昔扁桃腺で苦しんだとか
セキ、タンがよく出る
カゼをひきやすい
リュウマチがあり
雨の降る前日は痛くなる
便秘がち
朝長時間がんばらないと
トイレから出られない
ヤセ体型なのに
ウエスト太い
70 ～ 80 ㎝サイズの
ゴムのズボン
ただし手足の運動をしたり散歩をしたり
自転車で遠くまで買いものに行くなどで
足腰はしっかりしている。

２００１年、義母75歳。
５月に義父が亡くなり、我が家の隣で
一人暮らしになってしまいました。

趣味は、
カラオケ、グランドゴルフ

義父が亡くなって以来、すっかり
元気がなくなり、みんなで心配し、
見守っていたところ………

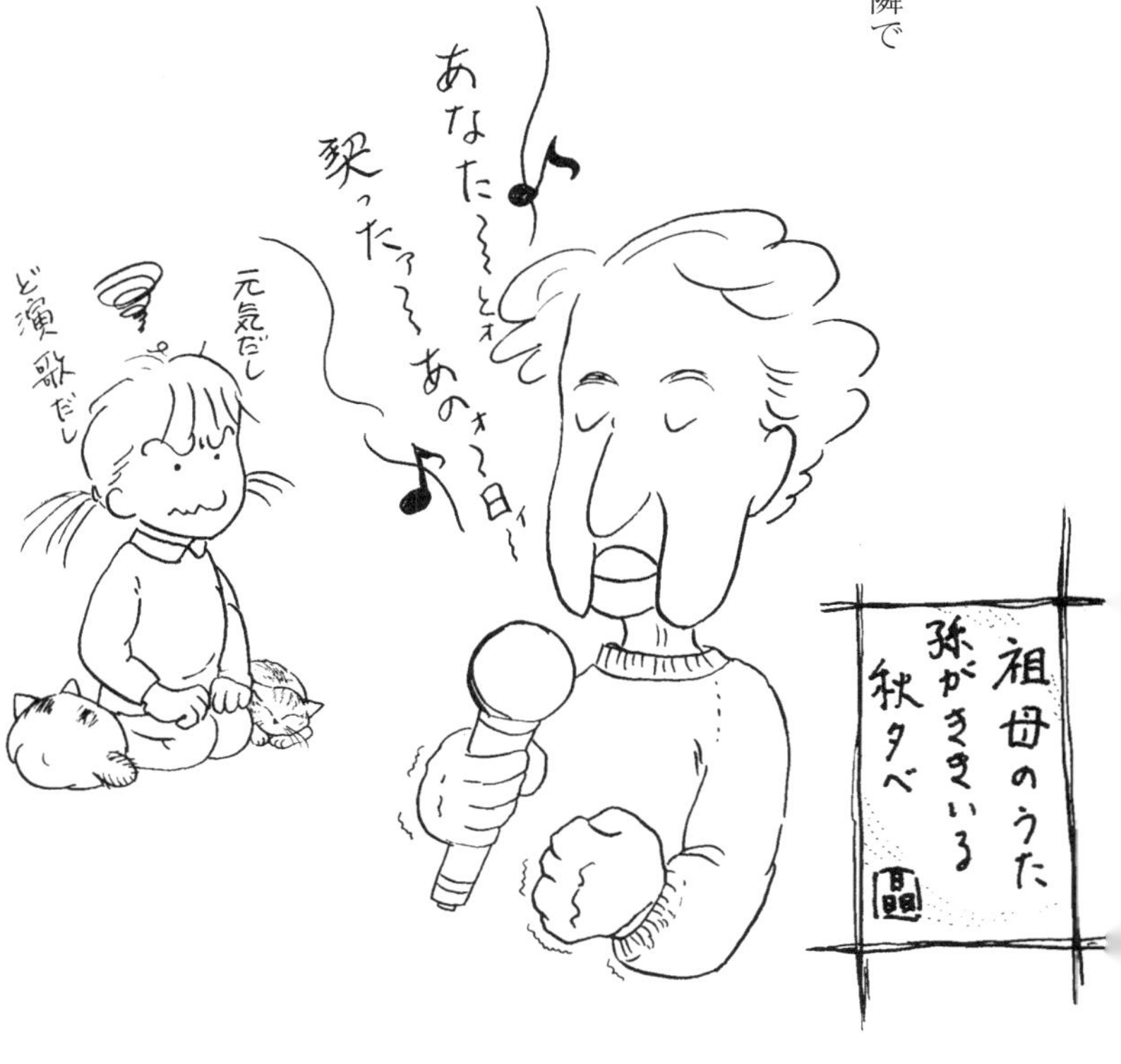
祖母のうた
孫がききいる
秋夕べ
あなた〜〜とォ
契ったァ〜〜あのォ〜日ィ〜
元気だし
ど演歌だし

もともと心臓が悪かった義父はきちんと定期的に病院に行っていませんでした。「それで発作を起こしたのだ、病院にいつも行ってさえいれば助かったのだ」と思い込んだ義母は急にあっちこっちの病院に通いはじめました。

実は義母、15年以上前から血糖値が高く糖尿病予備軍といわれて薬を処方されていたのですが、生来病院嫌い。ほとんど病院に行かないしお医者さんのいうことも聞かなかったようです。（それは自然療法からするといいことなんだけど……）

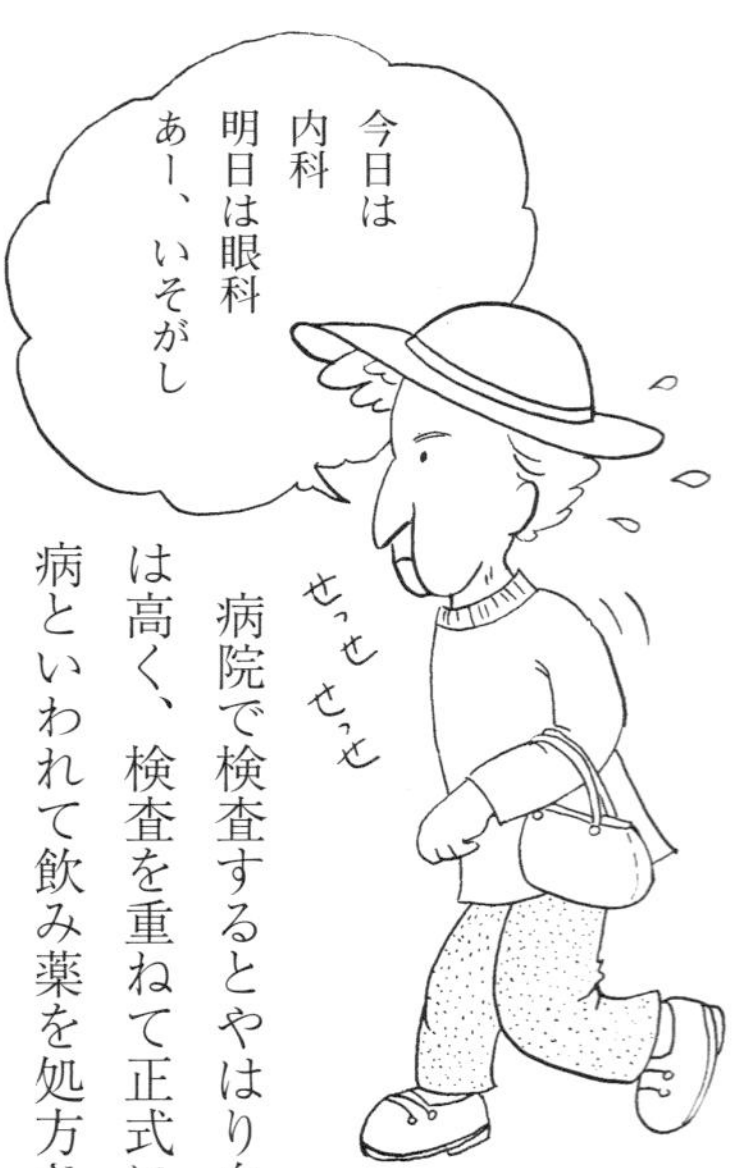
今日は
内科
明日は眼科
あー、いそがし
せっせ
せっせ

病院で検査するとやはり血糖値は高く、検査を重ねて正式に糖尿病といわれて飲み薬を処方されました。

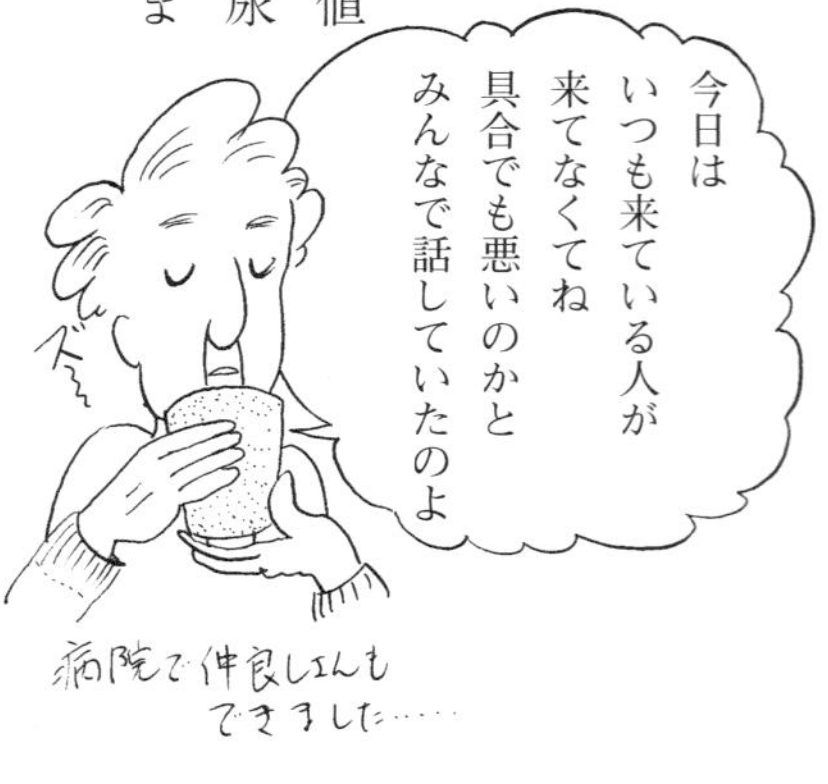
今日は
いつも来ている人が
来てなくてね
具合でも悪いのかと
みんなで話していたのよ
ズー
病院で仲良しさんも
できました……

二、三回は言われたとおりに薬を飲んでいたのですが、もともと薬嫌い……。

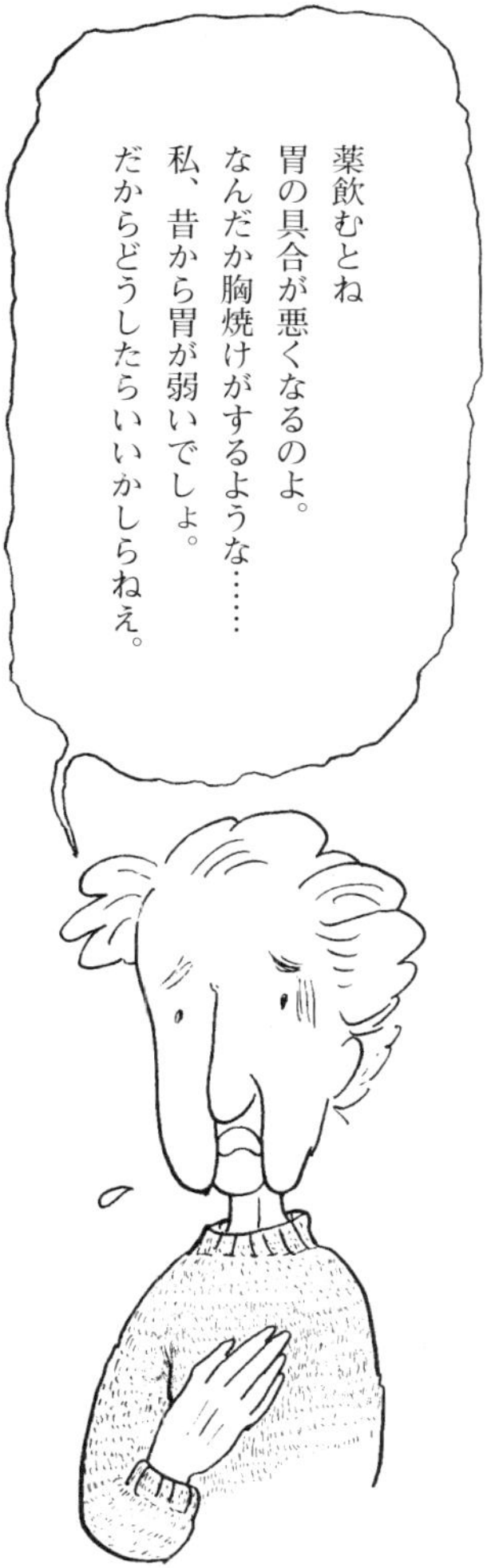
薬飲むとね
胃の具合が悪くなるのよ。
なんだか胸焼けがするような……
私、昔から胃が弱いでしょ。
だからどうしたらいいかしらねえ。

２００１年秋には私のアトピーの痒みもなくなり、毎日のゼンソクの発作もほとんど出なくなっていた時期。自然療法なら絶対治ると確信していました。

いよいよ嫁の出番です！

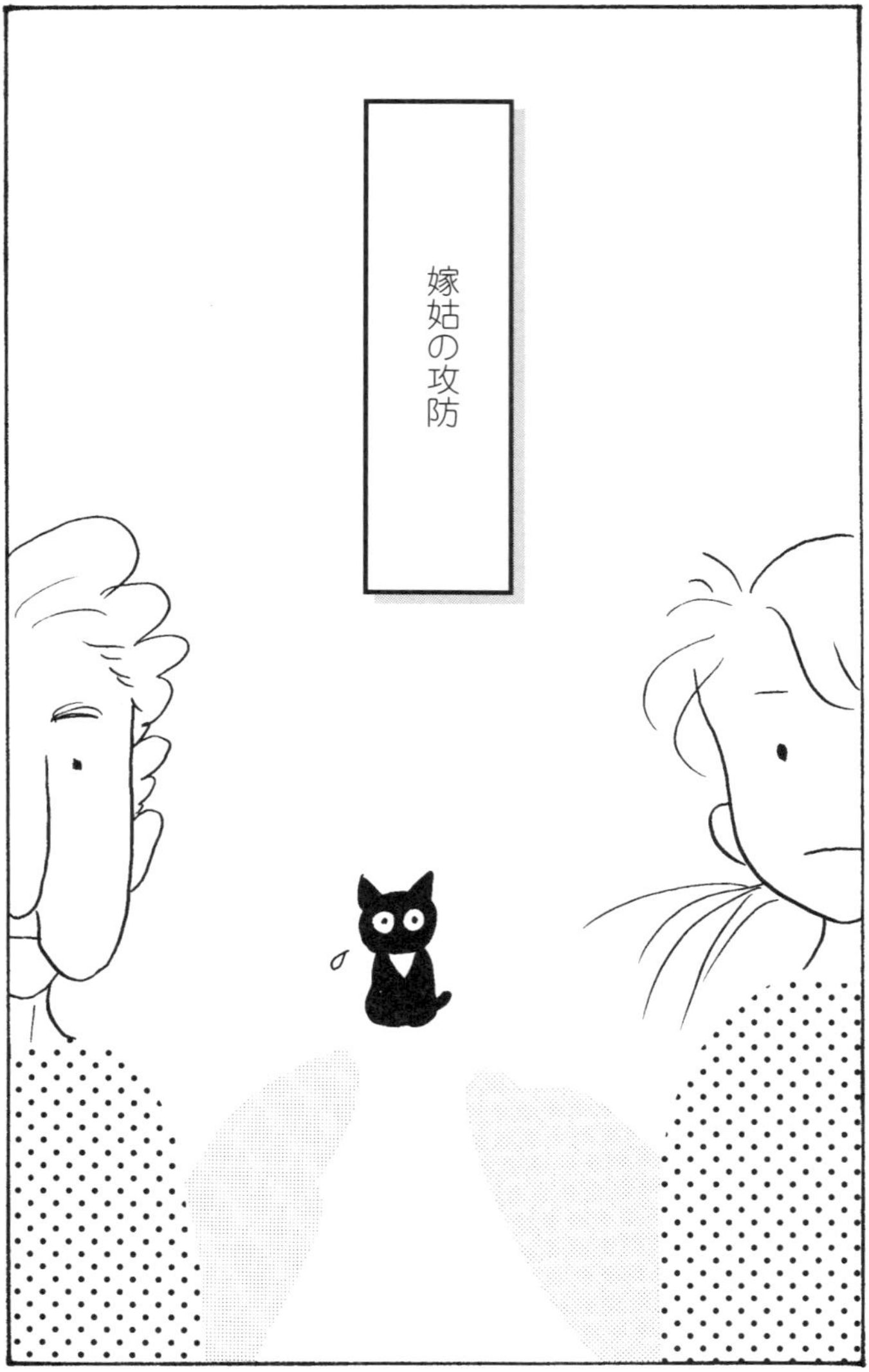
嫁姑の攻防

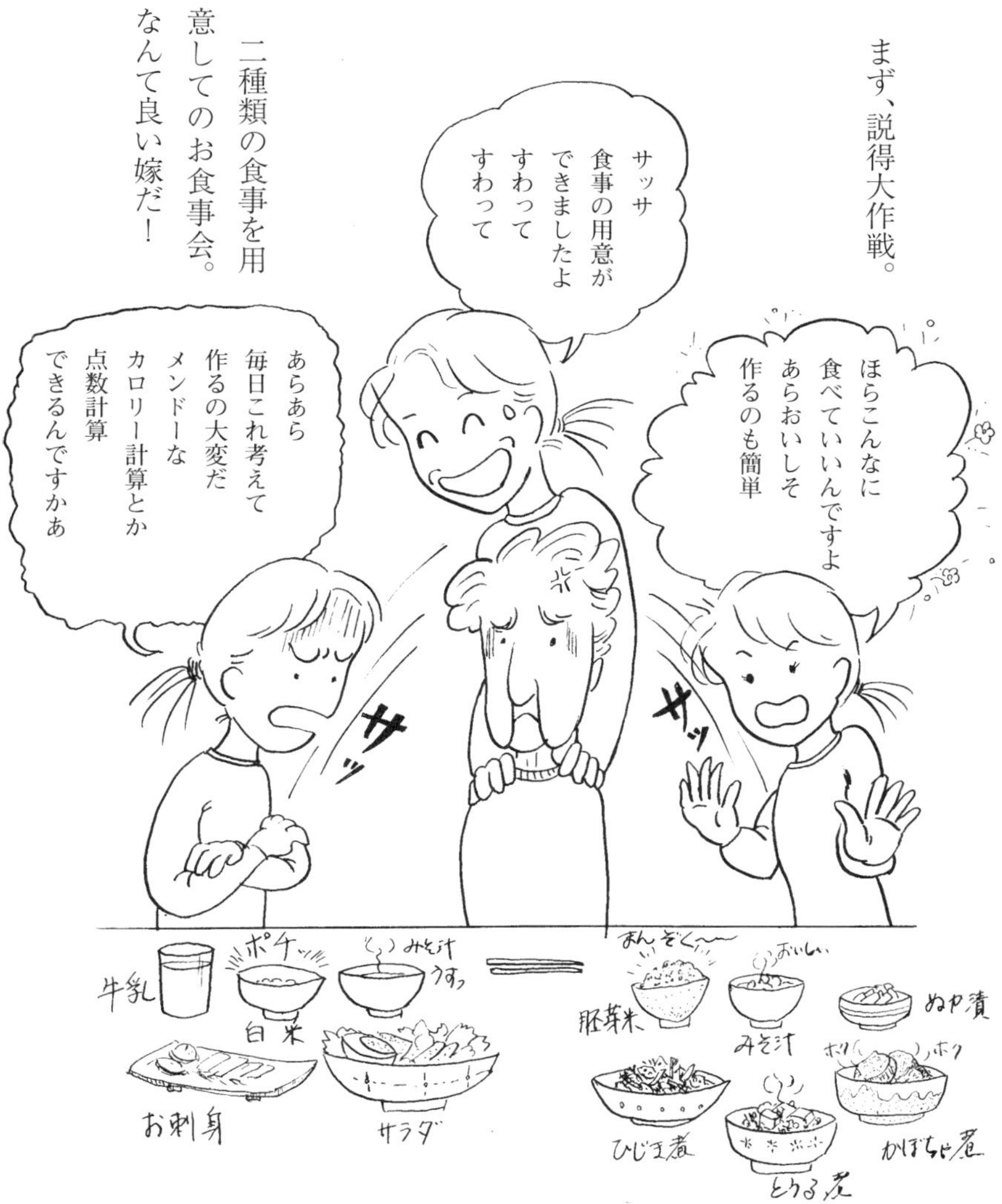
まず、説得大作戦。
ほらこんなに食べていいんですよ あらおいしそ 作るのも簡単
サッサ 食事の用意ができましたよ すわって すわって
二種類の食事を用意してのお食事会。なんて良い嫁だ！
あらあら 毎日これ考えて作るの大変だ メンドーな カロリー計算とか 点数計算できるんですかぁ
サッ
サッ
牛乳
ポチッ
白米
みそ汁 うすっ
お刺身
サラダ
まんぞく〜
胚芽米
おいしい
みそ汁
ぬか漬
ホクホク
ひじき煮
とうふ煮
かぼちゃ煮

<一般的糖尿病食>ＶＳ<自然療法食>

お肉、魚、卵、乳製品をバランス良く必ず食べなくてはいけない

肉・卵・乳製品を摂らない。良い材料、良い調味料を使う。

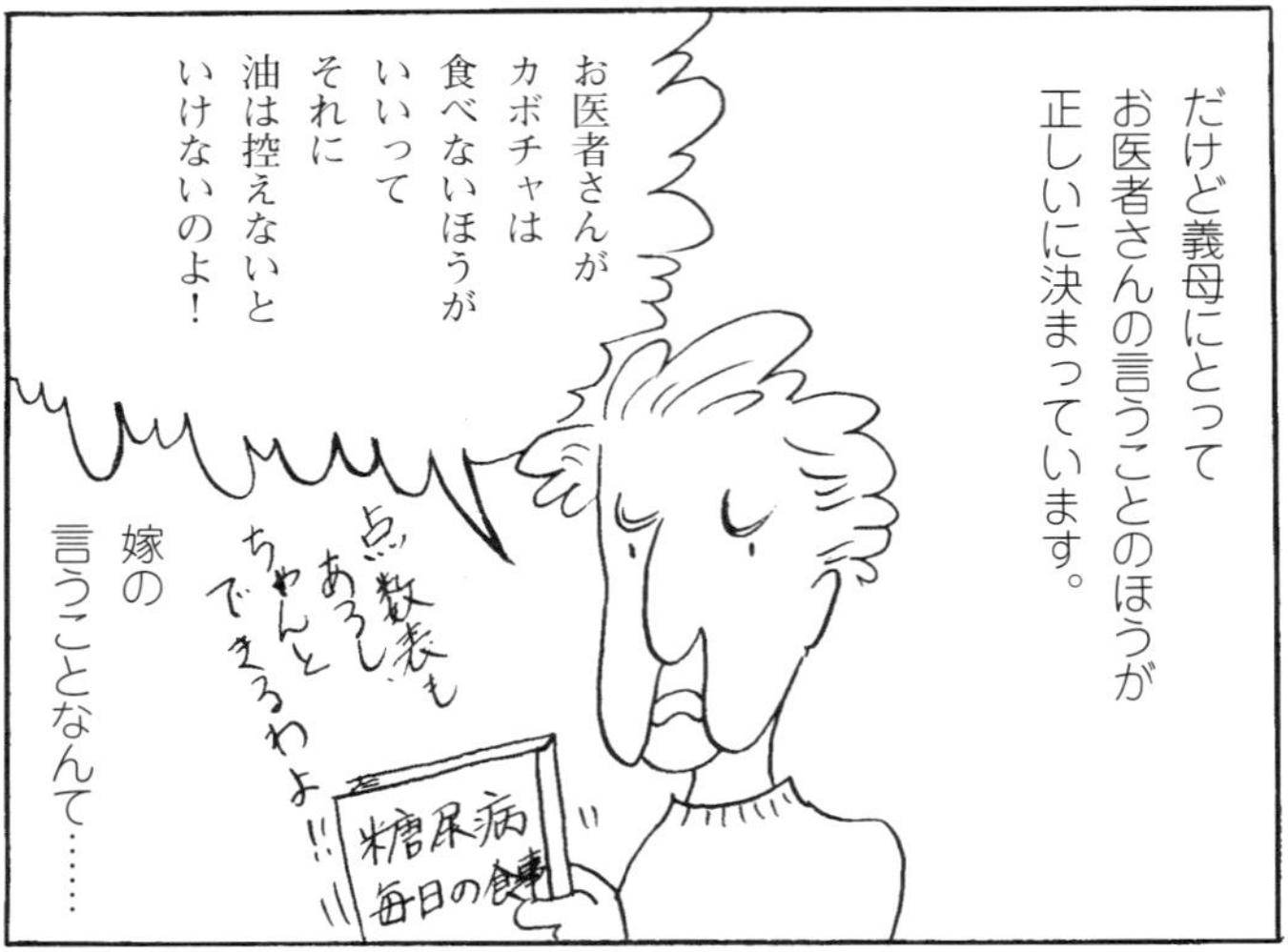
だけど義母にとって
お医者さんの言うことのほうが
正しいに決まっています。
お医者さんが
カボチャは
食べないほうが
いいって
それに
油は控えないと
いけないのよ！
点数表も
あるし
ちゃんと
できるわよ!!
糖尿病
毎日の食事
嫁の
言うことなんて……

しかしここで押し付けてもいけません。

たしかにね、昔の私だったら自然療法をすすめられても、同じように「変なこと言う人」ぐらいにしか思わなかったでしょう。

まさか病院に行かずに食事だけで、しかも自力で病気が治る、などとは考えもしませんでした。

病気は病院で治すもの、それを「病院に行くな」「お医者さんの言うことは間違っている」などと唱えている人は、危ない宗教か変な思想の持ち主と思っていました。

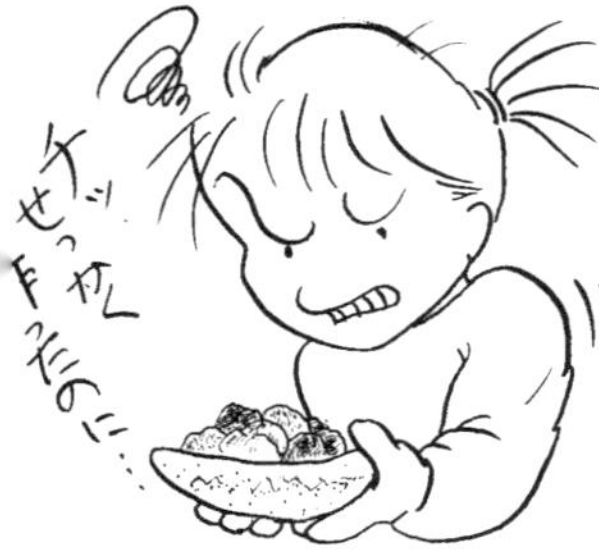
チッ
せっかく
作ったのに…

作戦変更！
ダンナ洗脳作戦。

同じことを嫁なんかが言うよりも、息子が言ったほうが聞く耳を持つし、信じるというもの。

そこで糖尿病の恐ろしさを必要以上に大げさに語り、怖がらせ、不安をあおり「なんとかしなくては」という気にさせる。

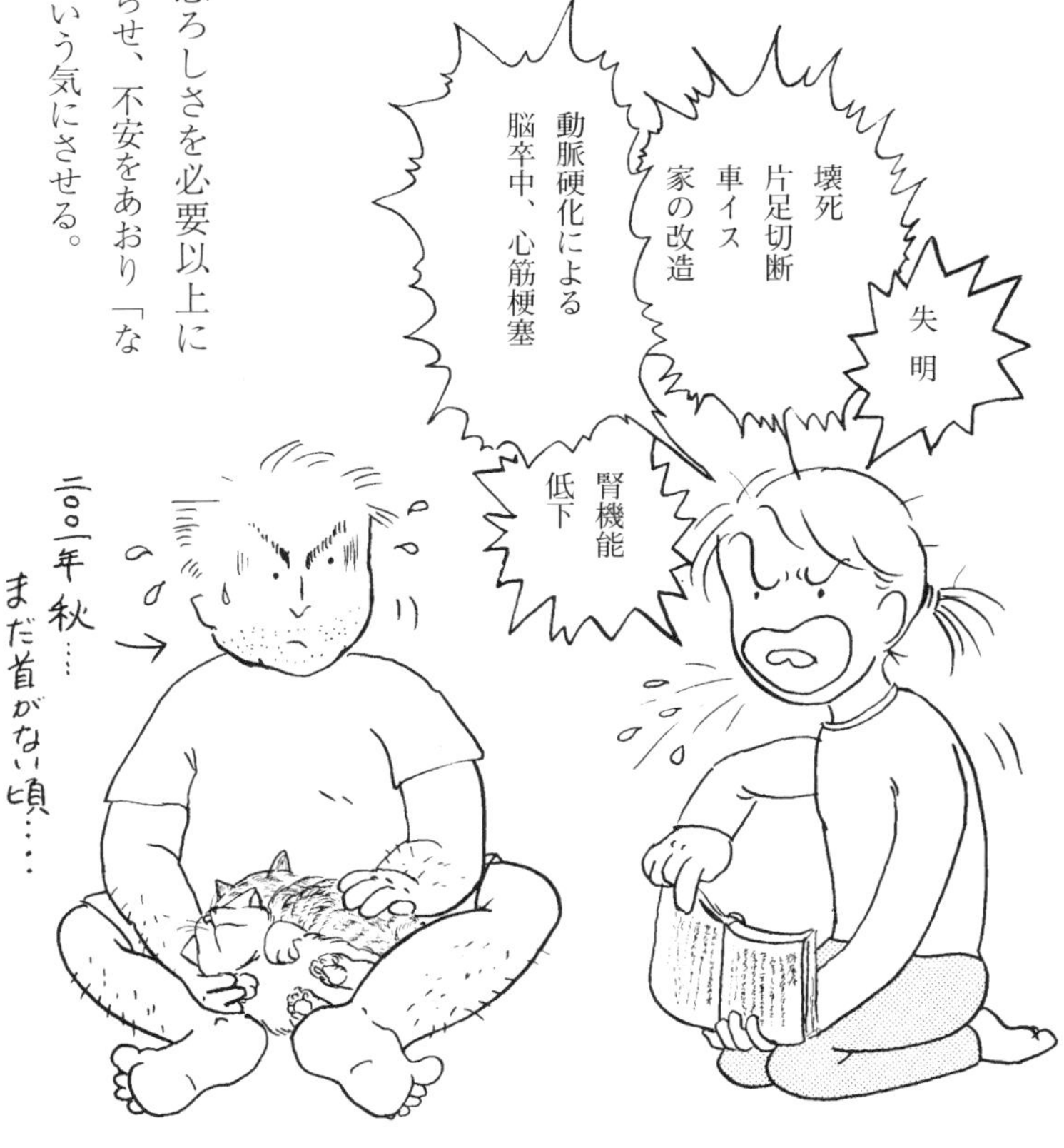
壊死
片足切断
車イス
家の改造
失明
動脈硬化による
脳卒中、心筋梗塞
腎機能
低下
二〇〇一年秋……
まだ首がない頃……

その次に「自然療法なら治る」とやさしく丁寧に、これでもかと説明。
「糖尿病とは」から始まり、どうすれば治るのかを親切に優しい声色で説明していきます。

糖尿病はね、インスリンを出している膵臓だけが悪いわけじゃないのよ。たとえ病院の検査で異常がなくても全身の臓器、肝臓や腎臓も弱っているの。

まず、いままで美味しいものばかり食べ、ワガママな食生活を続けた結果、そういう栄養価の高い食べものを分解し、代謝する肝臓が弱ってしまったの。

そうなると糖の分解代謝ができず、本来生体が持っていた飢餓のときに備えて貯蔵する機能が働かなくなったり、本来体外に排出しなくてはならない摂り過ぎた糖分を体内に流してしまうことになるの。

すると血液中に流れ出した大量の糖分のために、膵臓がインスリンを大量に作り出さなくてはいけなくなり、負担がかかりすぎて膵臓は

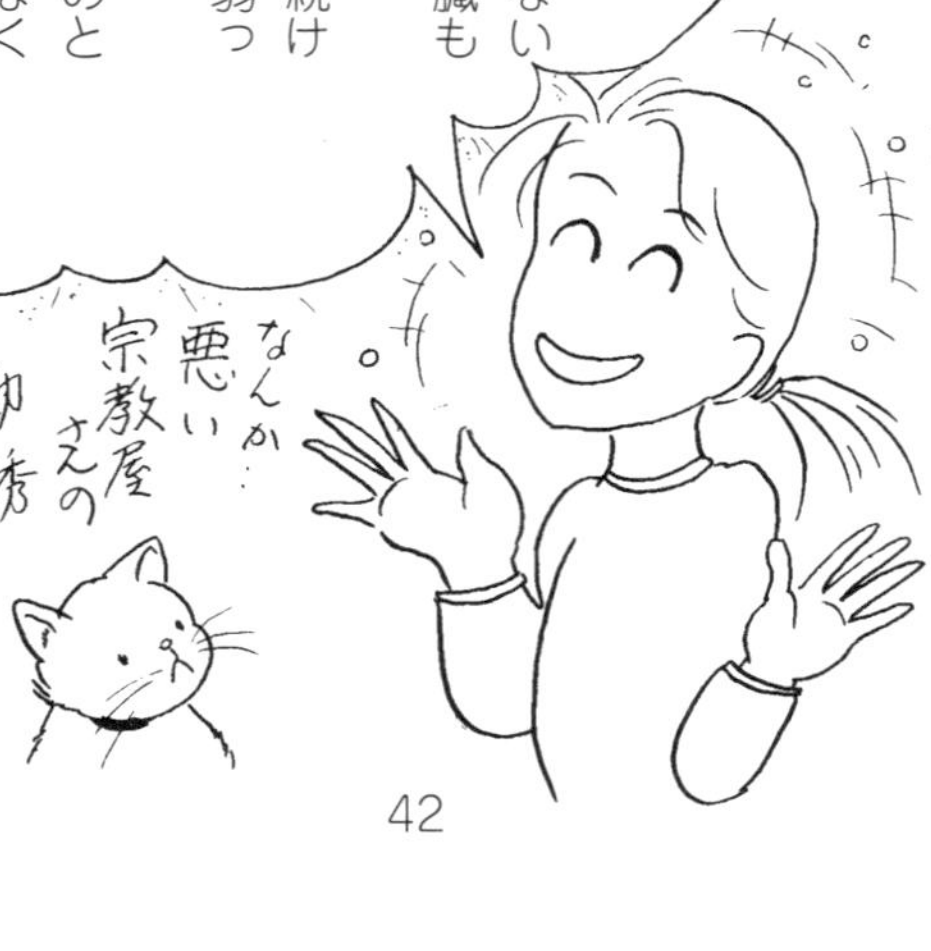
なんか…
悪い
宗教屋さんの
勧誘
みたい……

壊れて働けなくなる。これが糖尿病。

膵臓が壊れるぐらいだから、同じように分解代謝の機能を持つ腎臓も弱るし、糖分タップリのドロドロ血液が流れた心臓や脳も弱るし、それから目の血管はとても細いから目も弱るの。

ね、全身病でしょ。

糖尿病はインスリン注射が有効と一般的に思われているけど、完治はしないでしょ。

それは、病気の元の食事が治っていないから。

でも自然療法では肝臓、腎臓の手当てをして、食事を正せば必ず治る病気なの。


この頃のダンナは、ひどかったアトピー、ゼンソクが治った私を目の前で見ていたので、自然療法のすばらしさを実感していました。

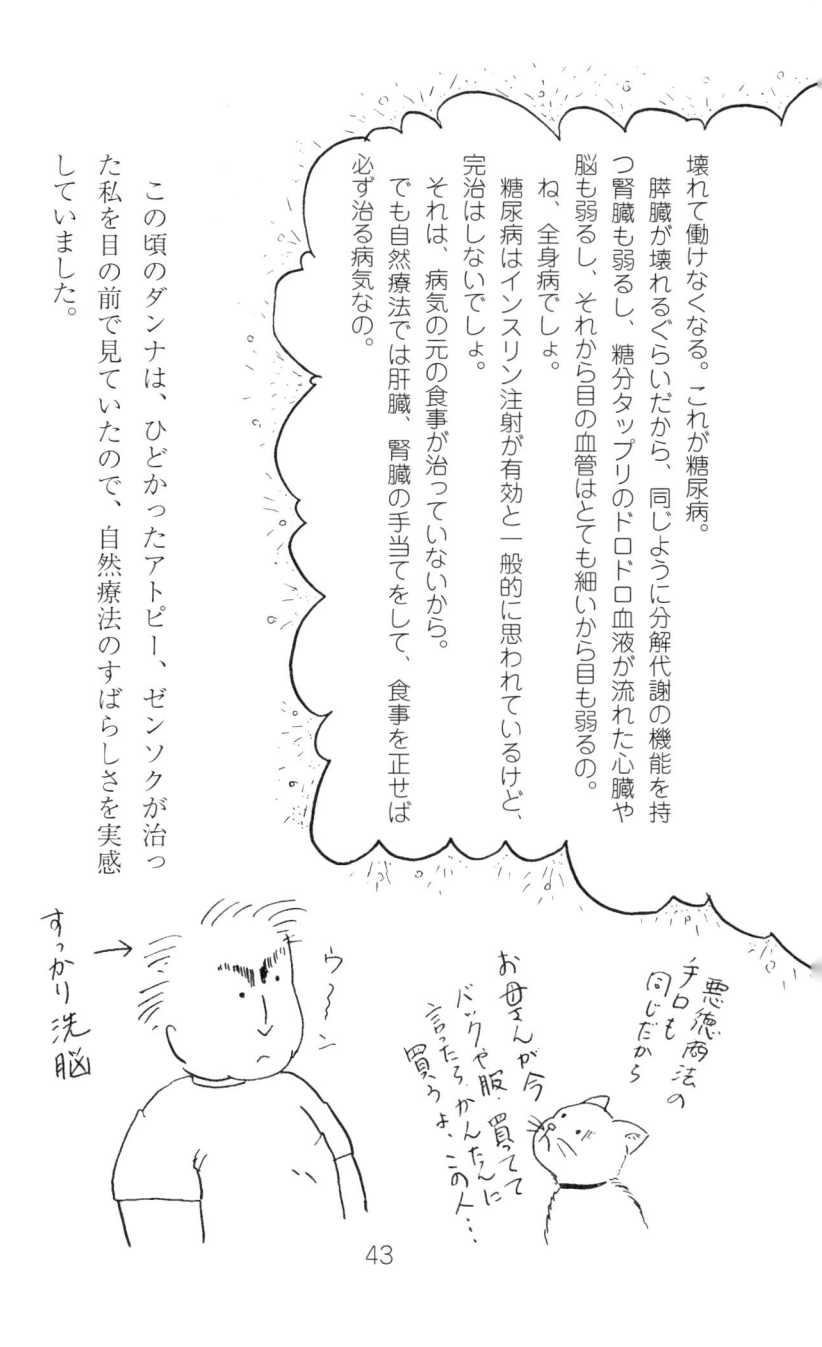

悪徳商法の手口も同じだから
お母さんが今バッグや服、買ってて言ったらかんたんに買うよ、この人…
ウ〜〜
すっかり洗脳

さて、翌日……
またまた二種類の食事を用意。
(なんて良い嫁なんだ)

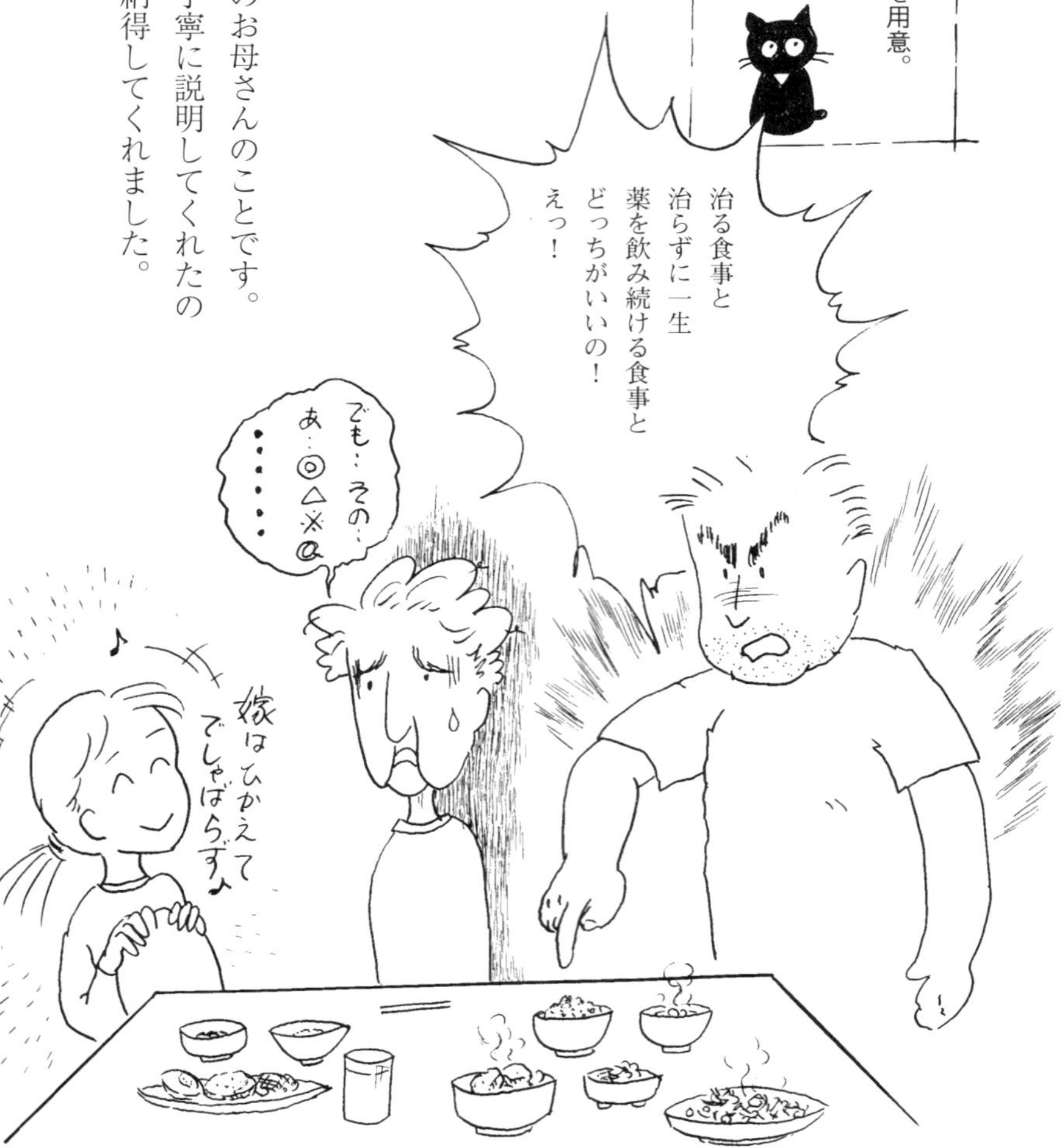
治る食事と
治らずに一生
薬を飲み続ける食事と
どっちがいいの！
えっ！
でも…その…
あ…◎△※@
…….
嫁はひかえて
でしゃばらず♪

ダンナは自分のお母さんのことです。
真剣にそして丁寧に説明してくれたの
で、義母も快く納得してくれました。

またまた翌日。食事中の義母におかず（野菜嫌いの義母でも美味しく食べられるように胡麻油で炒めてコクを出した根菜類の煮物）を持っていくと、昨日息子の言うことに納得したように見えて……実は、半信半疑でした。

お医者さんの言うことにはやっぱり逆らえない。それでいて薬は体に悪いということだけは覚えている。

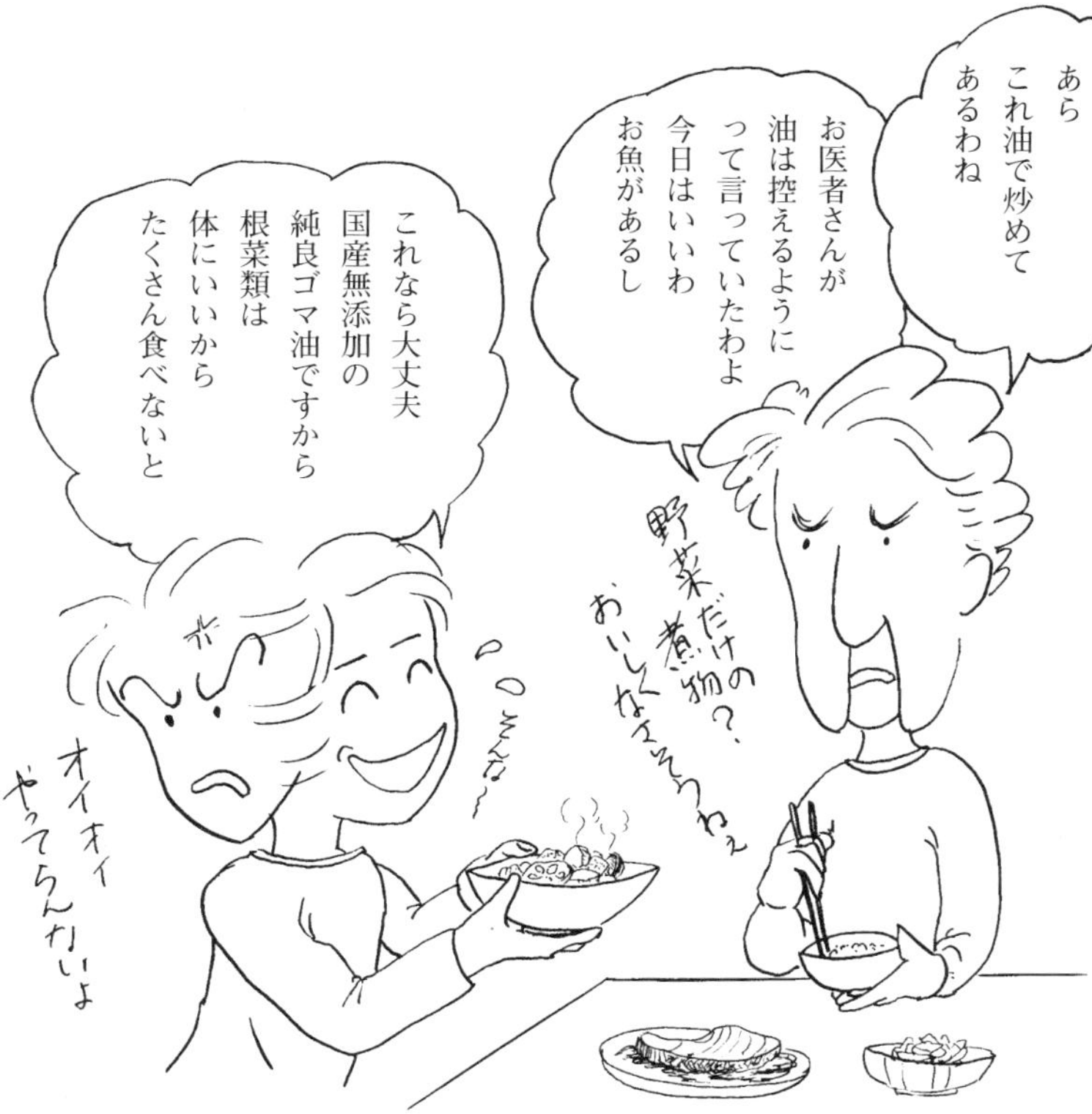
あら
これ油で炒めて
あるわね
お医者さんが
油は控えるように
って言っていたわよ
今日はいいわ
お魚があるし
これなら大丈夫
純良ゴマ油ですから
根菜類は
体にいいから
たくさん食べないと
野菜だけの煮物？
おいしくなさそうねぇ
そんな〜
オイオイ
やってらんないよ

やせているのにウエストだけは太い義母は、あきらかに内臓脂肪がたまっているタイプ。

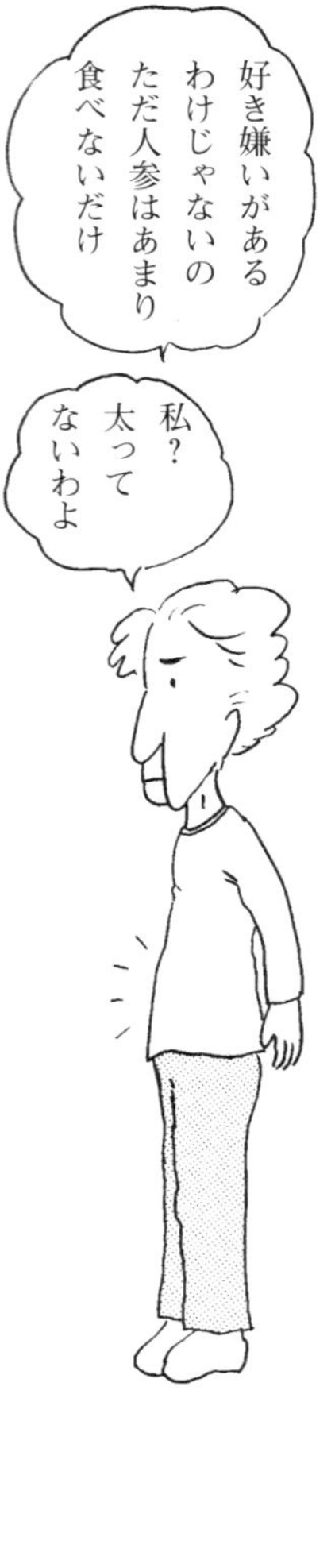
好き嫌いがある
わけじゃないの
ただ人参はあまり
食べないだけ
私？
太って
ないわよ

一般常識では、ダイエットには脂肪をカットした食事があたりまえ。もちろん糖尿病でも、脂肪は摂らないほうがよい食材です。

でも、動物性脂肪は油でないと落とせません。バターの付いたお皿は水ではきれいに洗えず、石けんでないと落とせないのと同じです。石けんは油に化成ソーダを混ぜたもの。油は油でないと落とせないのです。

血管や内臓にたまった脂肪は、純良の植物油を摂ることで無理なく落とせます。内臓脂肪がなくなれば肝臓、腎臓、膵臓の負担がなくなり自然に回復することもできるのです。

「野菜だけの煮物なんて」と食べてくれない義母。
そこでダンナに告げ口。

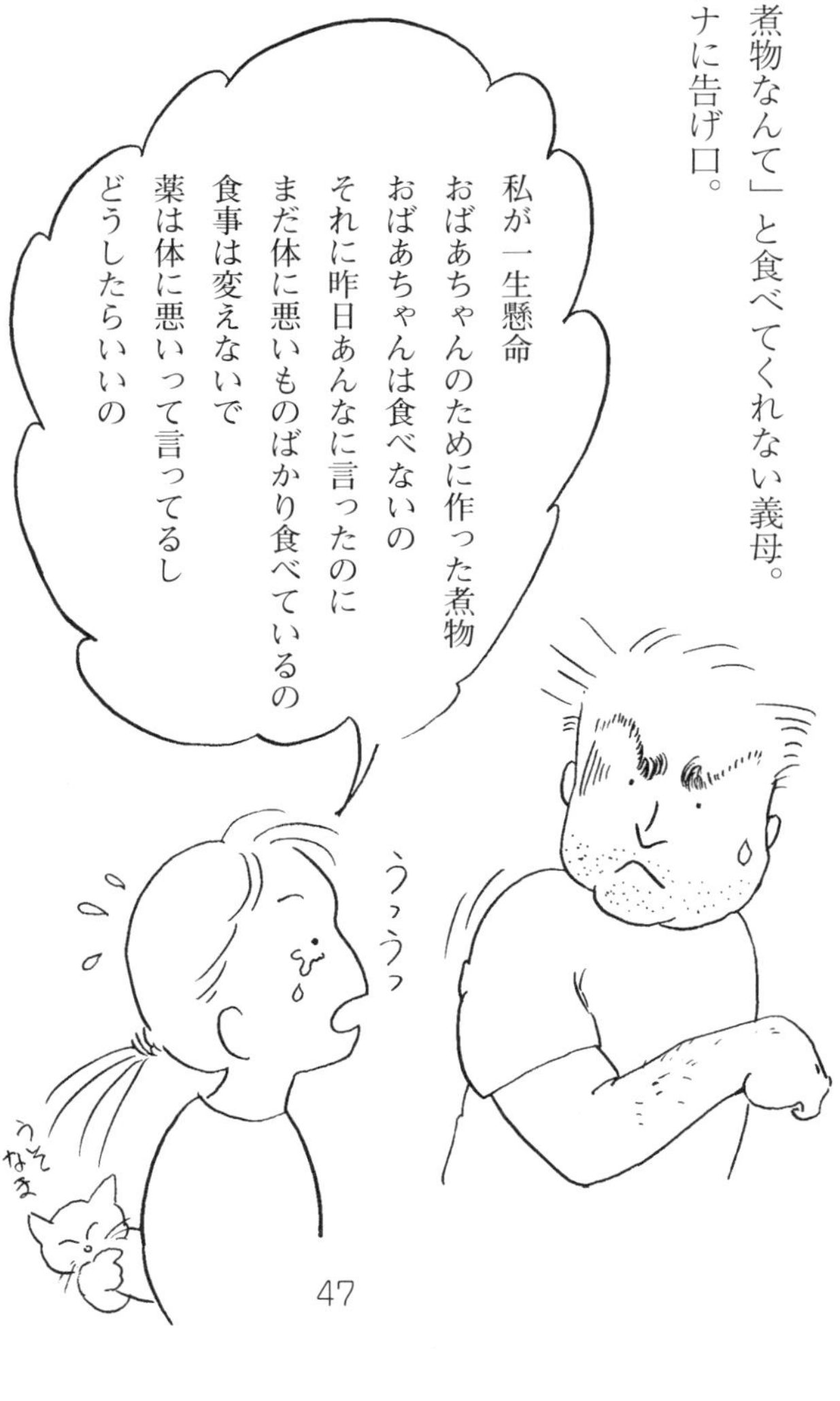
私が一生懸命
おばあちゃんのために作った煮物
おばあちゃんは食べないの
それに昨日あんなに言ったのに
まだ体に悪いものばかり食べているの
食事は変えないで
薬は体に悪いって言ってるし
どうしたらいいの
うっうっ
うそなき

嫁姑の仲を良くするためには、嫁はやることをちゃんとやって、あとの文句も言いたいこともダンナを使うことです。

そこで今度は、ダンナが煮物を持って食事中の義母のもとへ。
波風を立てないために、あとは親子のことと、嫁は口を出さない。

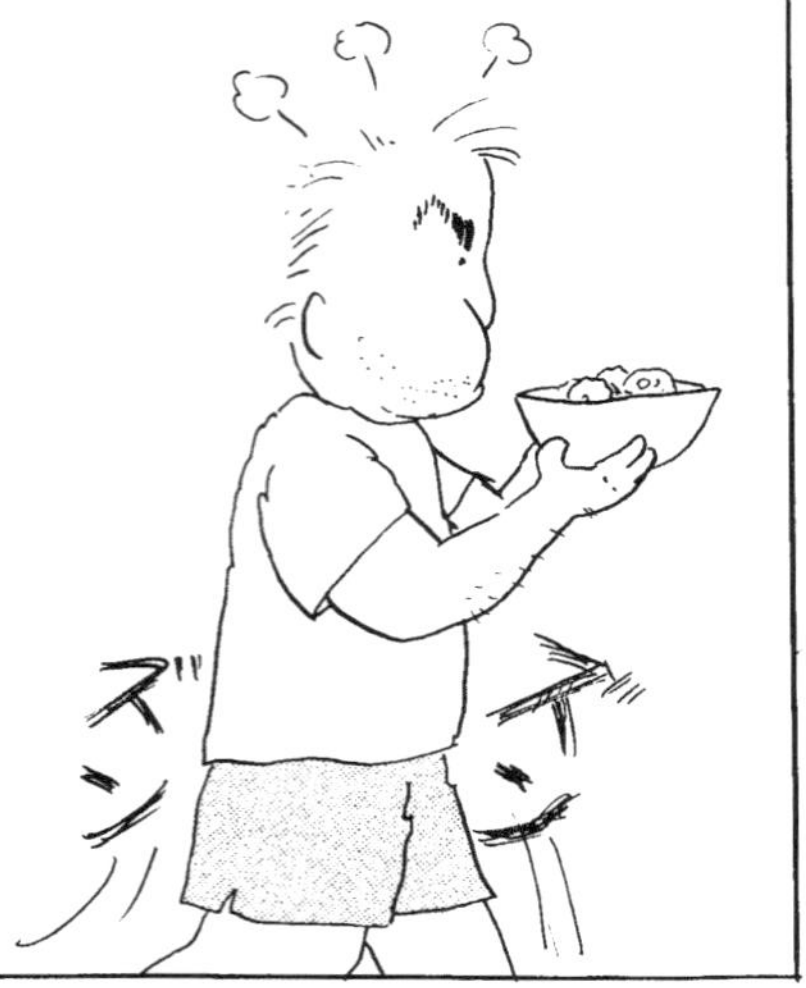
ズン
ズン

しばらくして帰って来たダンナ。
煮物はなく、代わりに義母のメインディッシュの銀ダラの煮付け。……

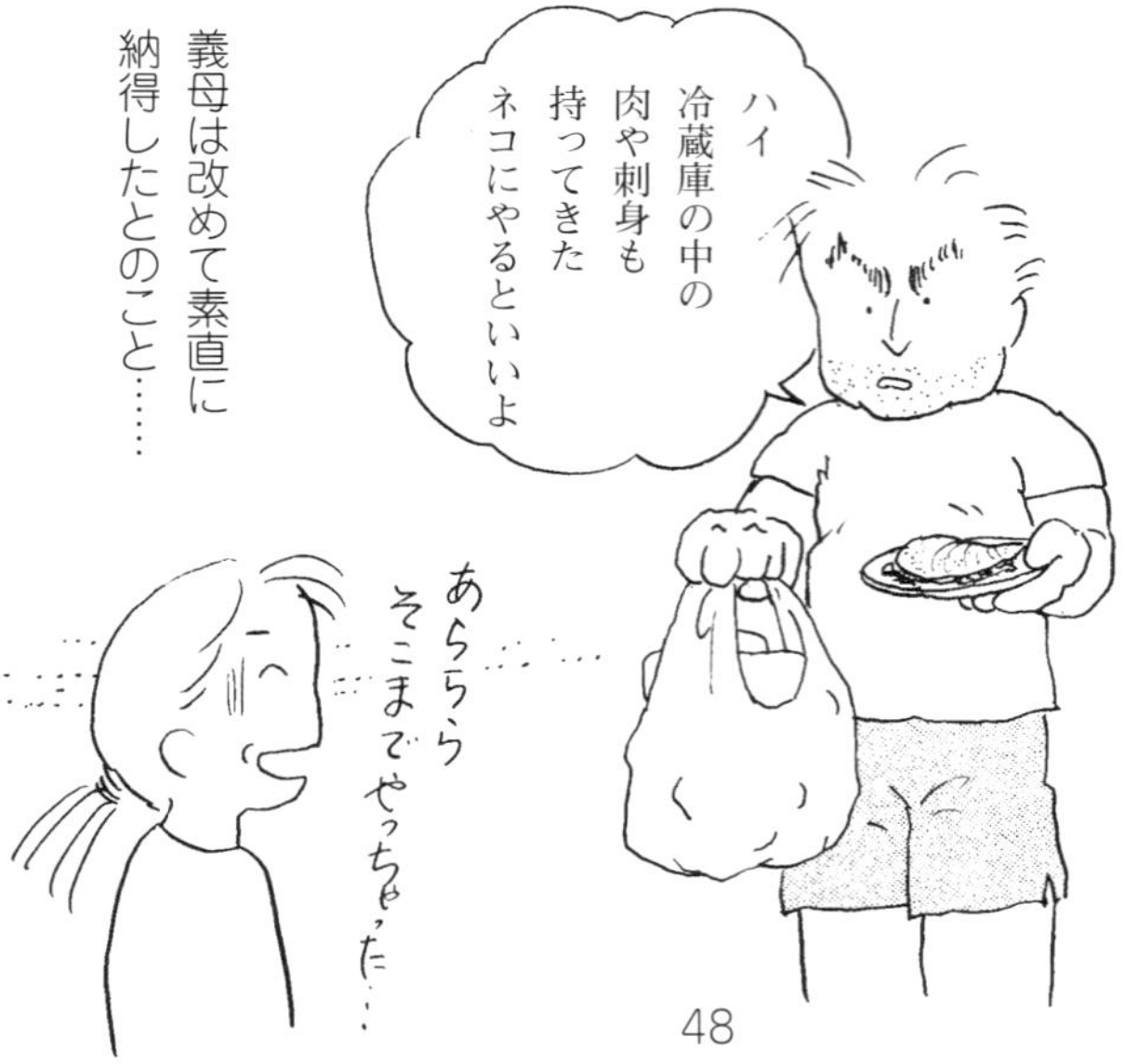
ハイ
冷蔵庫の中の
肉や刺身も
持ってきた
ネコにやるといいよ
あららら
そこまでやっちゃった…

義母は改めて素直に納得したとのこと……

それからは、週に一、二日は一緒にご飯を食べ、あとは一日一回おかずを持っていくことに。

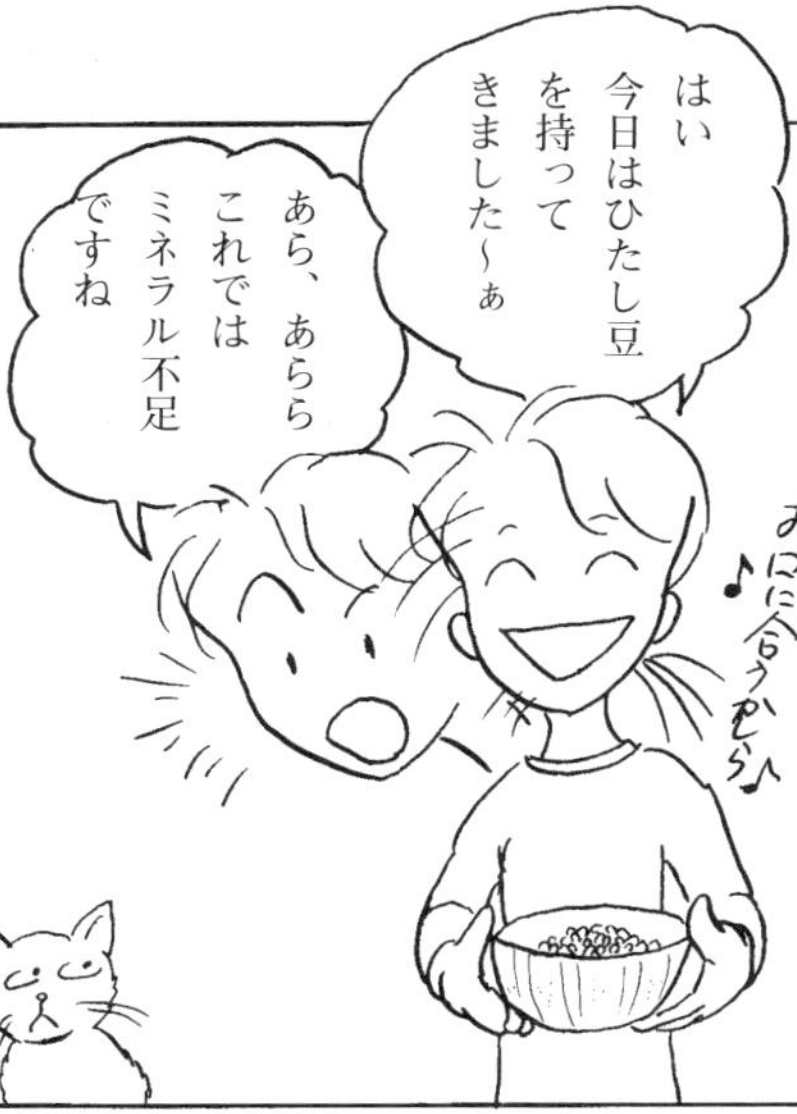
はい
今日はひたし豆
を持って
きました～ぁ
あら、あらら
これでは
ミネラル不足
ですね
お口に合うかしら♪
イヤミな嫁だね

そしてさりげなく食事献立のアドバイス。

おかずを持っていくと、ときどきお刺身を食べている。
あわてて言い訳。たまにならいいのに……

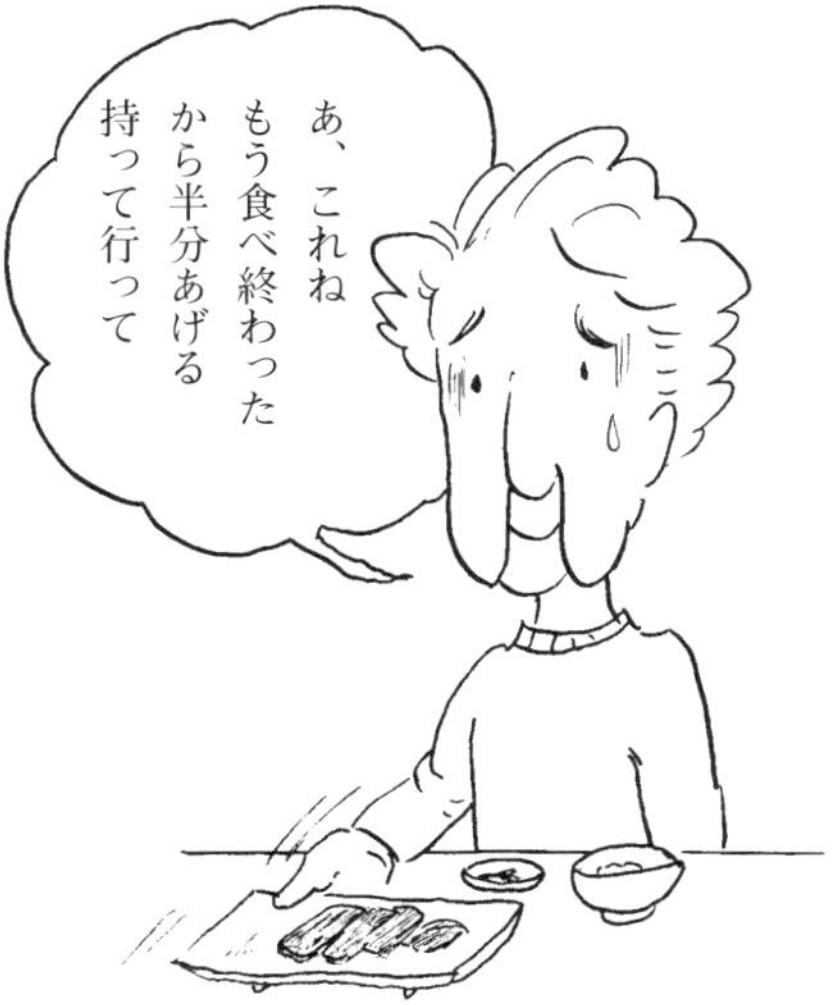
あ、これね
もう食べ終わった
から半分あげる
持って行って

息子になにを言われたのか、ちょっとかわいそう。

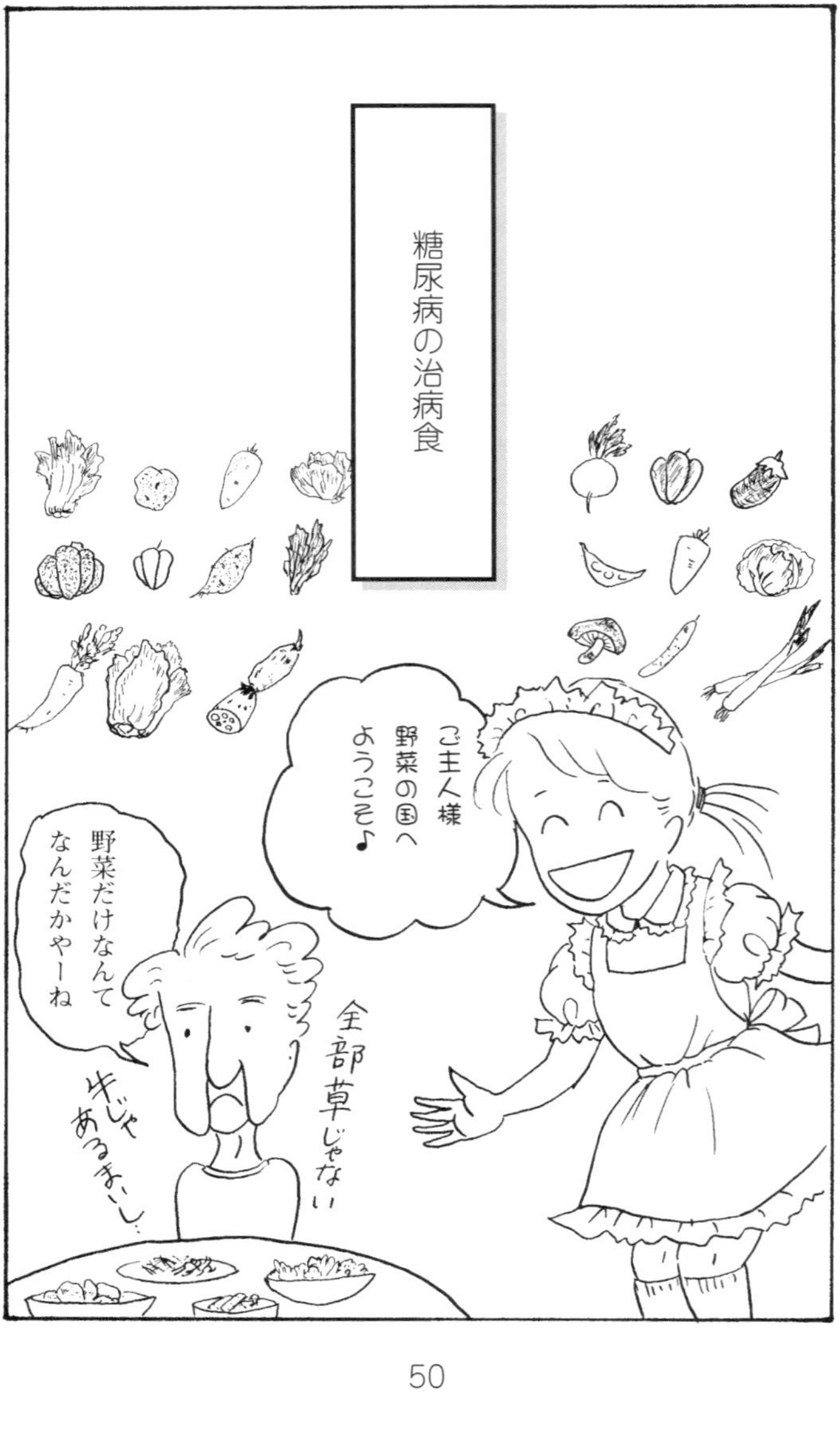
糖尿病の治病食
ご主人様 野菜の国へ ようこそ♪
野菜だけなんて なんだかやーね
全部草じゃない
牛じゃあるまいし…

「肉、卵、乳製品、加工食品を食べない」これだけで症状はずいぶん回復します。

義母は、主食を胚芽米にし、肉、卵、乳製品をとらないというだけで、私のようにいろいろとそのほかのこと（薬草風呂、薬草茶など）はしていません。

ただし毎食一人分でもきちんと手作りで、インスタントやスーパーのお惣菜などは買いません。

赤ワインが好きで一本を二～三回に分けて一人で飲んでます。「酒は百薬の長」といわれるもの、飲み過ぎなければ体に害はありません。

サツマイモやカボチャが好きで、天ぷらや煮物でよく食べます。

甘味は純良国産のハチミツを使っています。ですからたまに老人会などの集まりで外食をすると「外の味付けは甘くてイヤ」とよく言っています。

海藻も良く食べ、わかめは毎日おみそ汁で、ひじきや昆布は煮物で摂取していました。

さて、ここで一般的な糖尿病食と、実際に義母が食べた自然療法に基づく食事を比較してみます。

《自然療法の食事》

肉・卵・乳製品を摂らない。良い材料、良い調味料を使う。
甘味は白砂糖不可。ハチミツ、麦芽糖、未精白糖。

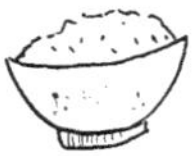

・ご飯（胚芽米）
（すり胡麻をかけるともっとよい）
いつも食べていた量を普通に食べられます。

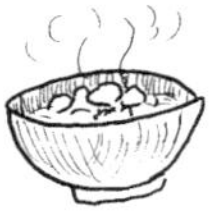

・具沢山お味噌汁
［材料］大根、人参、玉ねぎ、小松菜、椎茸、わかめ、油揚げ
味噌も普通に入れて大丈夫。

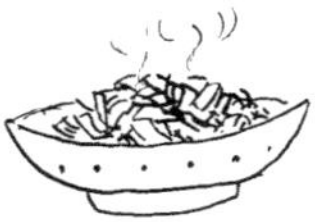

・ひじき煮
［材料］ひじき、人参、レンコン、コンニャク、干椎茸、油揚げ、ごま油（油で炒めてしっかり味付け）
［作り方］
①ごま油で材料を炒める。
②煮干またはかつお節のだし汁を入れる。
③ハチミツ、醤油、日本酒で味付け。
※残ったら翌日ご飯に混ぜて「ひじきご飯」に。

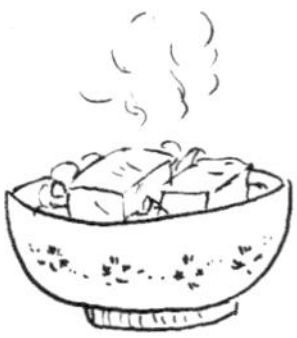

・豆腐キノコ煮
［材料］椎茸、えのき、ぶなしめじ、舞茸、玉ねぎ、小ネギ、だし汁（煮干などでしっかりとったもの）、醤油、ハチミツ少量
［作り方］
①煮干またはかつお節たっぷりのだし汁に、キノコ、玉ねぎを入れ、醤油、ハチミツ、日本酒で味付け。
②キノコが煮えたら、豆腐を入れ、小ネギを散らす。
※残ったら翌日お味噌汁の具にします。

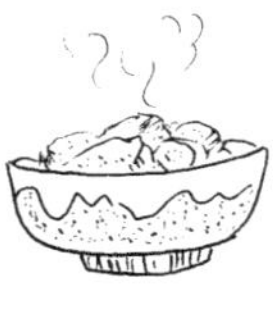

・カボチャの煮物（おばあちゃんの好物）
［作り方］
①カボチャを一口大に切って鍋に入れ、ハチミツ少々をまぶして 10 分ほど置く。
②カボチャから水が出てきたら火をつけ、醤油少々で味付け。
③鍋にふたをして弱火にて 10 分煮る。カボチャがやわらかくなったらできあがり。

《一般的な糖尿病食》

肉・魚・卵・乳製品を糖尿病独特の点数計算でバランス良く
必ず食べなければならない。

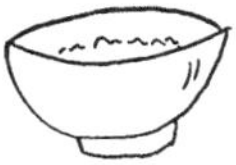

・ご飯（白米）
量はお茶碗半分。糖質は控えめに。

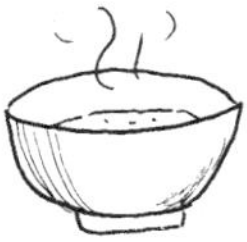

・お味噌汁
塩分控えめのためごく薄味。具で油揚げと芋類はカロリーが高いので要注意。

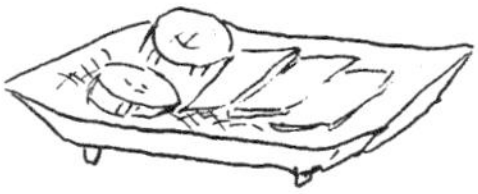

・いかのお刺身 50 g
・ホタテの刺身 30 g
魚介類は比較的多く食べられる食材。
でもきちんと計量することが必要。

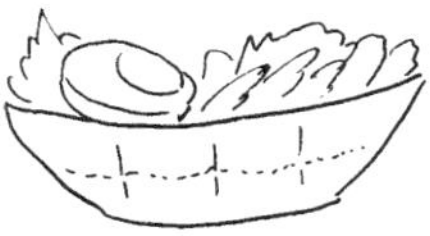

・サラダ
［材料］レタス、胡瓜、トマト ½、ゆで卵 ½
マヨネーズ、油製ドレッシングは不可。
ゆで卵は半分に。野菜類も計量が必要。

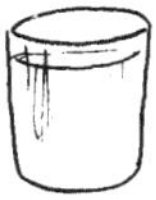

・牛乳（コップ一杯）
乳製品はカルシウムのため毎日摂ると良い。

・その他
・糖質の高い芋、カボチャ（どちらもおばあちゃんの好物）は控える
・油は摂らないほうがよい。炒めものは焦げ付かないフライパンで。
・「こんな工夫をしたら美味しく食事」という調理法の紹介本を見ながらレッツ・クッキング！
・よくわからない点数計算。表を見ながら献立を考える必要がある。

《主食》
・黒豆ご飯　・小豆ご飯　・胚芽雑穀ご飯　・玄米炊き込みご飯。

《おかず》
・ひじき、人参、ごぼう、レンコン、コンニャクの炒め煮　・大根の煮付け　・五目豆
・トウガンの煮物　・トウガンのおみそ汁　・レンコンのきんぴら　・人参、レンコン、玉ねぎ、ごぼう、きのこ類の天ぷら　・油っこくない淡白な魚の塩焼き、煮付け　・イワシのマリネ　・納豆　・しらす大根おろし　・カボチャの煮付け　・サツマイモの甘煮
・インゲンのゴマ和え　・青菜のおひたし　・絹さやの煮浸し　・梅干し（自家製）
・カレー（市販のルーを使わず、カレー粉と小麦粉とごま油を炒め、肉ではなくカキを入れたところとっても美味しかったそうです）など、昔から義母が普通に調理して食べていたものばかりです。ただし、〝つけあわせ〟のおかずがメインになり、今までの主菜であった肉、卵、魚を食べない献立です。

※血糖値の上昇は、糖代謝に必要なミネラルの不足も原因の一つです。特にカルシウム

が大切。わかめ、昆布、ひじき、ゴマ、根菜類、納豆を食べましょう。

繊維は糖を吸収し血糖値の上昇を抑えます。繊維質の多いごぼう、人参、レンコン、玉ねぎ、コンニャクを。玄米にも豊富に含まれています。主食を玄米に変えると自動的にたくさんの繊維が取れます。

山芋、しいたけも糖尿病に最適。カボチャは膵臓を強くする特効薬だそうです。

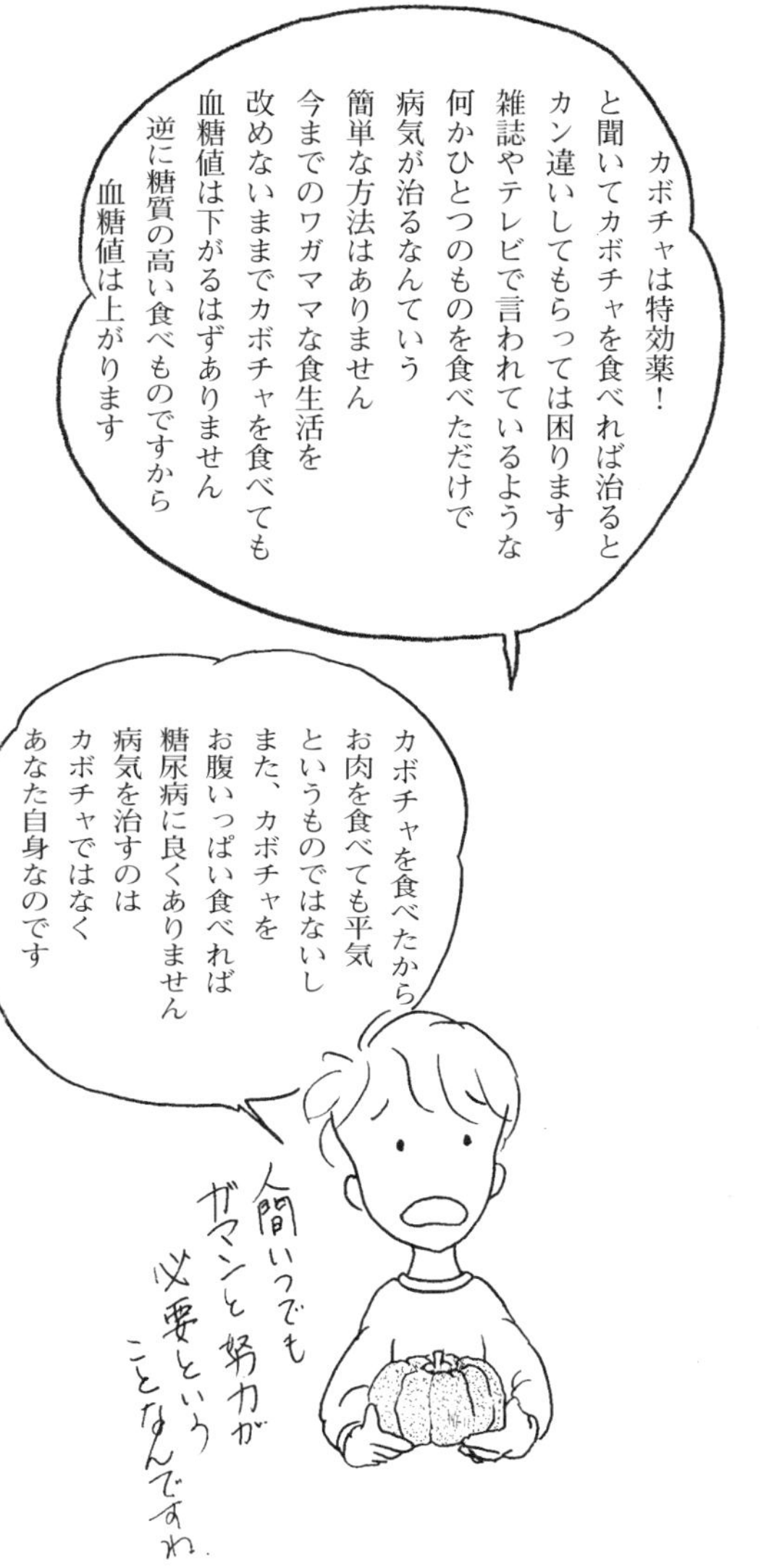
カボチャは特効薬！
と聞いてカボチャを食べれば治ると
カン違いしてもらっては困ります
雑誌やテレビで言われているような
何かひとつのものを食べただけで
病気が治るなんていう
簡単な方法はありません
今までのワガママな食生活を
改めないままでカボチャを食べても
血糖値は下がるはずありません
逆に糖質の高い食べものですから
血糖値は上がります
カボチャを食べたから
お肉を食べても平気
というものではないし
また、カボチャを
お腹いっぱい食べれば
糖尿病に良くありません
病気を治すのは
カボチャではなく
あなた自身なのです
人間いつでも
ガマンと努力が
必要という
ことなんですね

現代栄養学と自然療法の違い
——一般常識では治らない——

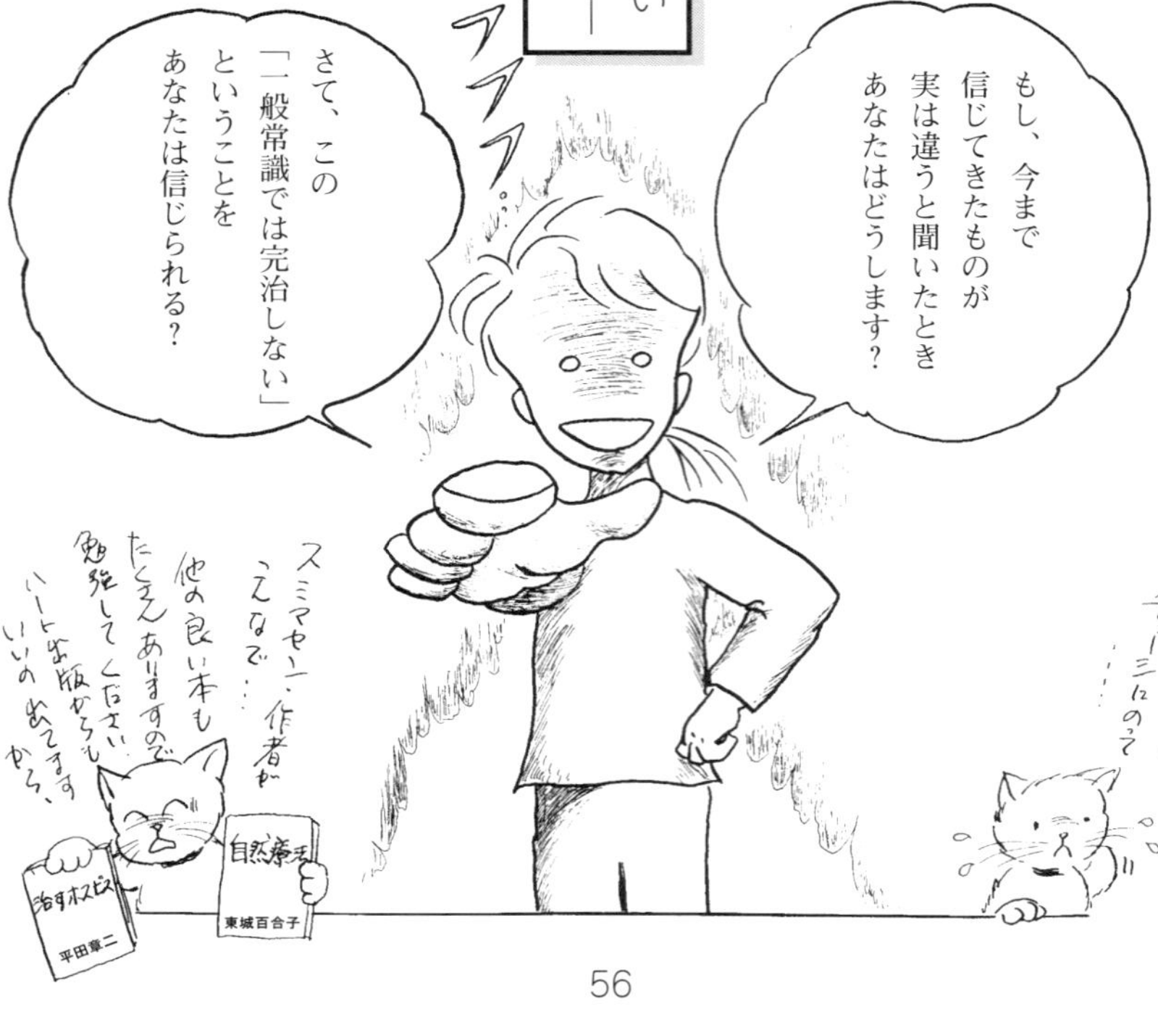

《一般的に良いと思われていることで自然療法では間違っていること》

■一般常識その1■油は控えなくてはいけない。**→純良植物油なら大丈夫。**

体内にたまった油は純良植物油で落とせます。控えすぎは良くありません。適量は必要です。週に一回の天ぷら、毎日の食卓に野菜の油炒めがあっても大丈夫です。ただし使いすぎはよくありません。

■一般常識その2■植物油は体に良く、動物性の油は体に悪い。**→間違ってます！**

植物性でも、人工的に加工された油は自然の油ではありません、どんな病気でも治病のためには食べないほうが良いでしょう。体に良い植物油とは、天然圧搾の精製していない自然の油だけです。

■一般常識その3■塩分控えめのほうがいいので、おみそ汁は一日一杯まで。**→野菜をた**

くさん入れた自然醸造味噌の手作りおみそ汁なら何杯食べても平気です。

化学塩、合成調味料に含まれるナトリウムは体に害を及ぼします。しかし天日塩を使った自然醸造のお味噌、お醤油、一年以上漬けた漬物などの自然食品の塩分は体の害どころか、体内のミネラルバランスを整え、体を温める作用があるので、塩分の摂りすぎを心配する必要はありません。

また玄米野菜食にすると野菜に含まれるカリウムには塩分を体外に排出する働きがあります。食べたときに「カライ」と感じない程度、美味しいと感じる塩分は体に必要な塩分です。塩分を摂らない食事をしていると、体細胞の元気がなくなります。玄米ご飯と一緒に食べる野菜タップリ味噌汁は体にとても良い食事です。毎食どうぞ。

■一般常識その４■植物性タンパク質と動物性タンパク質の両方をバランスよく食べましょう。**↓動物性タンパク質は必要ありません。**

動物性タンパク質は食べなくても生きていけます。むしろ治病のためには牛豚鶏肉は食べないほうが良いです。卵も一日一個食べると良いといわれていますが、全く食べないほうが健康になります。お肉や卵は特別な日のごちそうとして美味しくいただくもの。毎日食べるものではありません。

■一般常識その５■乳製品はカルシウム補給に欠かせません。一日コップ一杯の牛乳を飲みましょう。**↓飲まないほうがいいです。**

カルシウムは、海草、青菜、胡麻で摂ったほうが体内への吸収が良いです。

牛乳のタンパクは他の動物の中で作られたタンパクで、人にとっては異種タンパクなのでアレルギーを起こしやすい食品といわれています。また殺菌などの製造工程を経なければならない市販の牛乳は、子牛が飲んでも育たずに死んでしまうものになっているのです。つまり自然の飲みものではないのです。

なにより、日本ではほとんど取り上げられないのですが、牛乳を飲んでもカルシウムは摂れないという研究結果もあるのです。骨粗鬆症の多い北欧では牛乳は骨のためにならないから控えるよう指導するお医者さんもいるそうです。同じ理由からアメリカではスーパーなどで成分無調整乳は探すのが大変なぐらいで、ほとんどが低脂肪乳、低タンパク乳などの加工乳だそうです（自然療法の点からは、それが良い飲みものとは思えませんが）。ただし、お釈迦様が厳しい修行のあと体力回復に牛乳を召し上がった話は有名です。アーユルベーダーによると、牛乳は栄養豊富で大変良い飲みものだけど、他の食べものと一緒に摂ってはいけないそうです。異種タンパクはいくつも組み合わせて摂ると、体の毒になるということです。

何千年前も前から伝わるアーユルベーダーのこと、体に良いのは自然のままの牛乳のことで、今の日本で市販されている牛乳は別のものと考えたほうがよいでしょう。

《糖尿病は完治します》

Ⅱ型糖尿病は、それまでの不適切な食生活が原因で発病するということと、食事療法が治療の決め手という点は、自然療法でも西洋医学でも同じです。しかし一度発病した糖尿病は西洋医学では完治せず現状を維持することしかできません。でも自然療法では完治するのです。

義母は自然療法を始めてすぐに血糖値は上がらなくなり、二～三週間すると血糖値はすっかり落ち着きました。散々薬はイヤだと訴えていたようで、お医者さんはとうとう薬を処方しなくなりました。ただし、西洋医学では内蔵機能は一度破壊されると元に戻ることはなく、インスリンの分泌量は正常ではないと考えるので、完治を宣言してはくれません。

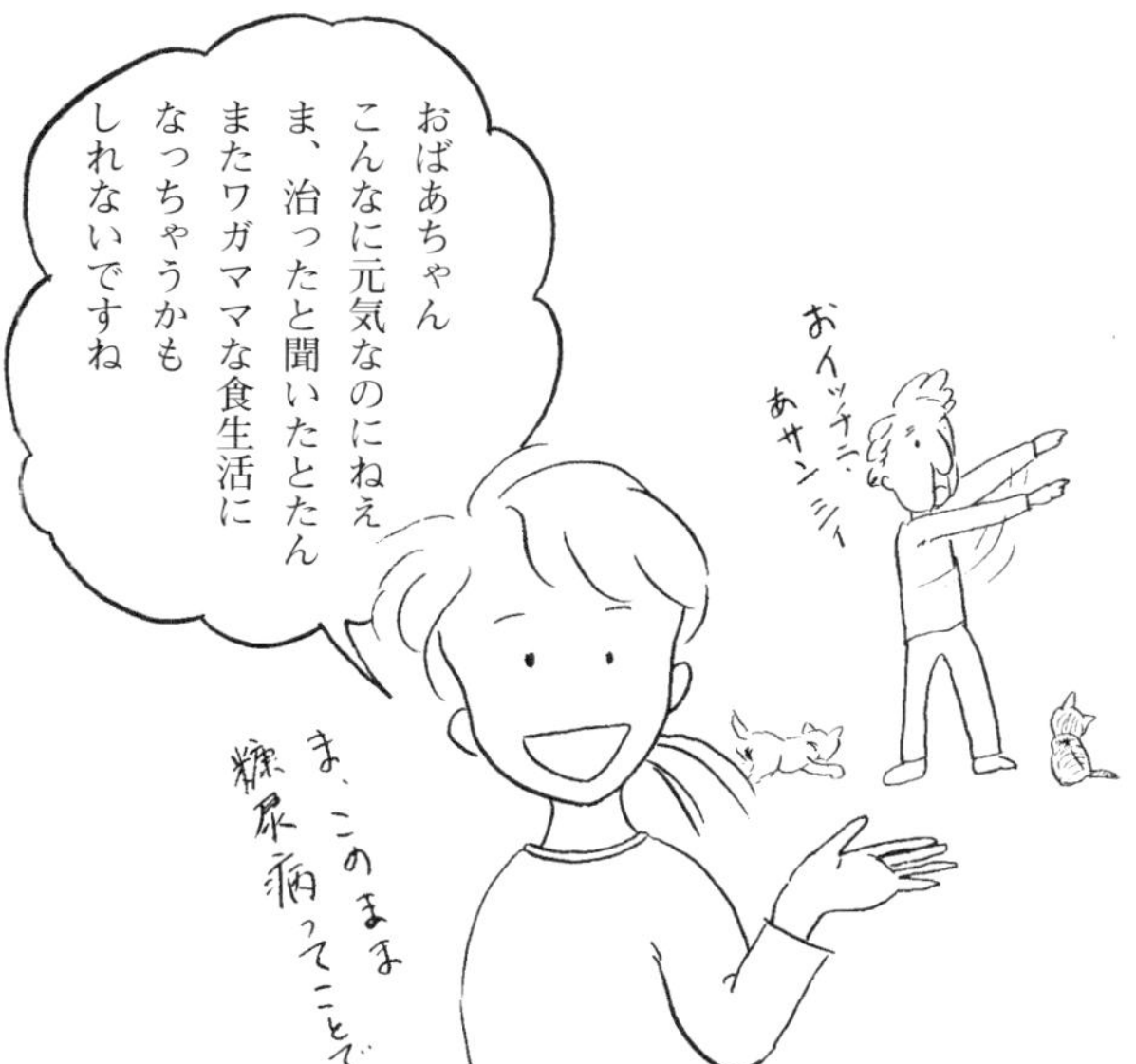
おばあちゃん
こんなに元気なのにねえ
ま、治ったと聞いたとたん
またワガママな食生活に
なっちゃうかも
しれないですね
おイッチニ
あサンシィ
ま、このまま
糖尿病ってことで

＜2007年の義母＞

80歳を過ぎたのに家事一切をこなしています。腰もまっすぐで、一人で自転車に乗って遠くまで買いものに行きます。

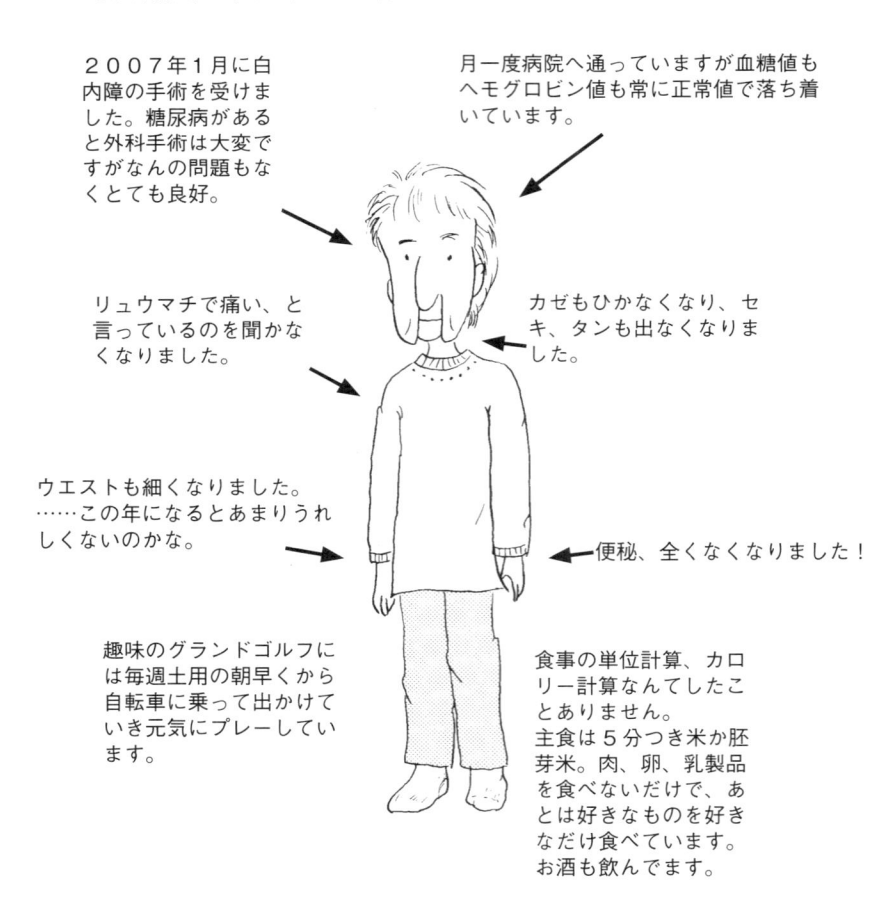

２００７年１月に白内障の手術を受けました。糖尿病があると外科手術は大変ですがなんの問題もなくとても良好。

月一度病院へ通っていますが血糖値もヘモグロビン値も常に正常値で落ち着いています。

リュウマチで痛い、と言っているのを聞かなくなりました。

カゼもひかなくなり、セキ、タンも出なくなりました。

ウエストも細くなりました。……この年になるとあまりうれしくないのかな。

便秘、全くなくなりました！

趣味のグランドゴルフには毎週土用の朝早くから自転車に乗って出かけていき元気にプレーしています。

食事の単位計算、カロリー計算なんてしたことありません。
主食は５分つき米か胚芽米。肉、卵、乳製品を食べないだけで、あとは好きなものを好きなだけ食べています。
お酒も飲んでます。

糖尿病の手当て

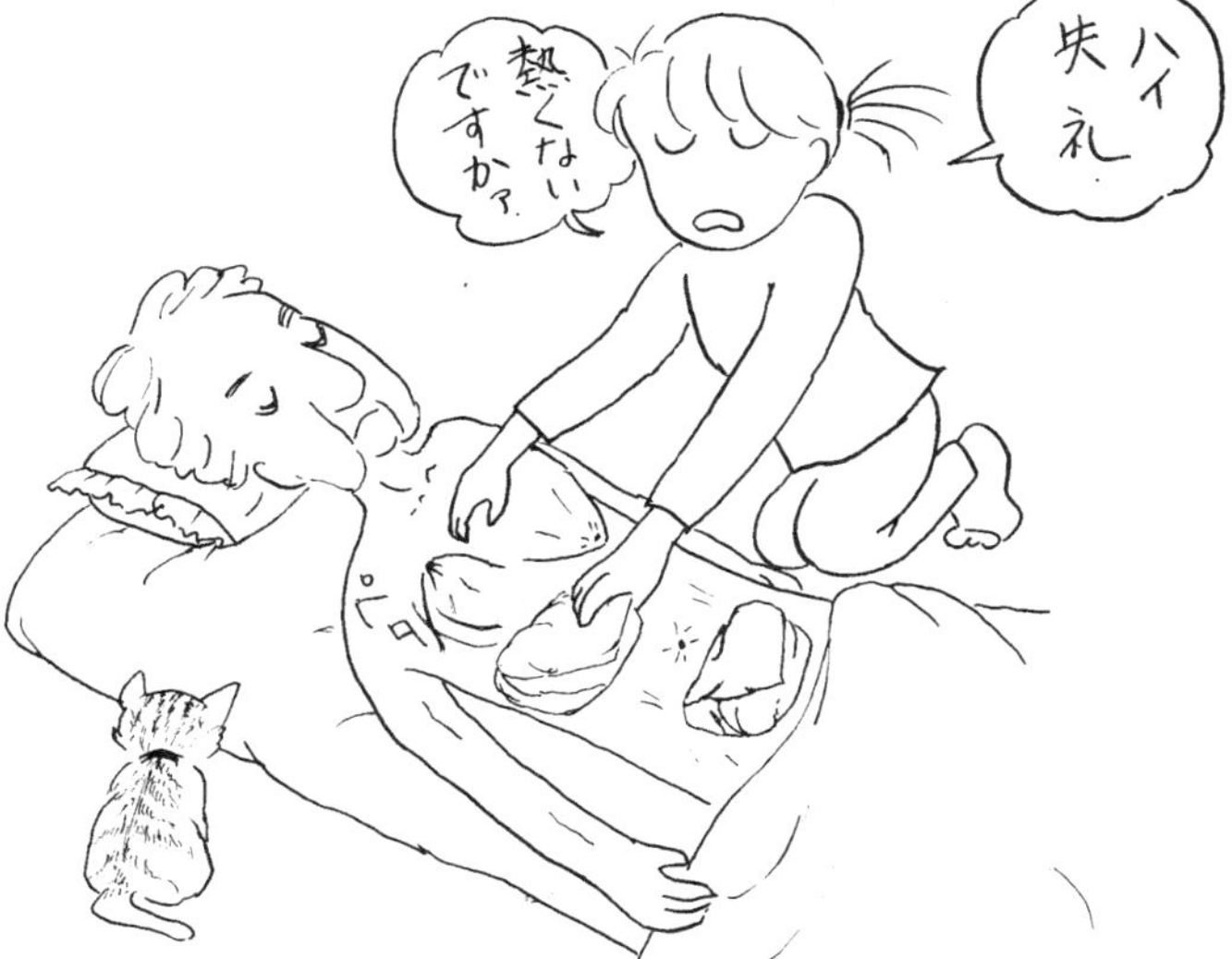

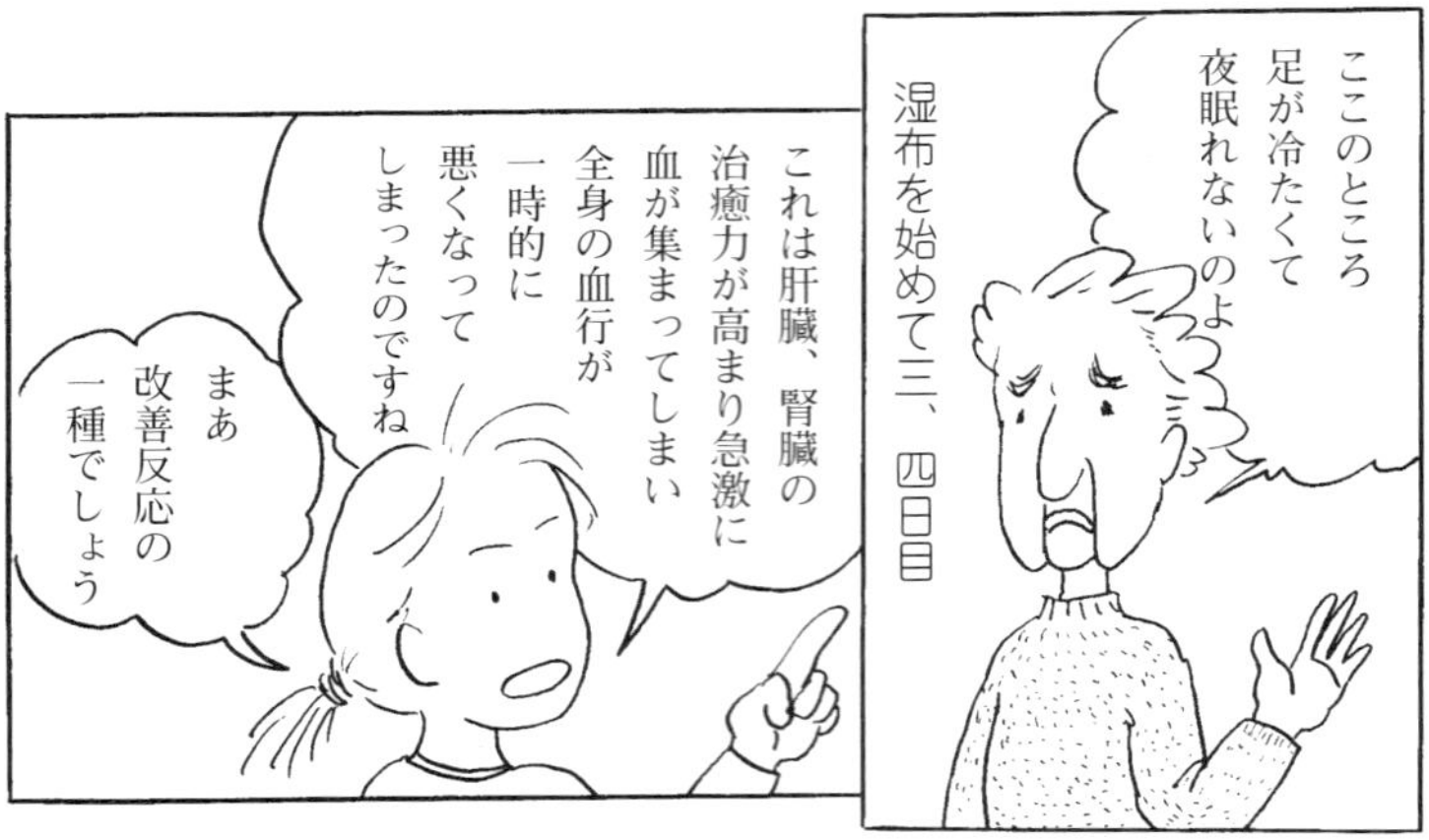
ここのところ足が冷たくて夜眠れないのよ
湿布を始めて三、四日目
これは肝臓、腎臓の治癒力が高まり急激に血が集まってしまい全身の血行が一時的に悪くなってしまったのですね
まぁ改善反応の一種でしょう

自然療法を始めると体が微妙に変化します。全身の神経を集中させて体の変化を感じていると、コンニャク湿布をしてから数日で皮膚の下を流れる血液が今までと違う流れ方をしていると思えるときがあります。そのようなときは、動悸が激しくなったり、めまいを感じたりします。内臓の働きが活発になって、体中にたまっていた悪い血液が大量に押し出されるのでしょう、ズキンズキンと頭痛がしたり、手足が冷えたりもします。全て改善反応ですので、鎮痛剤など薬は飲まないで下さい。ガマンすればすぐ治まります。

ただし、改善反応という言葉は西洋医学にはありません。例えば下痢の対処法について、東洋医学では、体内に入った毒物を一刻も早く外へ出そうとする体の反応、体内の改善反応と見なし、下痢を無理に止めようとはしません。

しかし、下痢そのものを病気と見なす西洋医学では、下痢止めを服用させるのです。

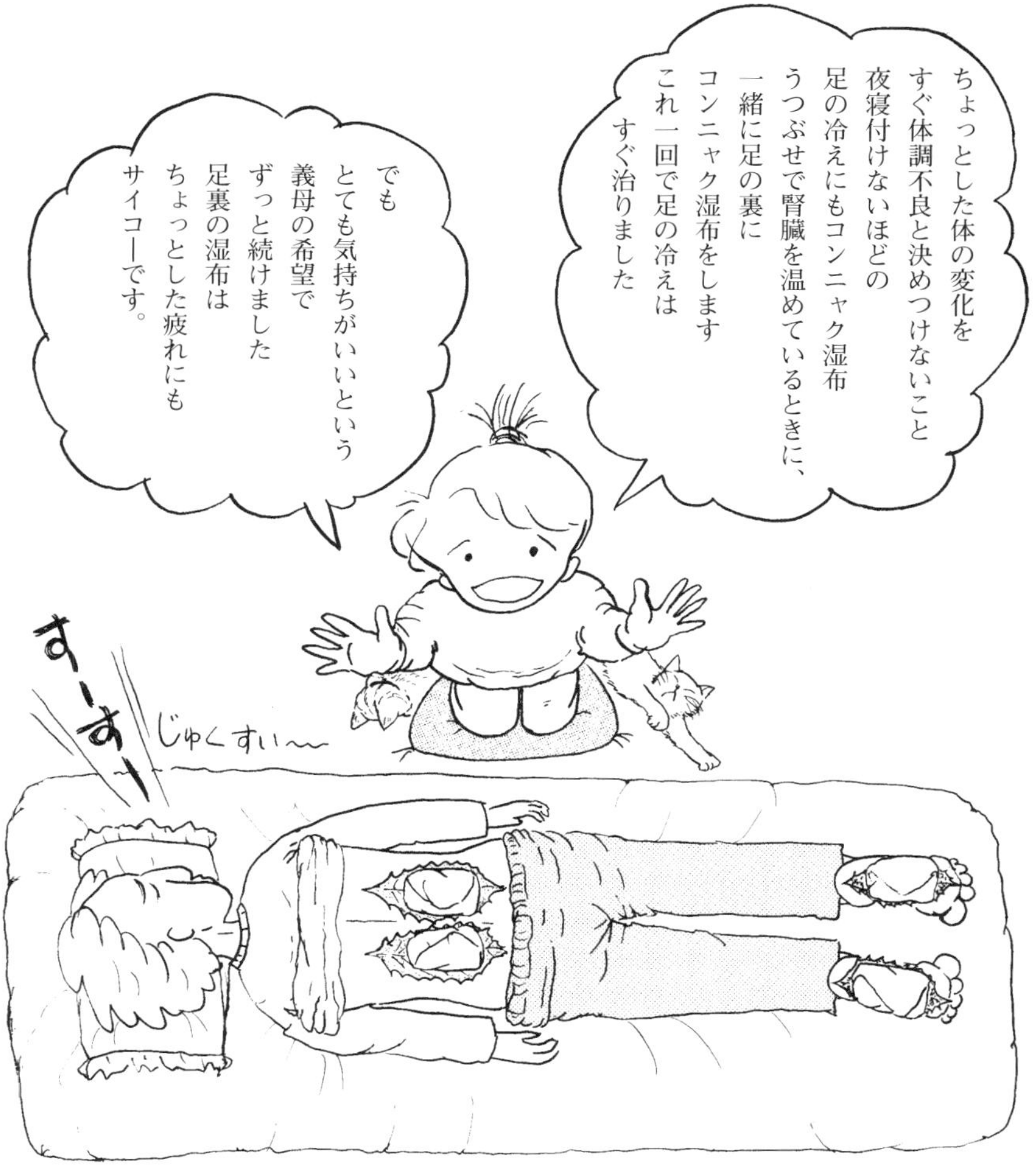
ちょっとした体の変化を
すぐ体調不良と決めつけないこと
夜寝付けないほどの
足の冷えにもコンニャク湿布
うつぶせで腎臓を温めているときに、
一緒に足の裏に
コンニャク湿布をします
これ一回で足の冷えは
すぐ治りました
でも
とても気持ちがいいという
義母の希望で
ずっと続けました
足裏の湿布は
ちょっとした疲れにも
サイコーです。
すーすー
じゅくすい〜〜

足の裏にはいろいろなツボが集まっているのでここを温コンニャク湿布すると体にいいうえとても気持ちがいいのですぐ眠くなります。

昼間寝てしまっても、夜寝られなくなるということはありません。

寝ている間に体は回復します。眠れるということは体の回復が始まったということ。

寝ることが多くできれば、その分多く体も回復してきます。

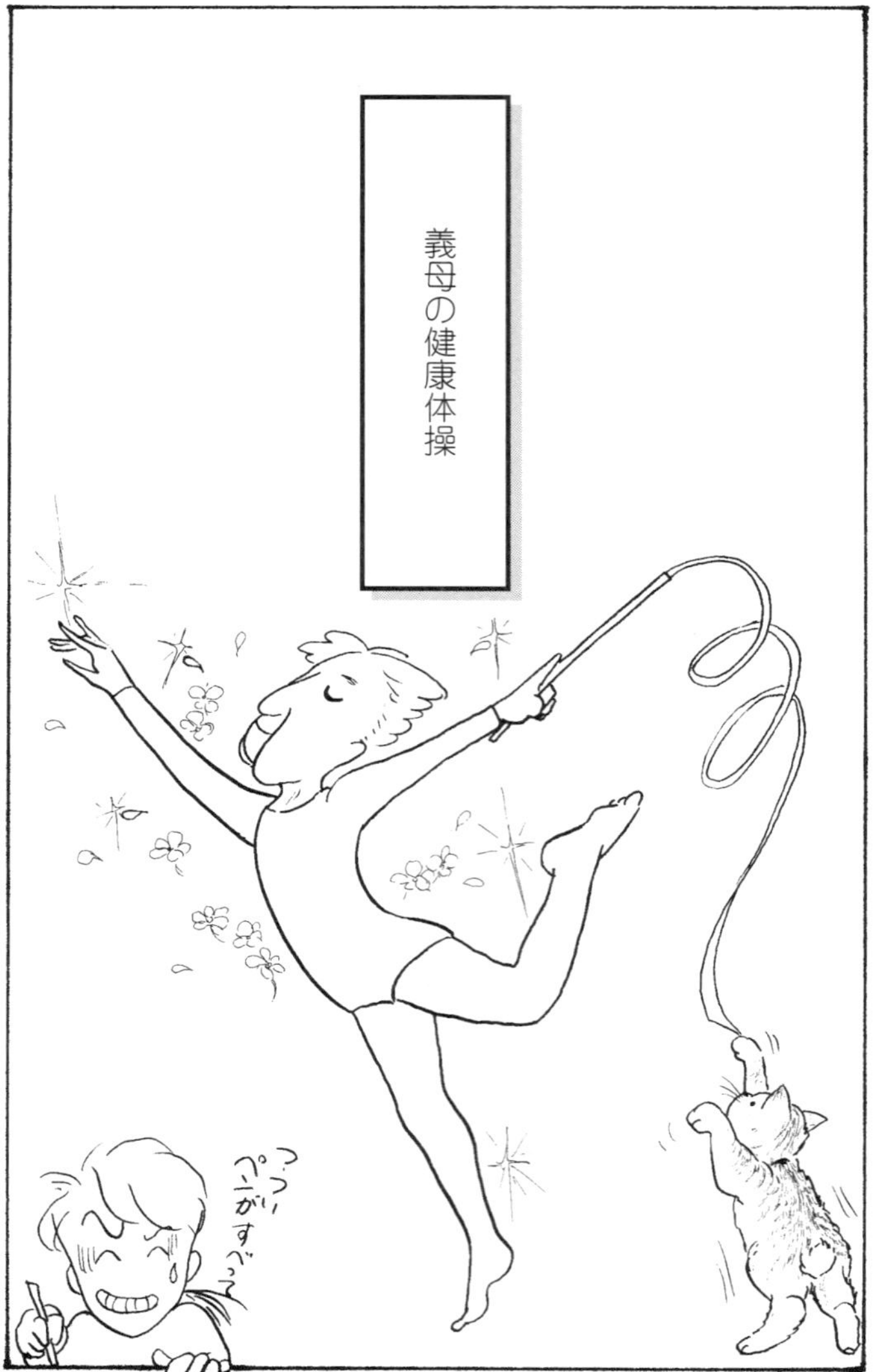
義母の健康体操
つ、つい
ペンがすべって

糖尿病の完治に大切なことは、食事療法と運動です。体を動かすことに、特別なことは必要ありません。好きなこと、できることをできるときに行えばいいのです。ただし続けることです。

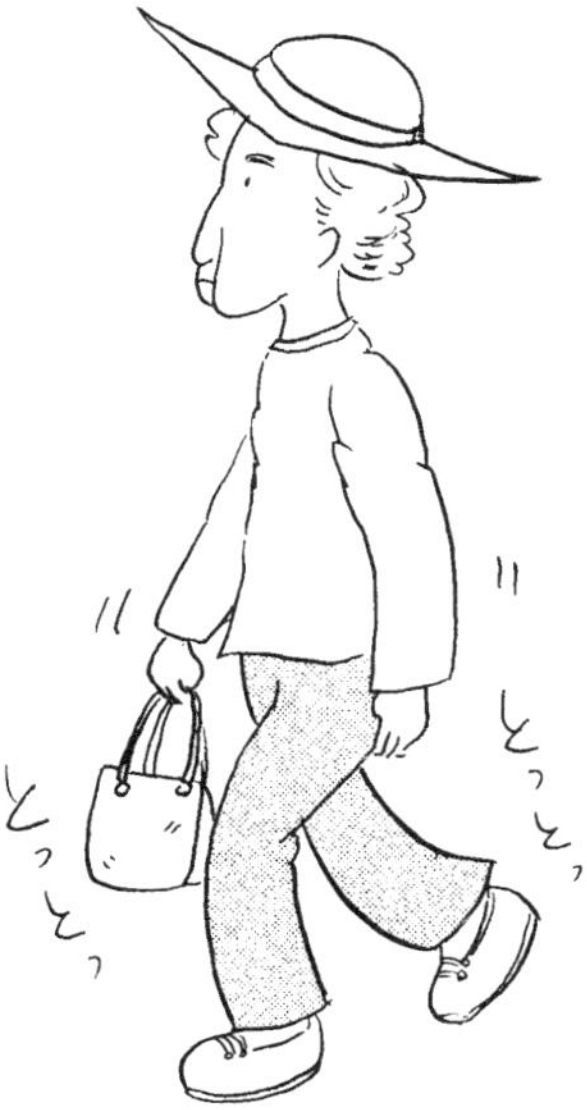

義母は天気の良い日にはよく歩きます。散歩はもちろん、買いもの、郵便局、病院など用事があるときも、どこに行くにも、歩ける距離は歩きます。ちょっと遠い距離は、自転車に乗っていきます。私も主人も車を持っているのですが、全く頼りません。

日頃良く行っている運動がこれ。

足の指を手で持ち、左右に開く。

親指と人差し指、人差し指と中指というように、一本一本順番に丁寧に行います。

60歳の頃、膝痛で正座ができなくなったところ、この運動で血行が良くなり、膝痛が快癒したそうです。

テレビを見ながらよく行っています。

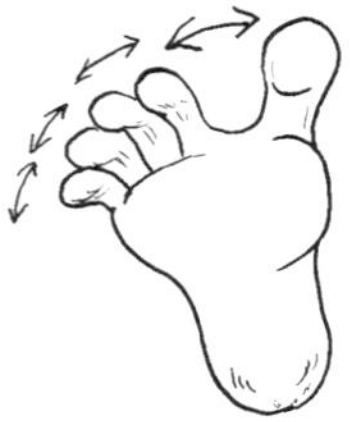

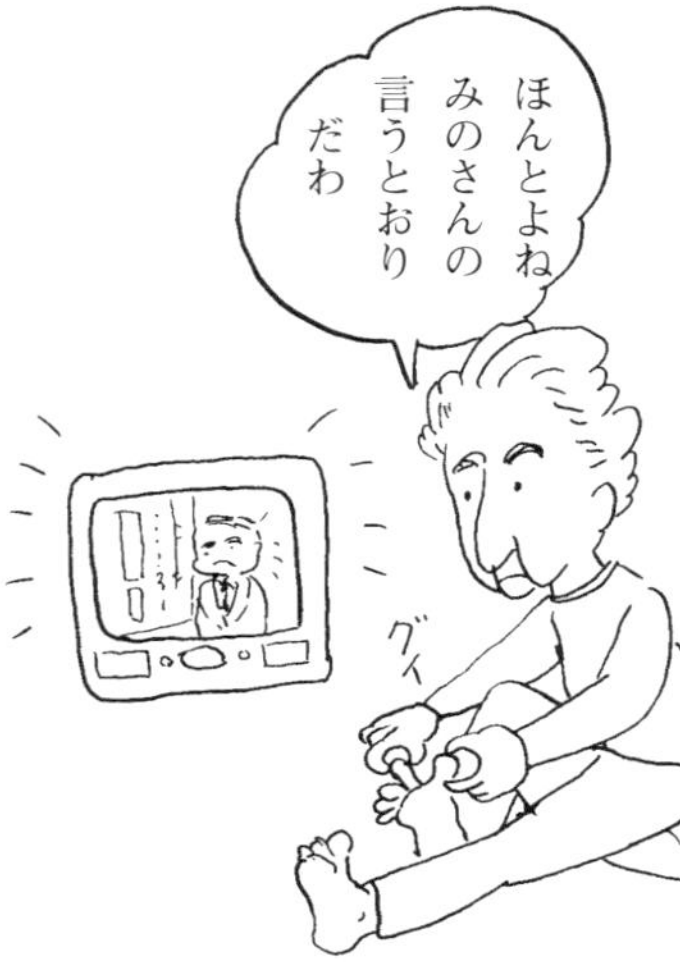
ほんとよね
みのさんの
言うとおり
だわ
グイ

テレビを見ながら手の平と腕の運動。

指を組んで、前に伸ばしたり曲げたりします。

この運動で、肩こり、首の筋の痛み、手指の冷えがなくなったそうです。

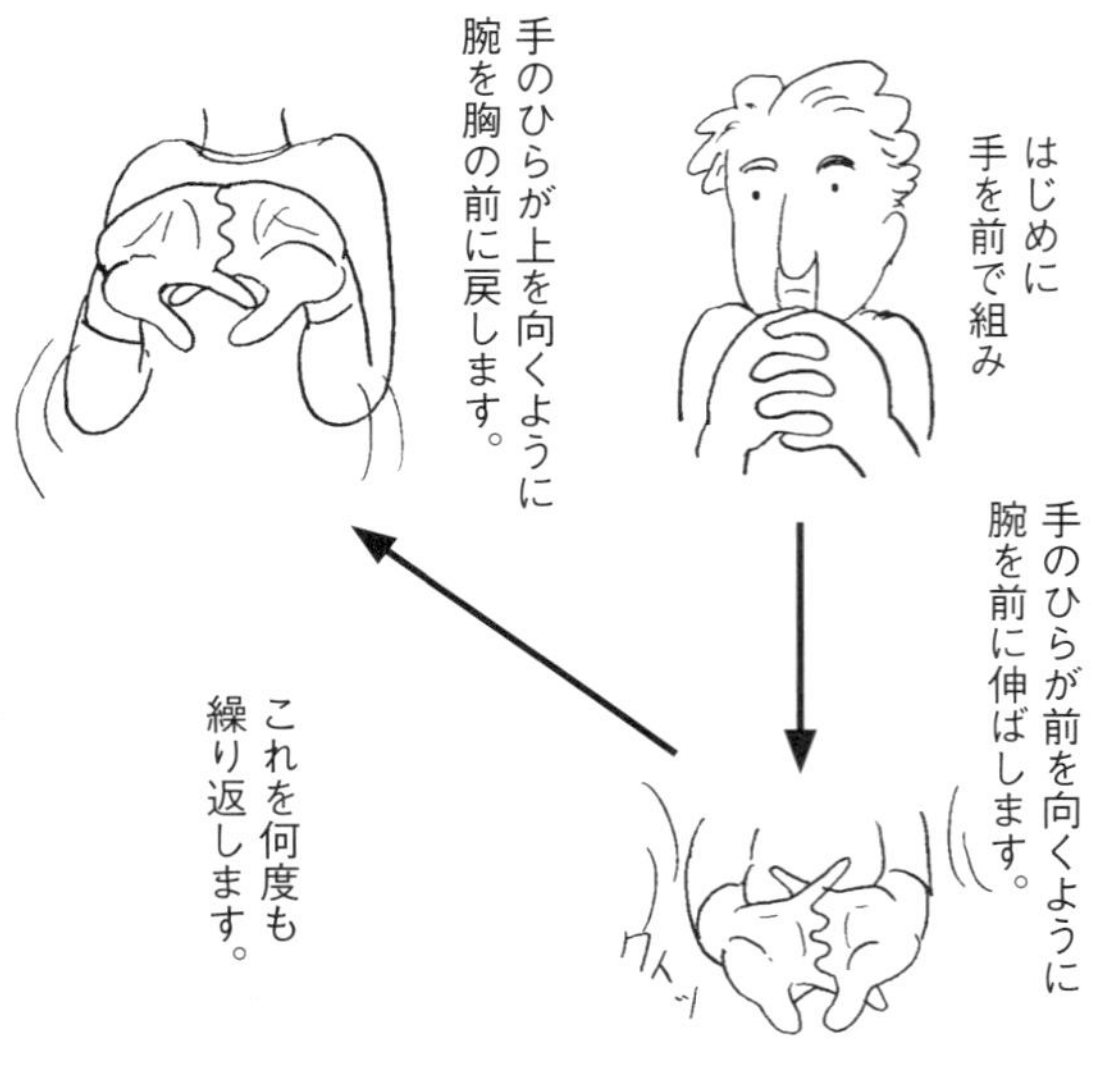
はじめに
手を前で組み
手のひらが前を向くように
腕を前に伸ばします。
手のひらが上を向くように
腕を胸の前に戻します。
これを何度も
繰り返します。

いつも決まった時間に、決まった運動を規則正しく行う必要はありません。テレビでやっていたことにすぐ飛びついて、三日坊主で終わるより、ほんの少しの距離でも車に乗るような生活を改めることが大切です。

義母は80の年寄りなのにケガの治りも早いようです。老人会のバス旅行でころんでひざが真赤に腫れ上がったときも、病院に二回行っただけで治ってしまいました。歩けなくて、できるだけ安静にするように言われていましたが、立って動けなくても足の指は動かせるからと、自分で一生懸命動かしていました。早く治さなくてはと考えていたようです。

年寄りだから、病気だから運動できない、ではなく、年をとっても一人で何でもしたい、病気は自分で治そう、と思う気持ちが大切。いくつになっても努力を続けることが生きる上で必要と義母の生き方を見て思います。

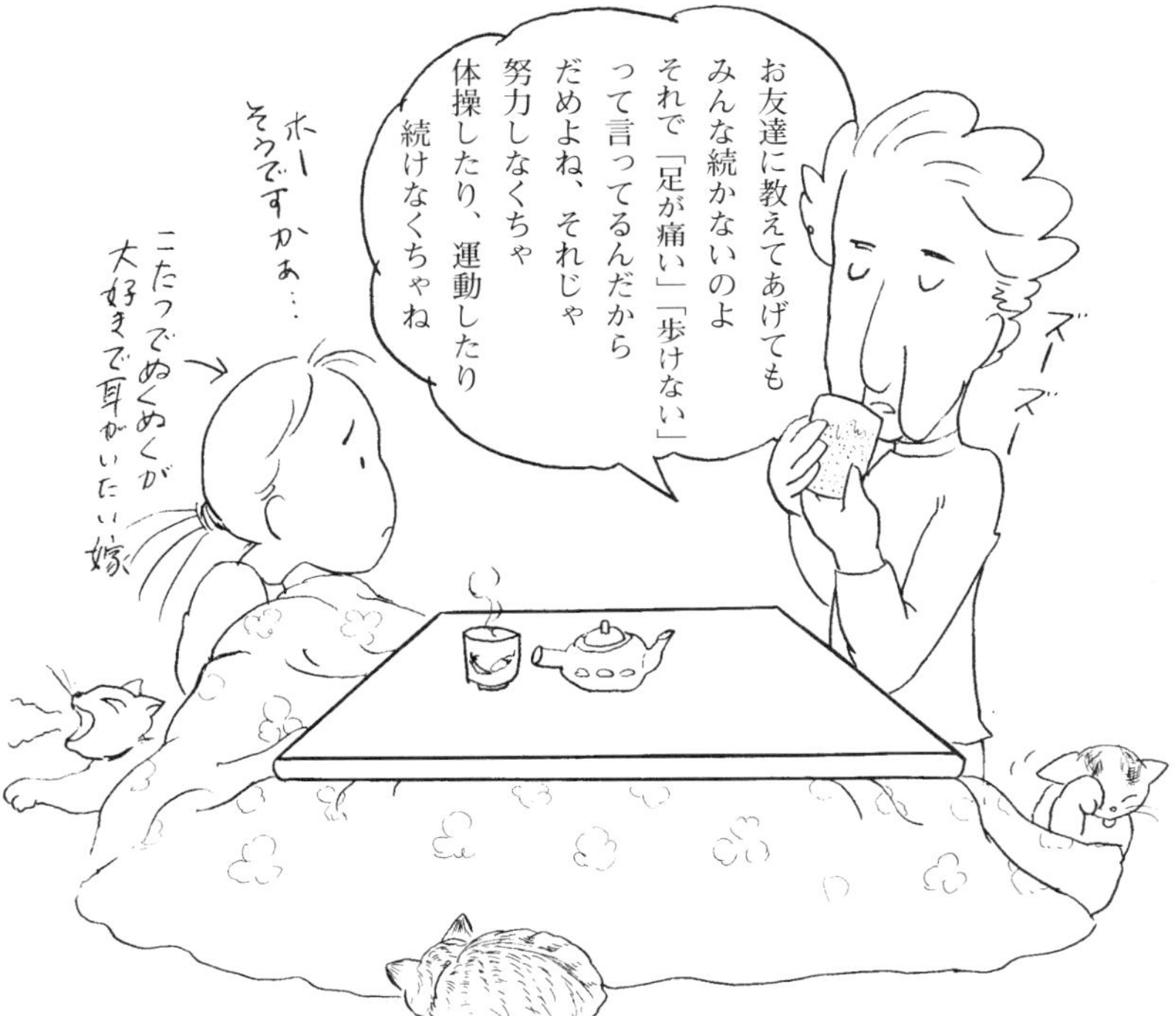
お友達に教えてあげても
みんな続かないのよ
それで「足が痛い」「歩けない」
って言ってるんだから
だめよね、それじゃ
努力しなくちゃ
体操したり、運動したり
続けなくちゃね
ズーズー
ホーそうですかぁ…
こたつでぬくぬくが大好きで耳がいたい嫁

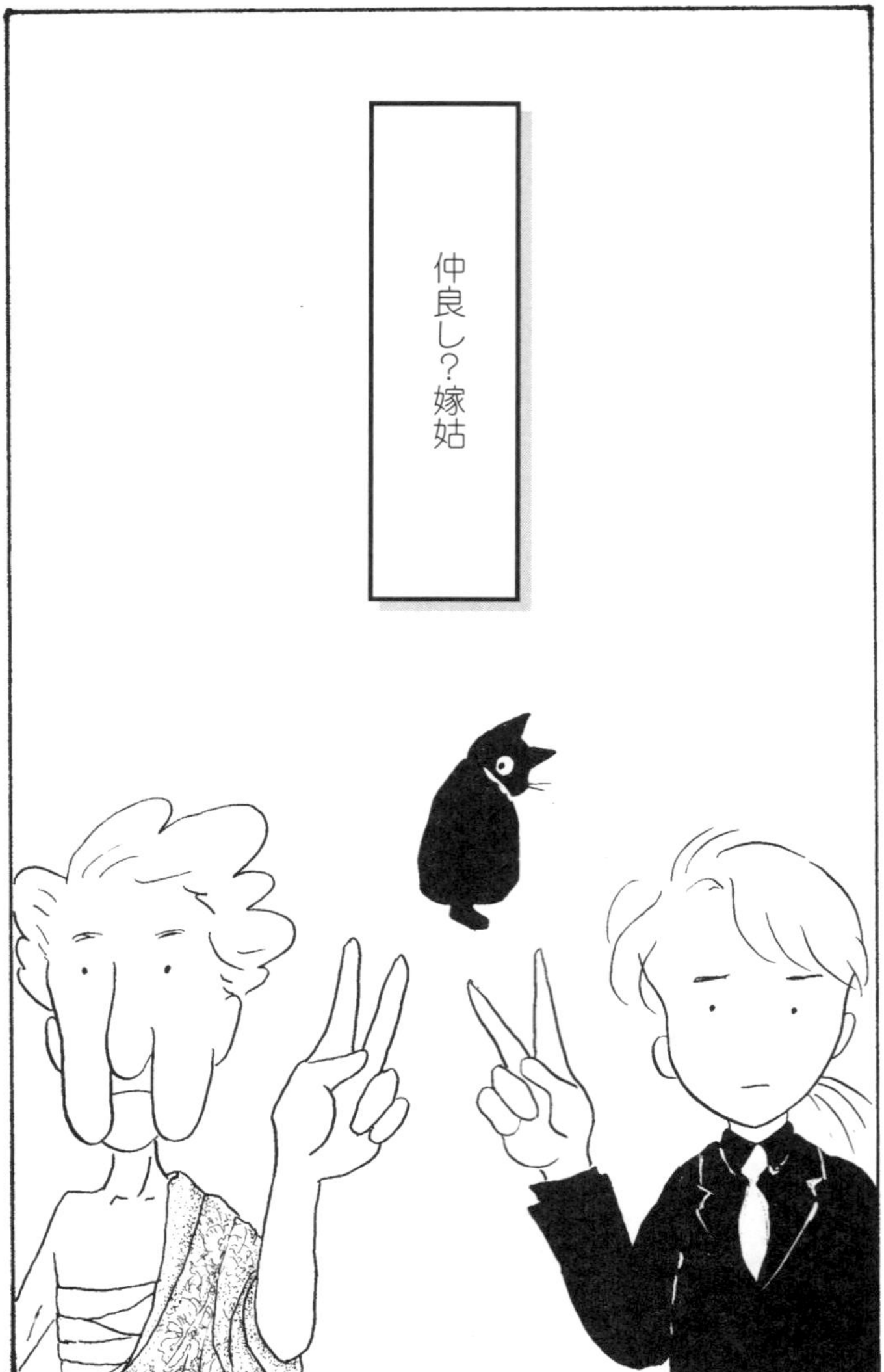
仲良し？嫁姑

食事もいろいろ作ったし、コンニャク湿布もいっぱいしてあげたし。さてこれで嫁姑がとっても仲良くなった……かというと。

コンニャク湿布を三週間行い、食事を変えて一カ月後――。

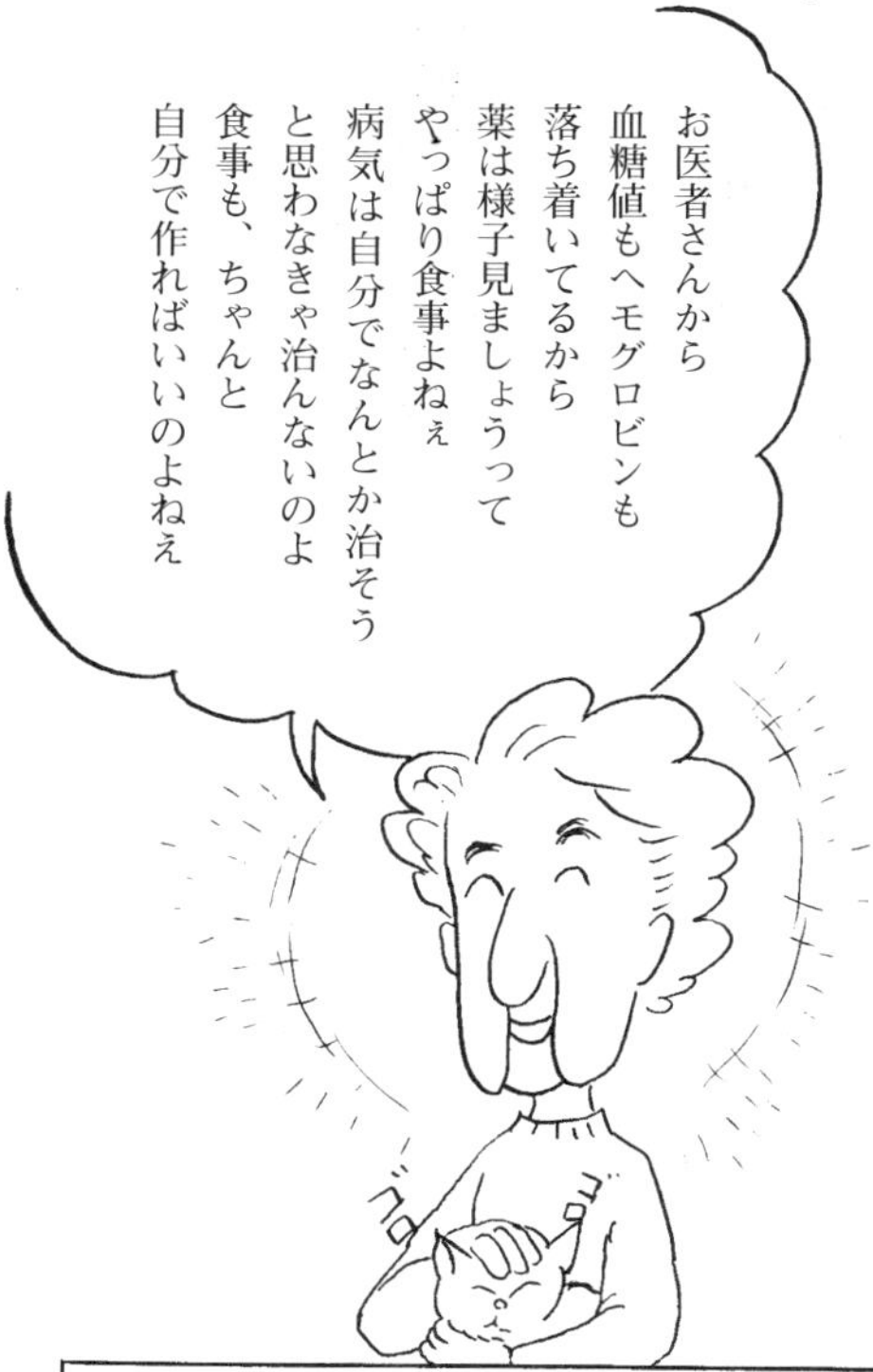
お医者さんから
血糖値もヘモグロビンも
落ち着いてるから
薬は様子見ましょうって
やっぱり食事よねぇ
病気は自分でなんとか治そう
と思わなきゃ治んないのよ
食事も、ちゃんと
自分で作ればいいのよねぇ
ゴロ
ゴロ

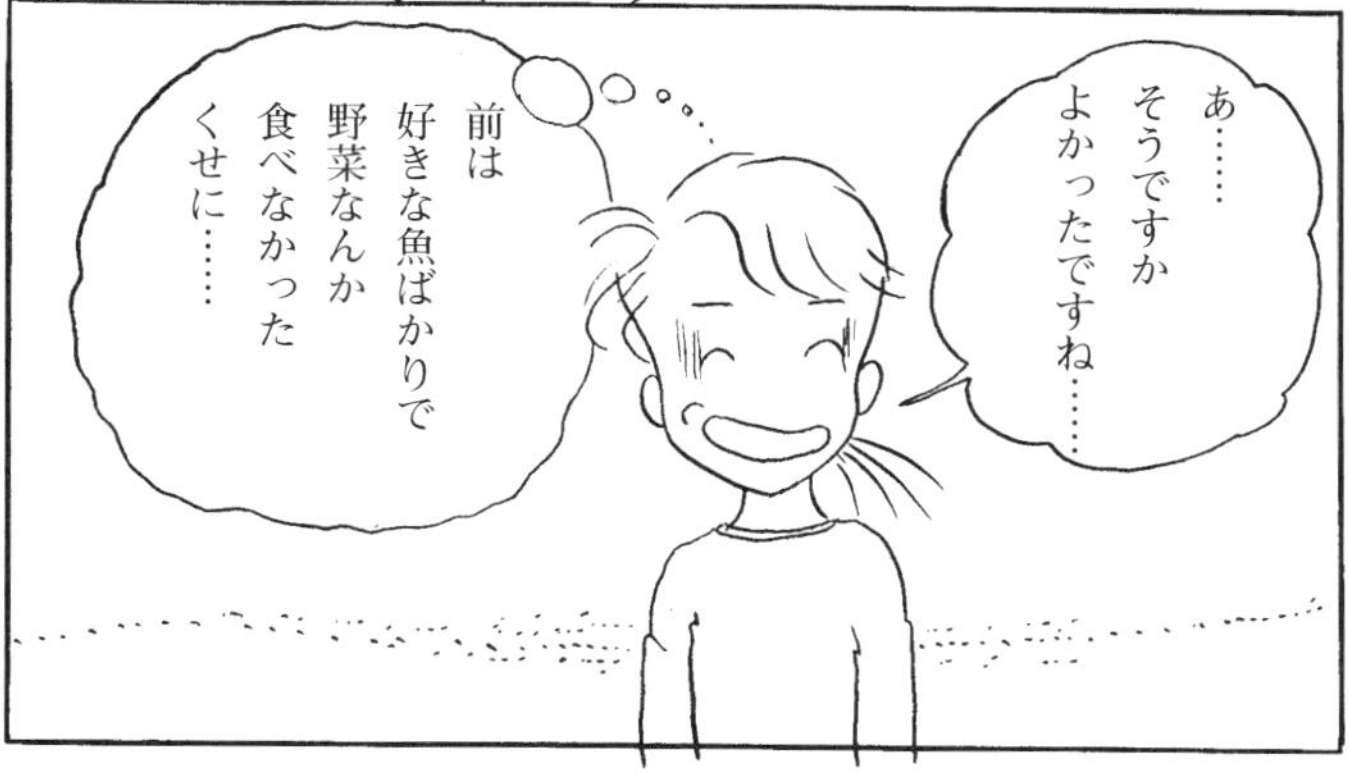
あ……
そうですか
よかったですね……
前は
好きな魚ばかりで
野菜なんか
食べなかった
くせに……

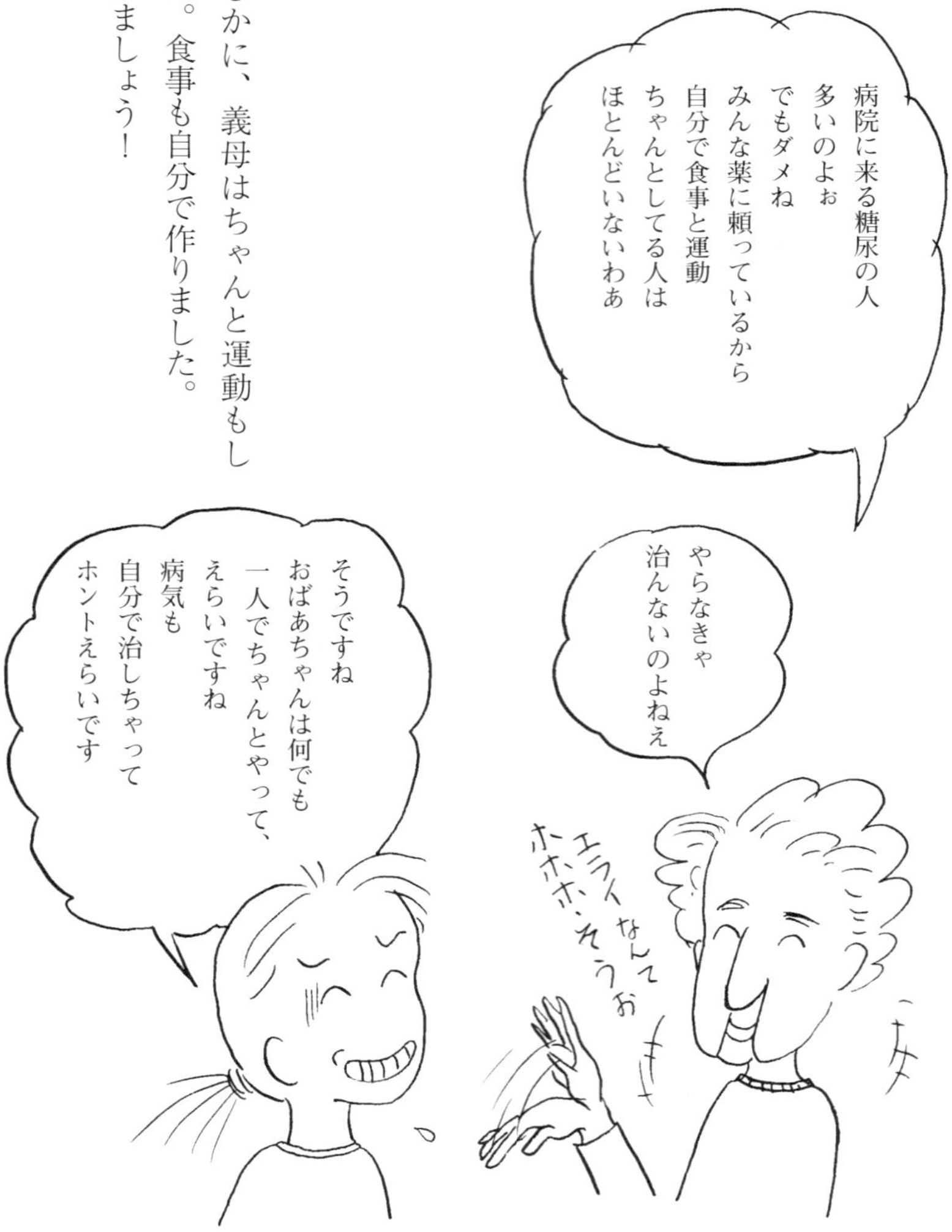
病院に来る糖尿の人
多いのよぉ
でもダメね
みんな薬に頼っているから
自分で食事と運動
ちゃんとしてる人は
ほとんどいないわぁ
やらなきゃ
治んないのよねぇ
エライなんて
ホホホ、そうお
そうですね
おばあちゃんは何でも
一人でちゃんとやって、
えらいですね
病気も
自分で治しちゃって
ホントえらいです

たしかに、義母はちゃんと運動もしました。食事も自分で作りました。ほめましょう！

顔や手足はそのままで体重の急激な変化もないのですが、ポッコリお腹だけはスッキリスリムになりました。

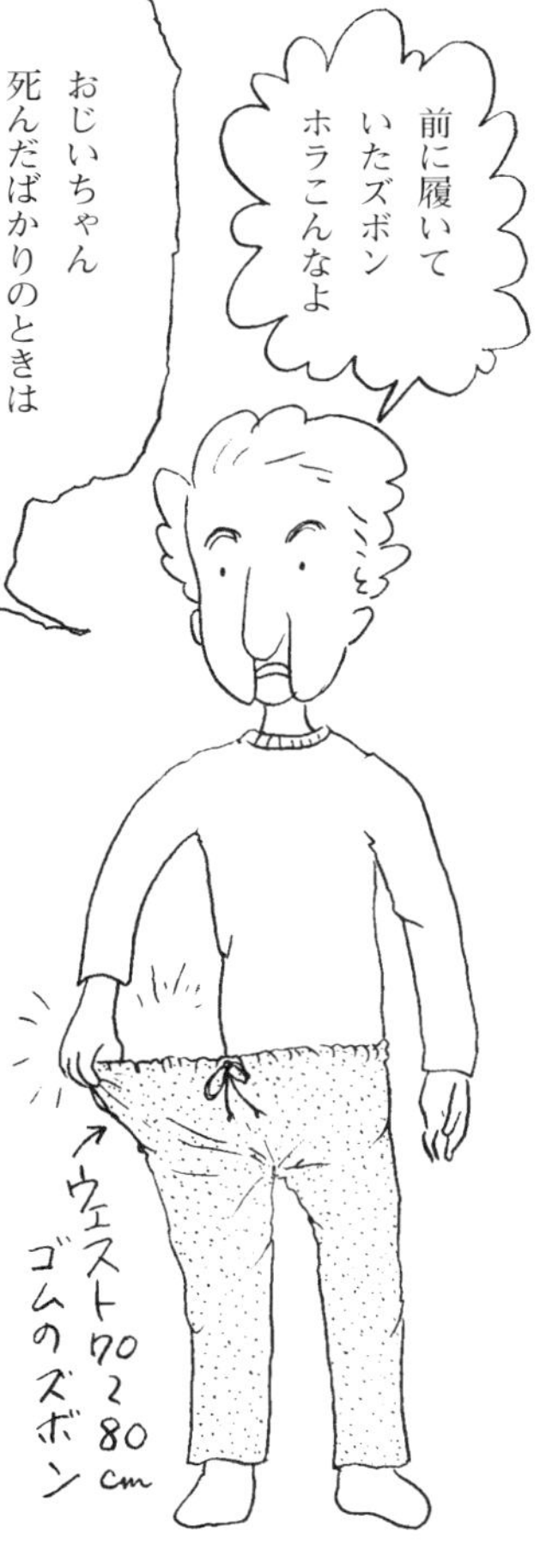
前に履いて
いたズボン
ホラこんなよ
ウェスト70〜80cm
ゴムのズボン

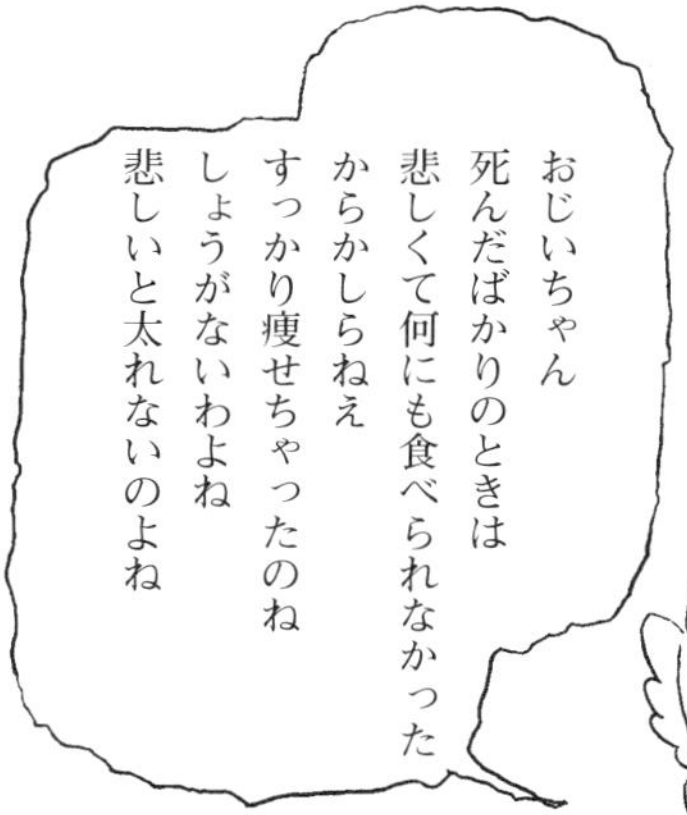
おじいちゃん
死んだばかりのときは
悲しくて何にも食べられなかった
からかしらねえ
すっかり痩せちゃったのね
しょうがないわよね
悲しいと太れないのよね

年寄りは「痩せる＝不健康」と考えがち。しかし体脂肪がたまって出てしまったお腹が、スッキリしたのはとても健康的なことなんです。これも食事とコンニャク湿布のおかげ、のはずが……。

運動は自分で積極的にしていました。

でも食事療法を勧めて、献立のアドバイスをしたり、湿布をしたのは嫁である私です。

手間をかけることは、手当する人される人の絆を深めてくれる……と思うのですが。

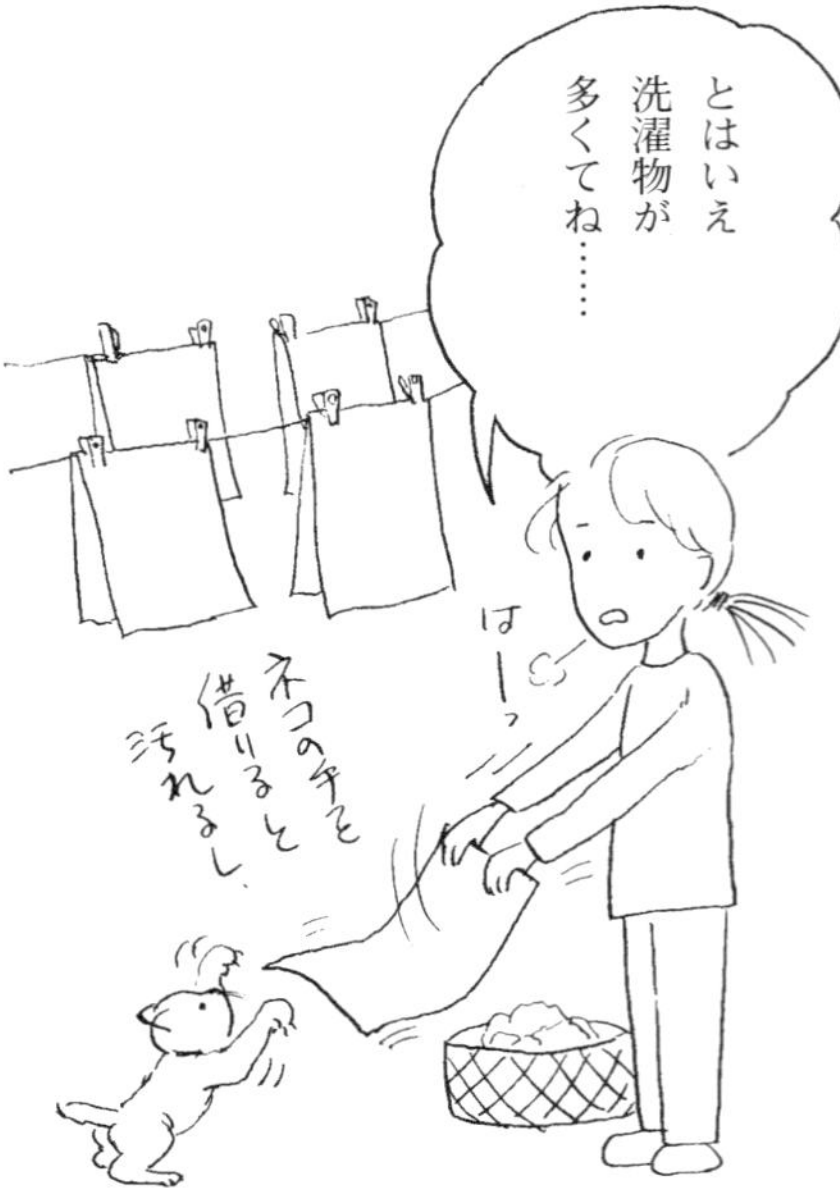
とはいえ洗濯物が多くてね……
はーっ
ネコの手を借りると汚れるし

義母はというと、孫娘へはお菓子や果物などを持ってきます。

しかし、私が娘と一緒にいるときでも「一緒に食べてね」とは言わない。

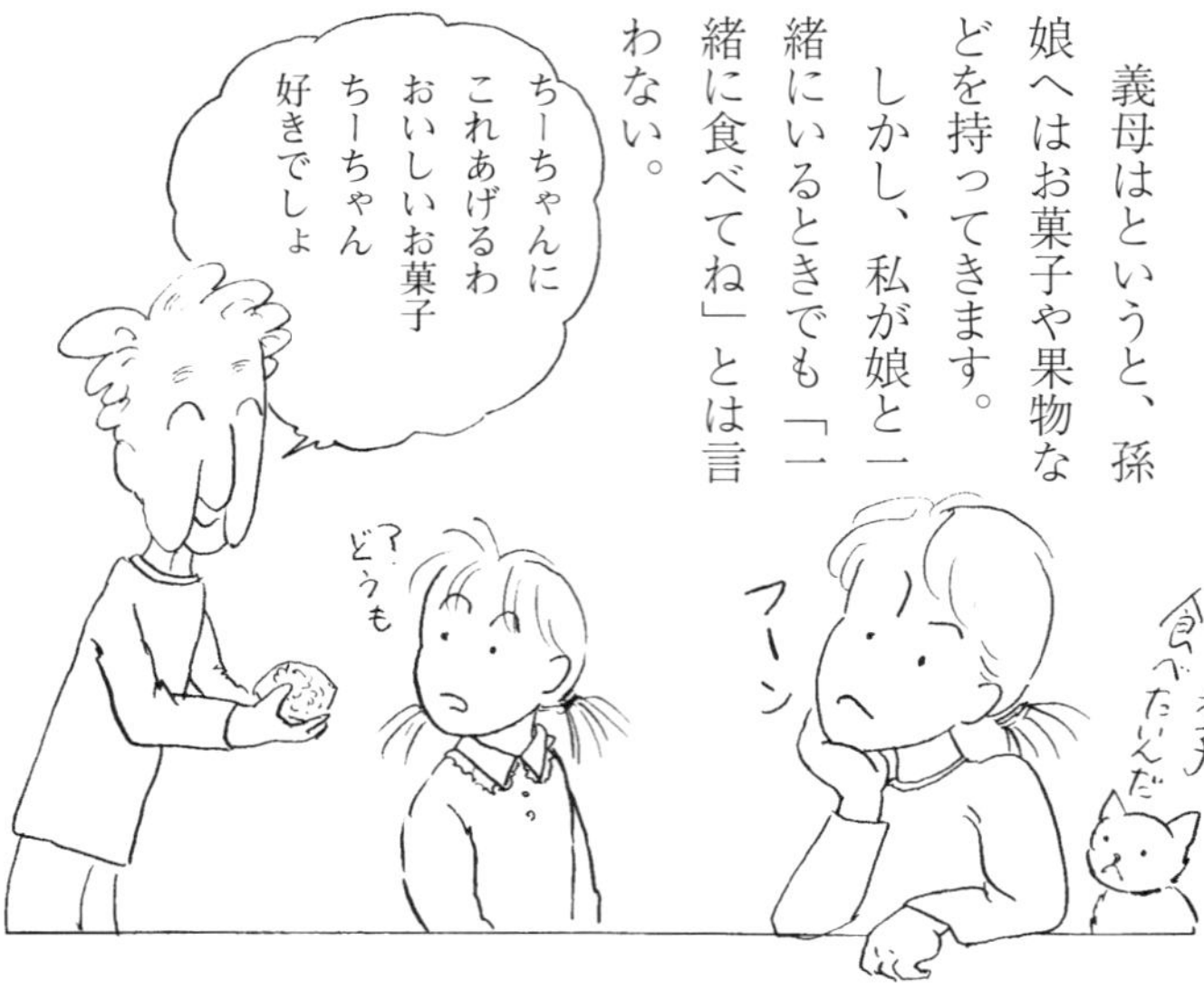
お菓子食べたいんだ
フーン
?どうも
ちーちゃんにこれあげるわ
おいしいお菓子
ちーちゃん好きでしょ

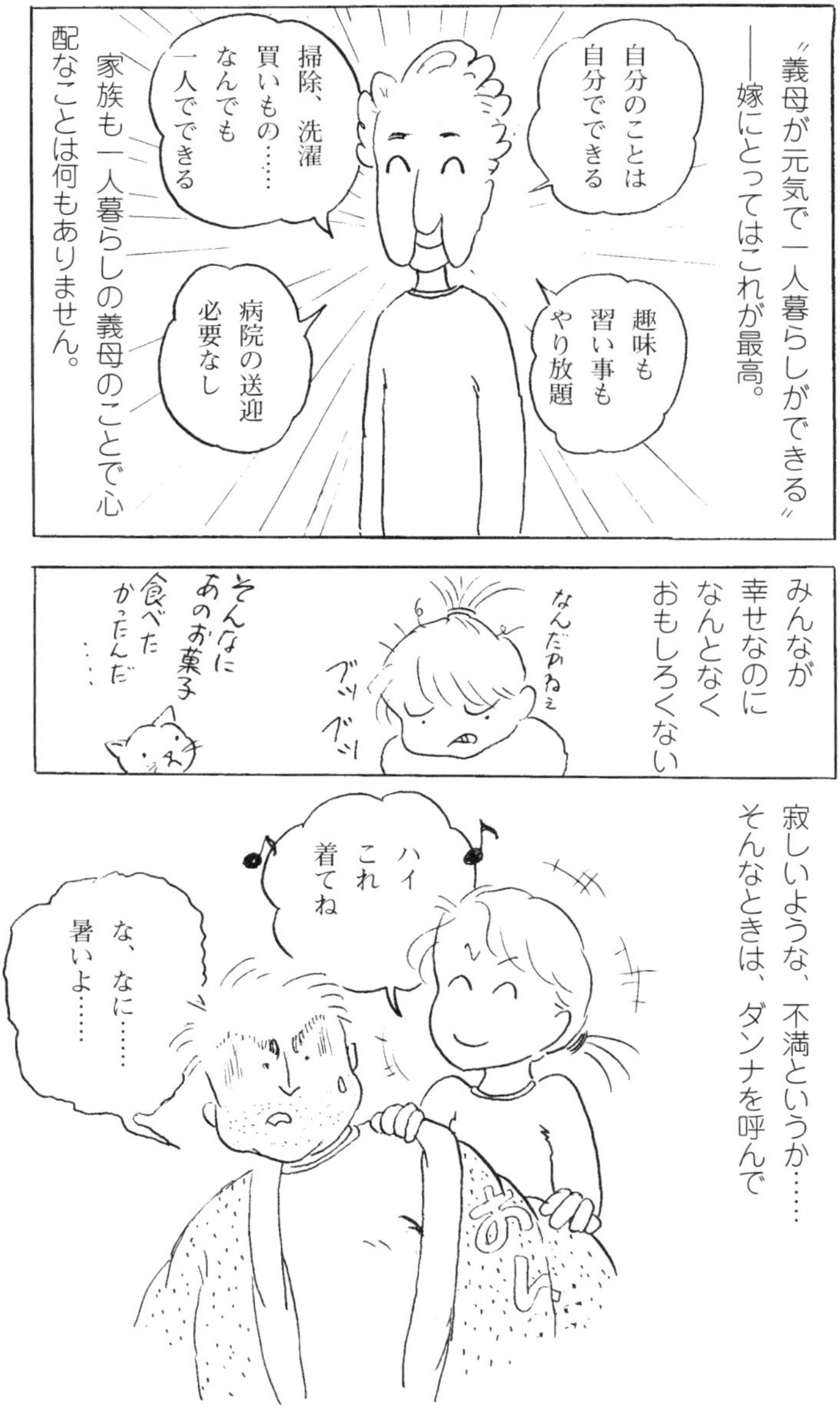
〝義母が元気で一人暮らしができる〟
——嫁にとってはこれが最高。
自分のことは自分でできる
趣味も習い事もやり放題
掃除、洗濯 買いもの…… なんでも一人でできる
病院の送迎必要なし
家族も一人暮らしの義母のことで心配なことは何もありません。
みんなが幸せなのになんとなくおもしろくない
なんだかねぇ
ブツブツ
そんなにあのお菓子食べたかったんだ
……
寂しいような、不満というか……
そんなときは、ダンナを呼んで
ハイこれ着てね
な、なに…… 暑いよ……

ダンナにたっぷり
恩を着せます。

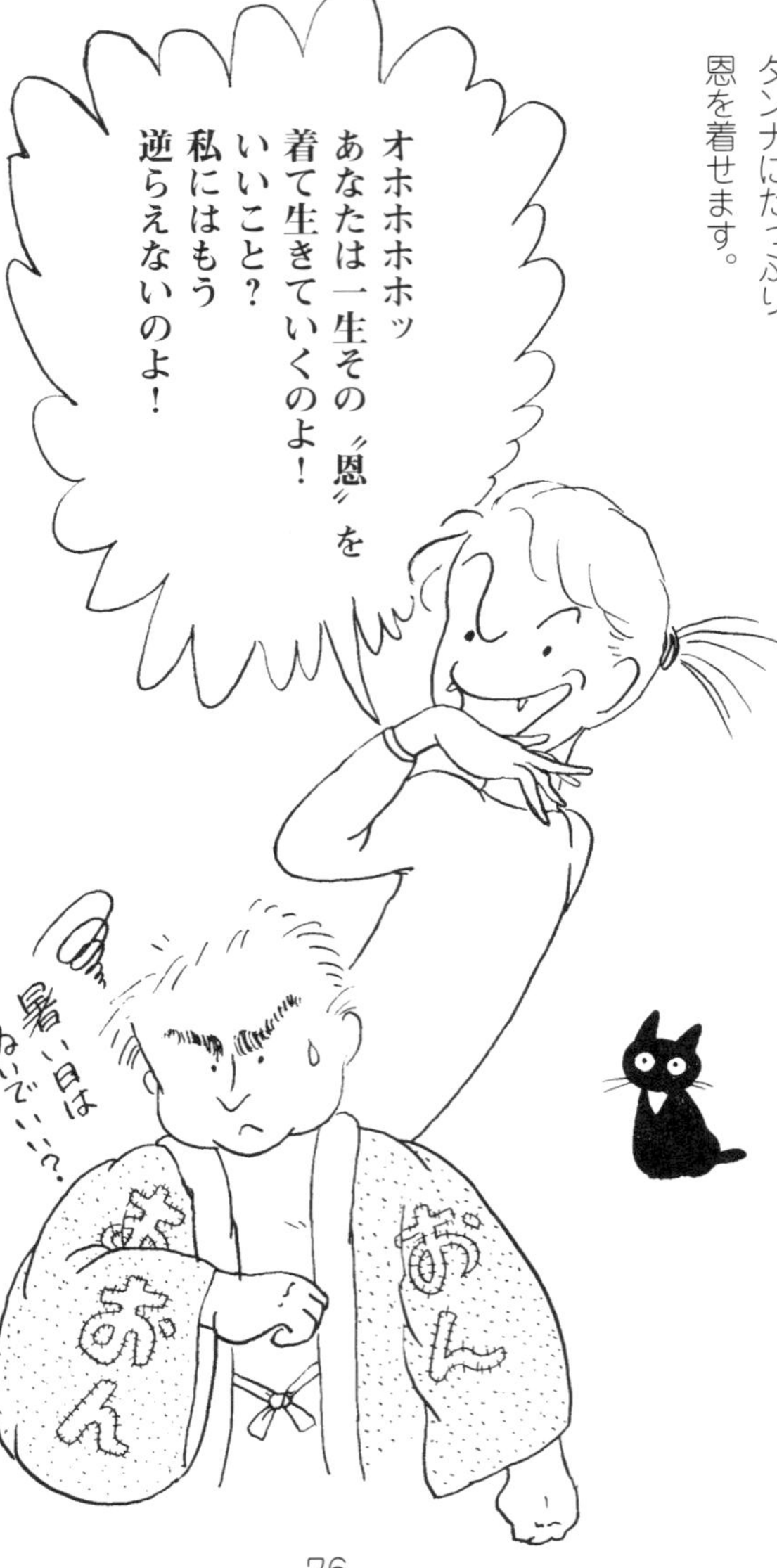
オホホホホッ
あなたは一生その〝恩〟を
着て生きていくのよ！
いいこと？
私にはもう
逆らえないのよ！
暑い日は
ぬいで・・・？
おん

まぁ、こんなことでうっぷんを晴らす嫁より
ちゃんと着込んでくれたダンナが一番偉いようです。

手当ては、手当する人される人双方に愛情がないとできないことです。

手当てをする人は、自然療法を知っているということで妙な優越感を持ち手当法を押し付けたのではいけません。私が手当てをしてあげているんだから感謝しなさい、という意識を持っても本当の手当てになりません。

当然感謝されるだろうと思って行ったことが、感謝されなかった時や思ったほどの評価を得られなかった時には、残念という気持ち以上に裏切られたような気持ちになります。その上ほめない相手に対して怨む気持ちになったり、侮蔑する気持ちにもなったりしてしまいます。

ましてや、イジワルなんていけません、絶対に。

最初の気持ちを思いだしてみましょう。おばあちゃんが薬を飲まなくても良いようにしてあげたい。おじいちゃんが亡くなって寂しい上に、自分も病気になったのでは大変だから、何とかして

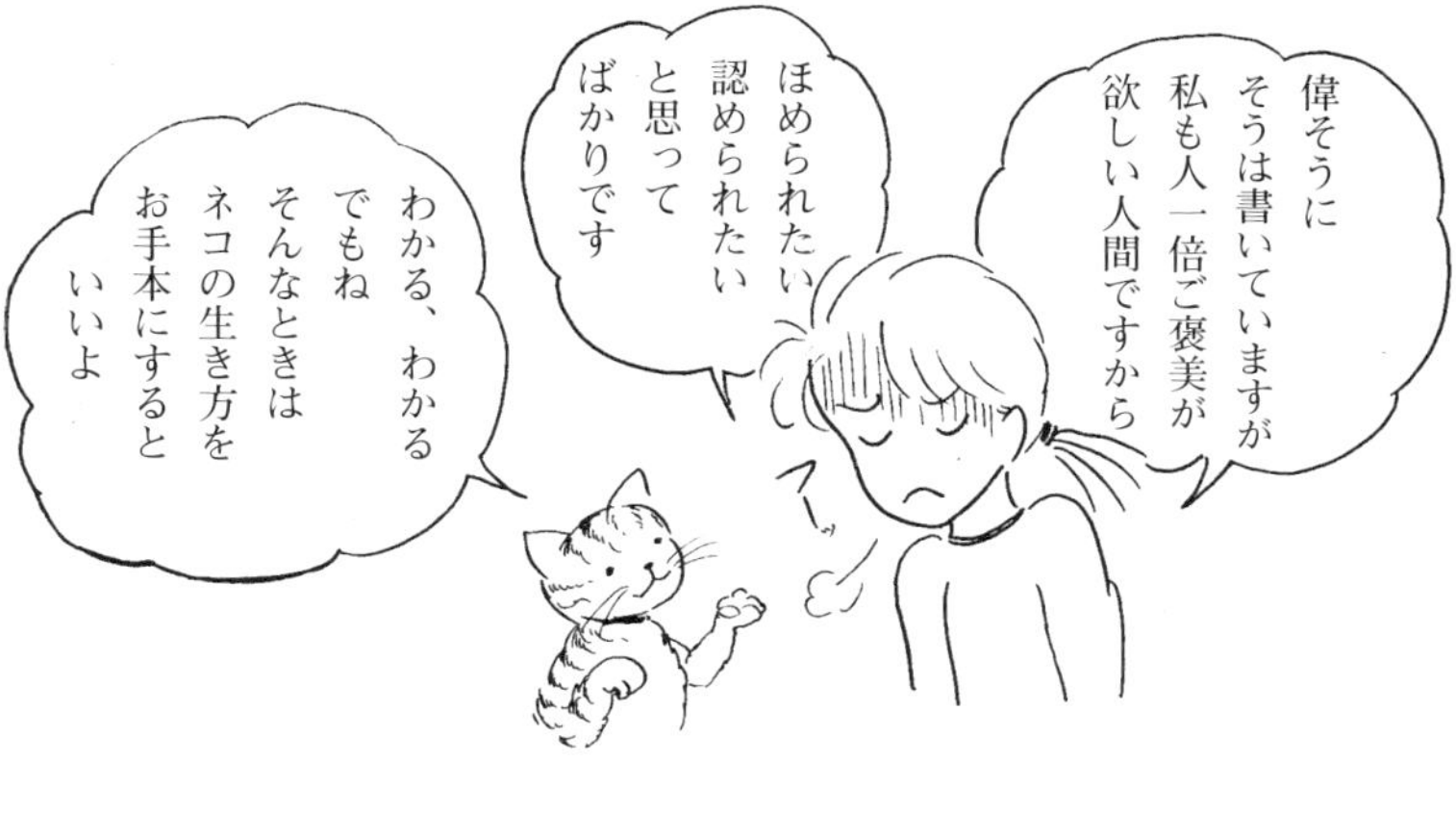
偉そうに そうは書いていますが 私も人一倍ご褒美が 欲しい人間ですから
ほめられたい 認められたい と思って ばかりです
わかる、わかる でもね そんなときは ネコの生き方を お手本にすると いいよ

あげたいという気持ちからだったはず。そして本当に病気も治り、みんなが幸せに暮らせるのです。そのことを喜ばなくてはいけませんでした。

目の前に苦しんでいる人がいれば誰でも何とかしてあげたいと思うもの。目の前で苦しんでいる人がいるのに何もできずにただ見ているだけだとしたら、本来それもとても苦しいはずです。目の前の苦しんでいた人が元気になれば、誰よりも自分が一番ほっとします。

手当てとは、苦しんでいる人を元気にしたいと思う、ただその気持ちだけで行うもの。

義母に対して「やってあげた」と思うと不満も感じてしまいます。

でも結果病院の送り迎えもなければ、とても大変な世話など何一つなく、自分ひとりで何でもできる……こんなに良い姑は他にありません。

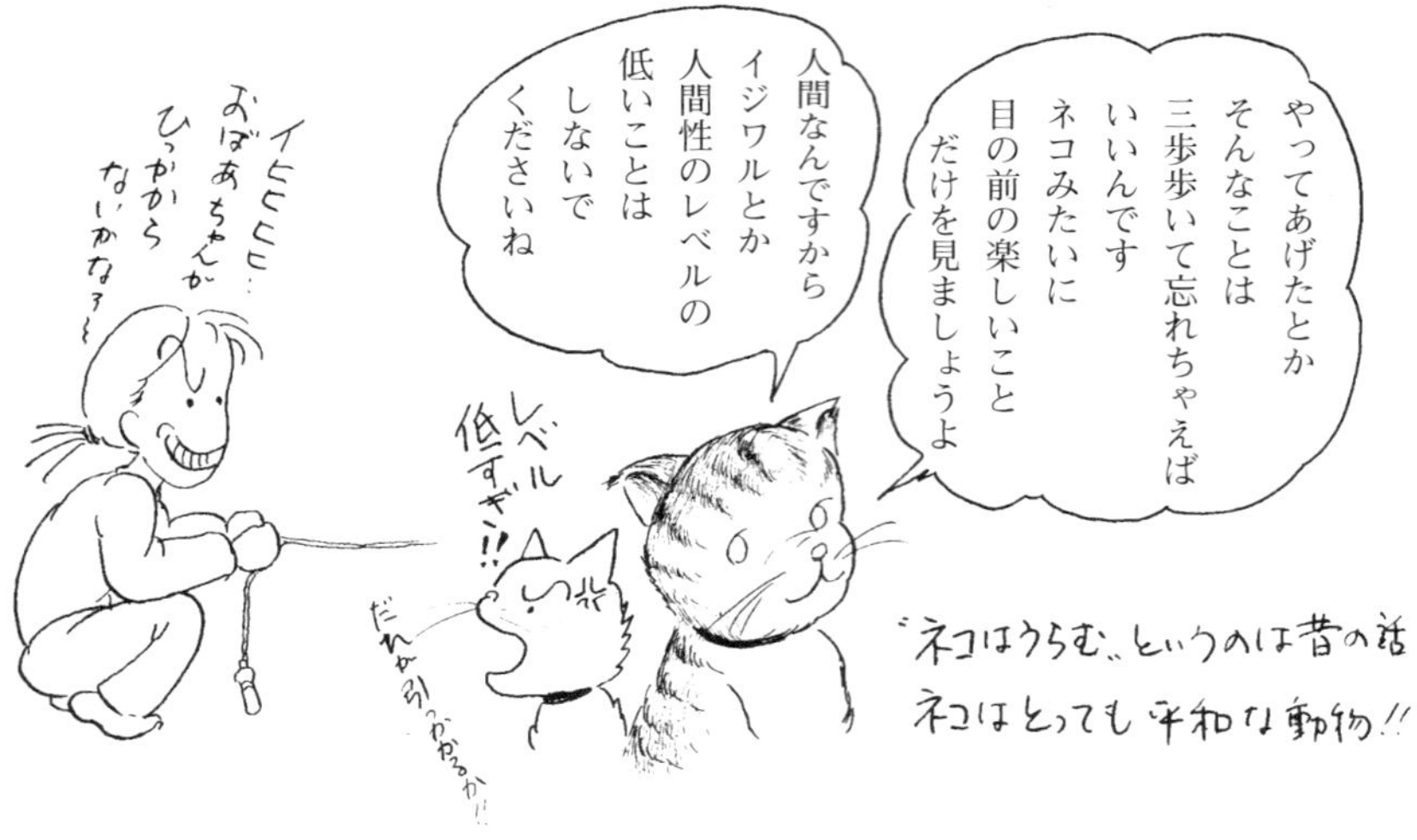
やってあげたとか そんなことは 三歩歩いて忘れちゃえば いいんです ネコみたいに 目の前の楽しいこと だけを見ましょうよ
人間なんですから イジワルとか 人間性のレベルの 低いことは しないで くださいね
レベル低すぎ!!
だれか引っかかるか!!
イヒヒヒヒ… おばあちゃんがひっかからないかなァ～
"ネコはうらむ"というのは昔の話
ネコはとっても平和な動物!!

嫁姑問題って、一つ一つはたいしたことのない小さな不満が重なり起こるもの。嫁のほうが若くて柔軟に考えることも動くこともできるのですから、嫁が考え方を変えて手間を惜しまず行動すればなにも問題は起こりません。

体が動くことや見えたり聞こえたりすることが当たり前の人に比べて、年を取った方の一人暮らしは、掃除、洗濯、食事の支度など普通の生活をすることが、とても大変なことだと思います。45歳の私が普通にできることが、義母にとっては重労働のはず。

それなのに74歳を過ぎてから一人暮らしになってしまった義母は、裏の家に息子夫婦(私たち)が住んでいるのに、頼らずになんでも一人でこなします。一人で買いものも、病院も行きます。毎日隅々まできれいに掃除をして、換気扇掃除も椅子に乗ってこなしてしまうほど。だから家の中はいつもきれいに片付いていて、急にお客さんの訪問があっても恥ずかしくありません。

食事も、自分好みの味付けの自分が食べたいものは、自分で作らないと食べられないからと言ってきちんと手作りしています。毎日、「これにこれを入れて煮てみよう」「今日はこれを焼いて食べよう」と楽しみながら献立を考え、「おいしい」と言いながら食べています。だから80歳を過ぎた今でも若々しく、知らない人は義母を見て70歳前にしか見えないと言うほど。

病気を治すには自己管理が大切で、楽に簡単にできる方法などないのです。ガマンすることはガマンしなくてはならないし、手間をかけることをめんどくさいと思っていては治りません。食べることは生きること。生きていくこと自体が簡単なことではないのですから、同じように食べることも本来は簡単なことではないはずなのです。

義母の生活を見ていると、楽しむことと、楽をして手抜きをすることは全く違うことであり、楽をして本物の人生の楽しみはないということ、そしてやるべきことをきちんとこなして毎日毎日を丁寧に暮らすことが人として当たり前の生き方なのだと、教えてもらっています。

第3章

太った お父さん 痩せさせます

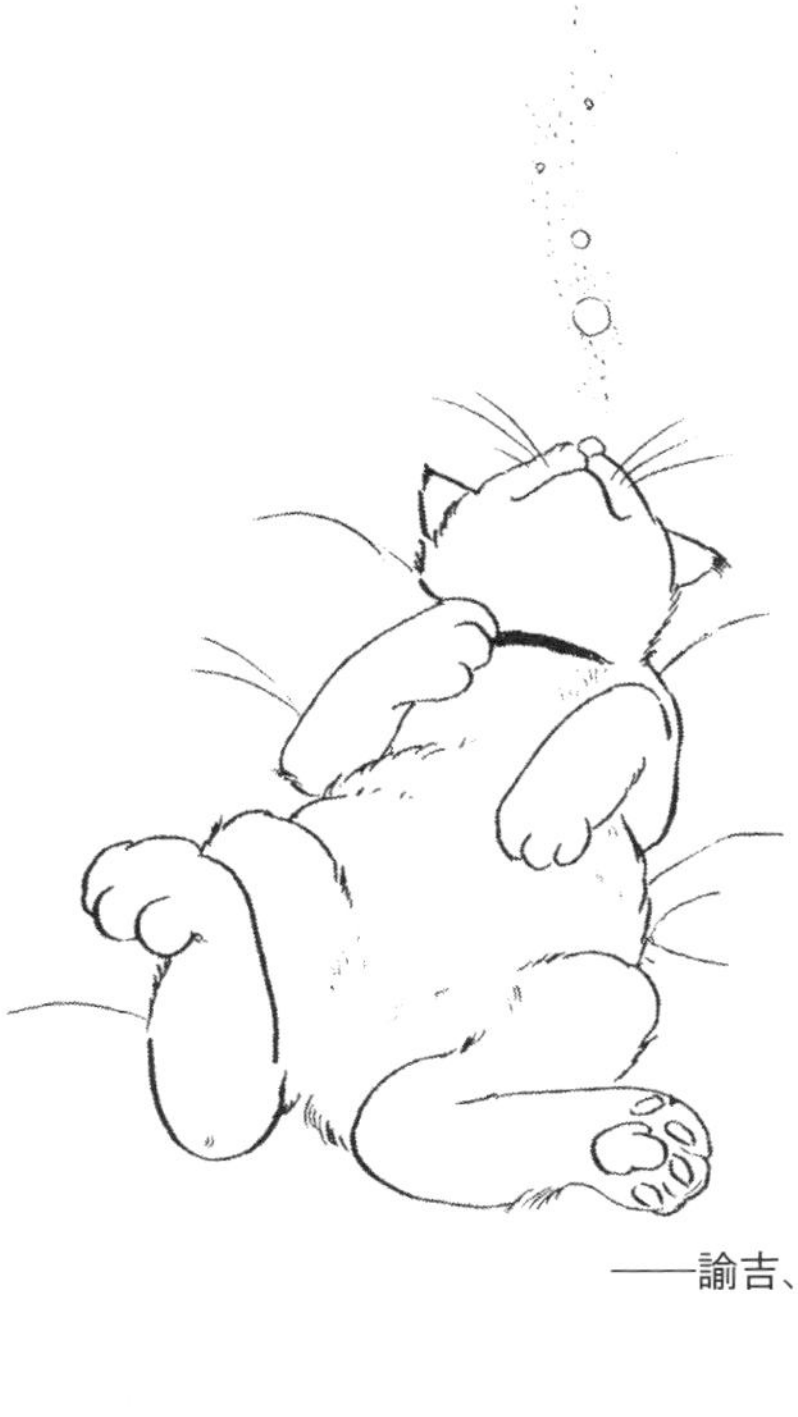

——諭吉、じゅくすい〜——

〝肥満は生活習慣病の元になる〟〝太っていると健康リスクが高い〟

これは一般常識です。確かに太っている人、このままじゃヤバイ、と思っているのでは……

うちのダンナも以前太っていたときは——

＜2001 年夏までのダンナ＞
体重 85 〜 89 kg　　身長 165 cm

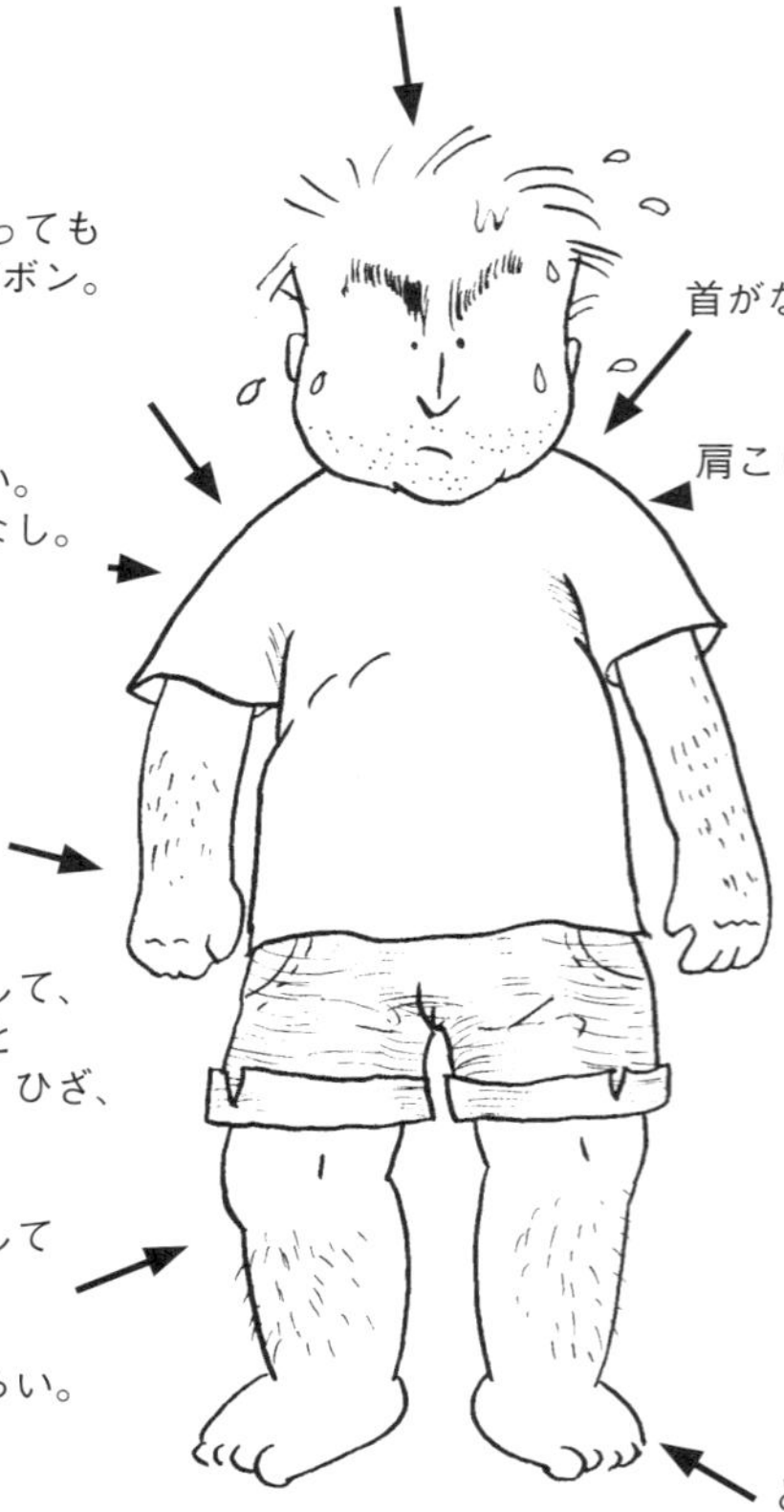

健康診断では、各数値が全て上の方ギリギリ、かろうじて病気ではないという値
無駄に暑がり。夏は冷房を最低にしないと生きていけない。エネルギー大量消費男。
12 月になっても半そで半ズボン。小学生か！
首がない
疲れやすい。スタミナなし。
肩こりがひどい
腰が重く感じる
一日仕事をして、布団に入るとふくらはぎ、ひざ、モモが重く毎晩体中をマッサージしてあげないと眠れないし、次の日がつらい。
「水虫ではない！」と言い張っているが、足の裏の皮がむけている……

・首がないために、睡眠時無呼吸症なのか寝ていると5～10秒ほど息が止まることが、しばしば。深い眠りが少ないせいか、夜どんなに長く寝ても、昼間時間があればすぐ寝てしまう。

・いびきが大きく苦しそう。うなされているような寝息を立てる。正直うるさい。

・いわゆる加齢臭。汗をかくと特に臭い。

・おでき体質。三カ月～半年に一つ大きな吹き出ものが、体のどこかにできる。放っておけば治るのですが、あとが黒くシミになる。

・ちょっとお酒を飲みすぎると次の日、二日酔いで起きられない。

・よく食べよく飲むくせに、腸が弱くすぐお腹をこわす。

・特に花粉症がひどい。毎年1月から6月まで病院通い。ピークの3、4月は週三回、病院で二時間半、薬局で一時間半以上待つ。それなのに薬を飲んでも、くしゃみ、鼻水、鼻づまりがひどい。一年の⅓はマスクを手放せない。

そんなダンナも、私のアトピーの痒みがなくなった２００１年の秋から正式に玄米野菜食にしたところ、三カ月で１０kg以上の減量に成功。そしてとうとう六カ月後には――

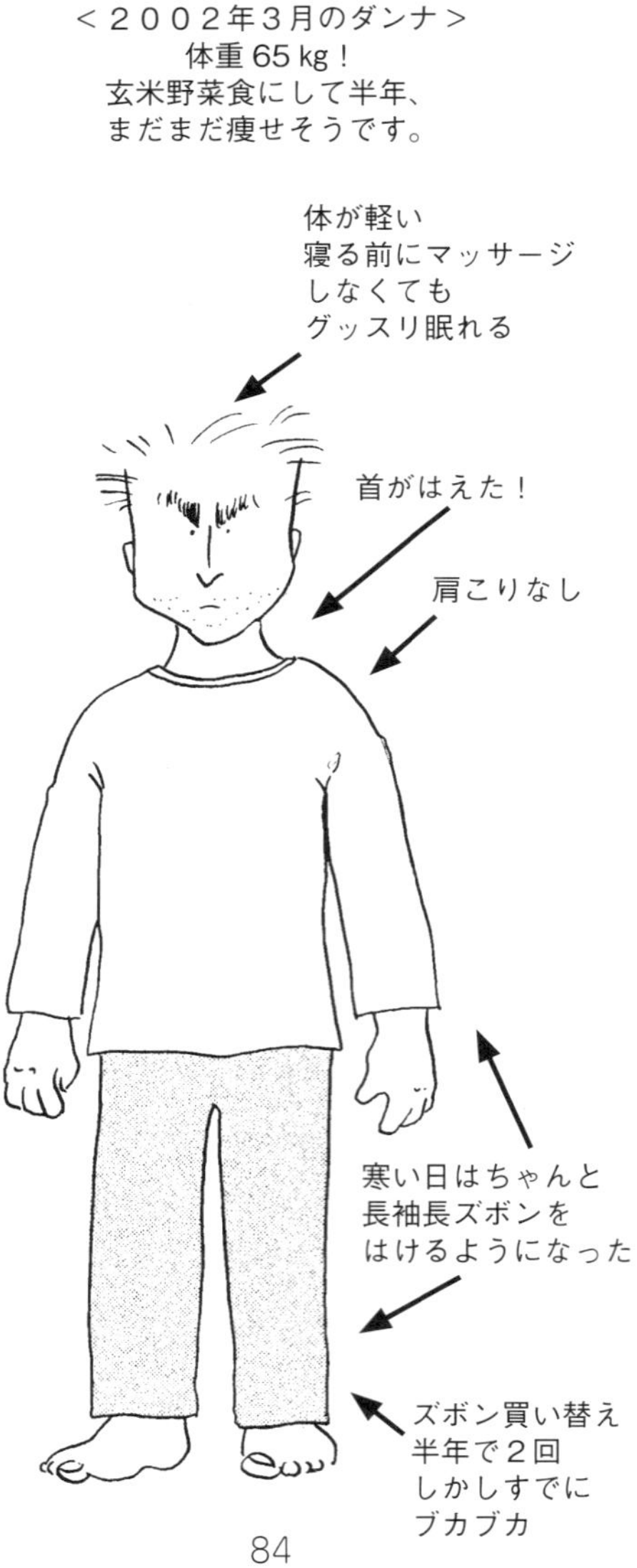
＜２００２年３月のダンナ＞
体重65kg！
玄米野菜食にして半年、
まだまだ痩せそうです。
体が軽い
寝る前にマッサージ
しなくても
グッスリ眠れる
首がはえた！
肩こりなし
寒い日はちゃんと
長袖長ズボンを
はけるようになった
ズボン買い替え
半年で２回
しかしすでに
ブカブカ

・夜、いびきをかかなくなりました。うなされることもなく、夜中きちんと熟睡でき、昼寝もしなくなりました。もちろん規則正しい呼吸です。

・体臭も臭くなくなりました。汗をかいても匂いません。思春期の娘から「おとうさん、臭い！」なんて言われたことはありません。
・おできができなくなりました。おできのあとの黒いシミも薄くなってきました。
・健康診断では各数値、全て正常値の超健康体！
・当たり前だけど、汗は暑いときだけ。30℃あっても冷房をつけなくても過ごせます。
・お酒をたくさん飲んでも二日酔いなんてしません。翌日もスッキリいつもと同じ時間に起きることができます。
・お腹をこわさなくなりました。
・花粉症が軽くなりました。天気の良い日に外出するときはマスクをすれば、病院へ行かなくてもくしゃみ、鼻水も我慢できる程度になりました。

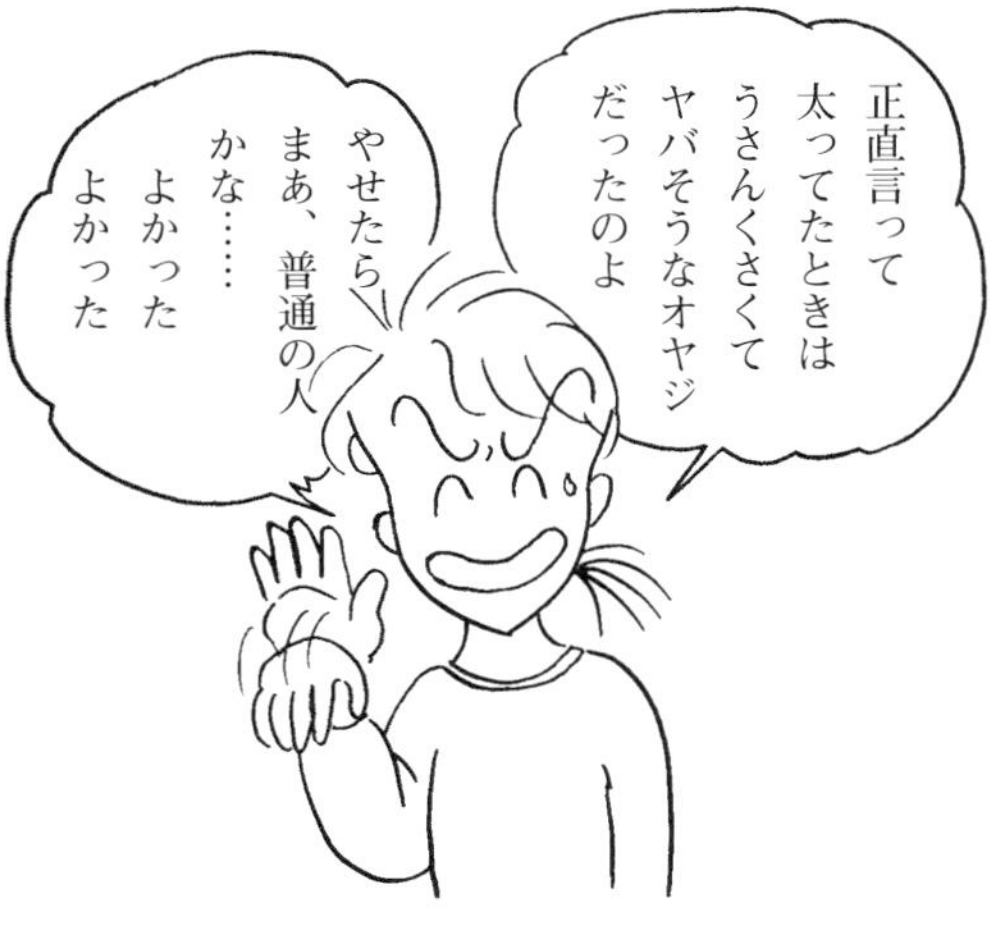
正直言って
太ってたときは
うさんくさくて
ヤバそうなオヤジ
だったのよ
やせたら
まあ、普通の人
かな……
よかった
よかった

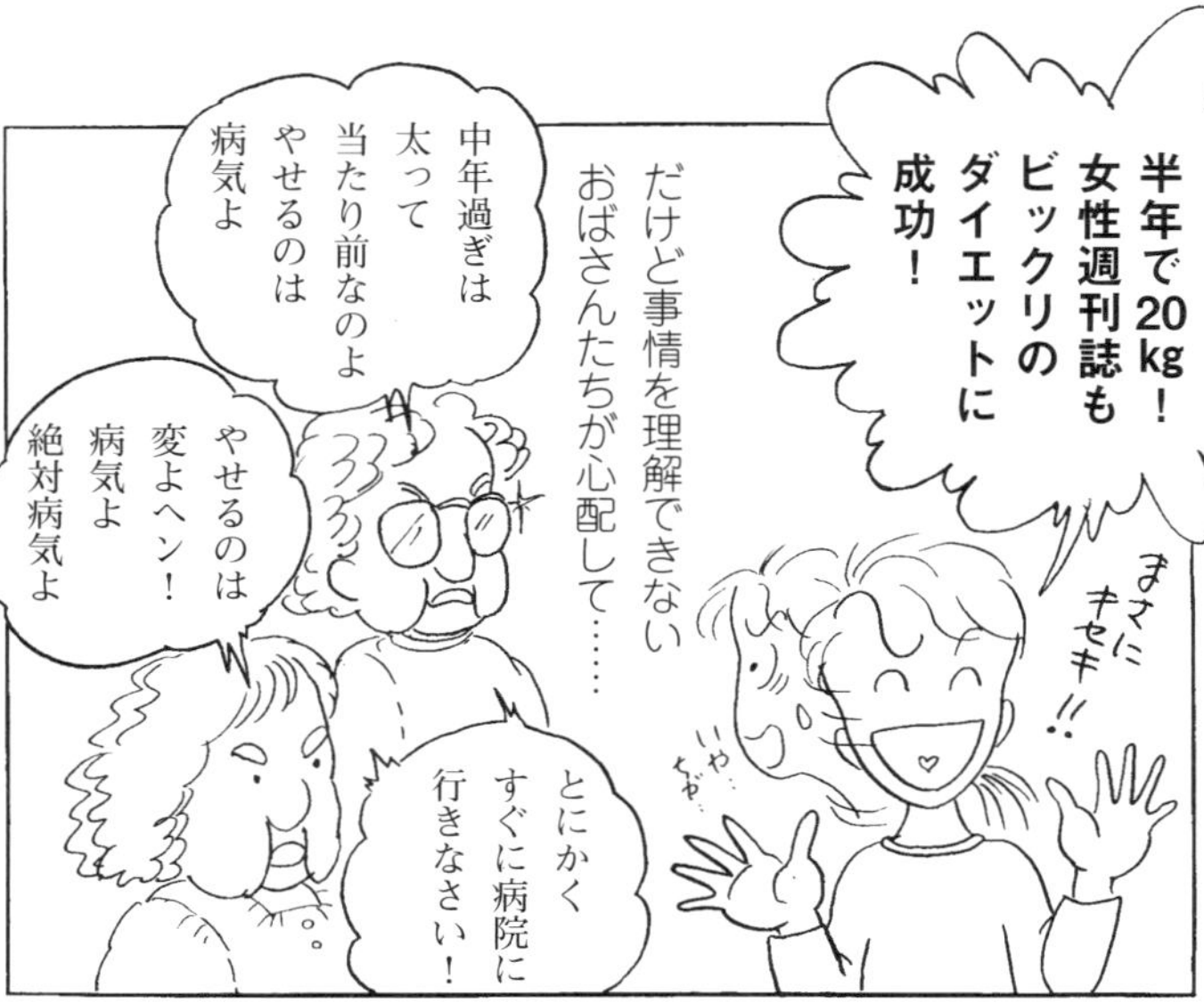
半年で20kg！女性週刊誌もビックリのダイエットに成功！
まさにキセキ!!
いや…ちょ…
だけど事情を理解できないおばさんたちが心配して……
中年過ぎは太って当たり前なのよやせるのは病気よ
やせるのは変よヘン！病気よ絶対病気よ
とにかくすぐに病院に行きなさい！

周りの人たちが驚くほどの体重減の正体は、自然療法の玄米野菜食です。

＊お肉、卵、乳製品などの動物性タンパクを控えて、玄米野菜食にする。

＊お腹一杯になるほど、たくさん食べない。

＊よく噛む。一口を40回ぐらい。

これだけで必ず痩せられます。

ただし我慢は必要です。これが現代人にとって一番難しいことかもしれません。

我慢せず食べたいものを食べたいだけ食べたり、よく噛まないですぐ飲み込んでしまったのでは、痩せることはできません。

半年で10～20kg減量するには、痩せる特効薬もなければ、テレビや雑誌の特集にあるような「これさえやれば必ずヤセます。無理な食事制限なし」などという簡単お手軽にできる方法もありません。

太った体を作ってきた、今までの食生活を見直し、変えることが一番の痩せる方法なのです。

主人の場合、痩せようとして玄米野菜食にしたわけではありません。主人も娘もひどかった私のアトピー、ゼンソクがすっかり良くなったのを見て、玄米野菜食の効果がわかっていました。何より私自身が、家族の健康のためには玄米野菜食しかないと確信したので、今まで私だけ食べていたものを家族全員の食事にしたのです。その結果が、主人の20kg以上の減量と家族の健康でした。

主人も娘も玄米や、雑穀に抵抗がなく、「白米でないといや」とか「お肉が食べたい」と文句を言わなかったので毎日続けられました。

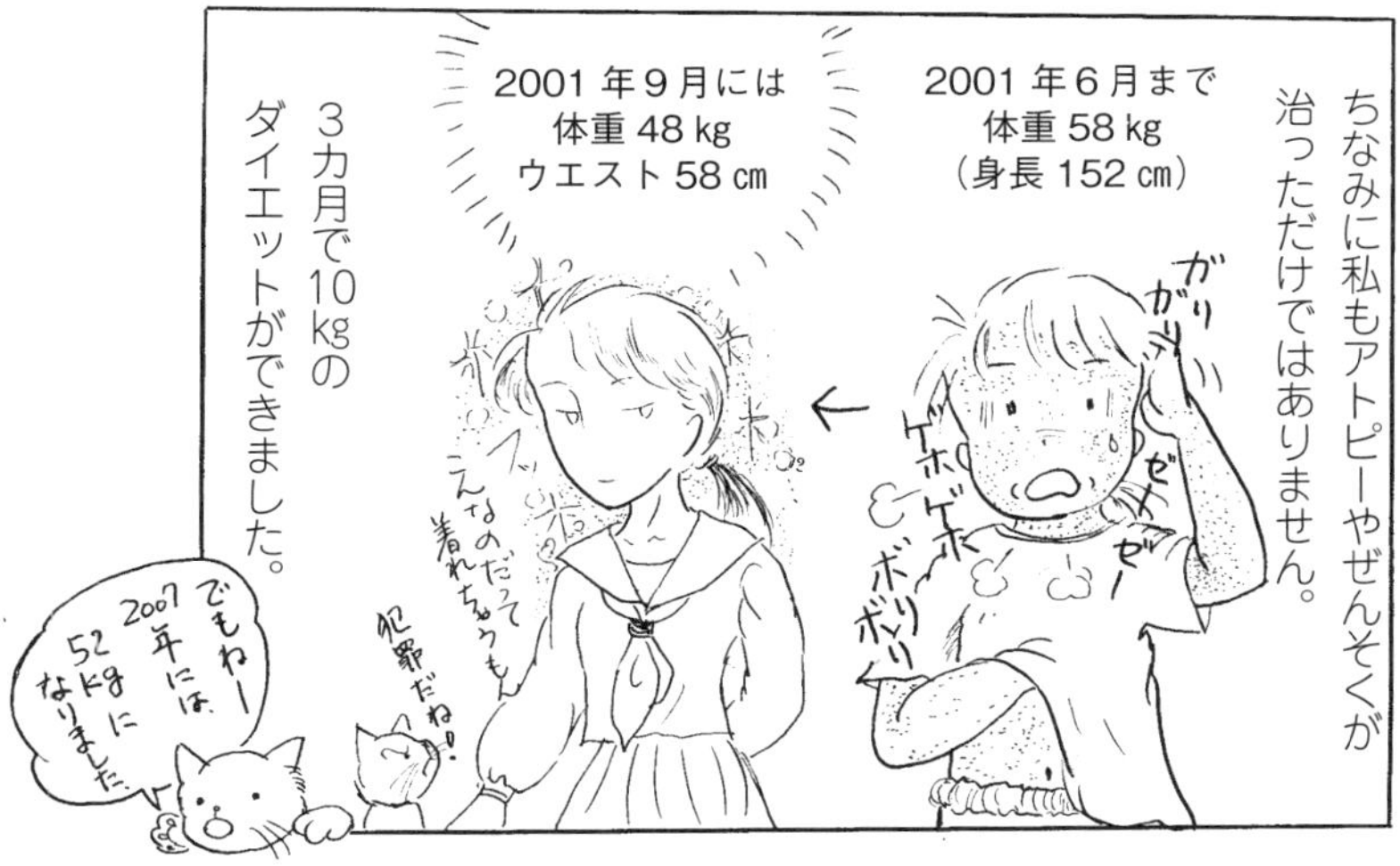
ちなみに私もアトピーやぜんそくが治っただけではありません。
2001年6月まで
体重58kg
（身長152cm）
がりがり
ゲホゲホ
ぜーぜー
ボリボリ
2001年9月には
体重48kg
ウエスト58cm
こんなのだって着れちゃうもん
犯罪だね！
3カ月で10kgのダイエットができました。
でもねー2007年には52kgになりました。

私一人分を別に作っていてそろそろ飽きがきて面倒になっていた玄米野菜食を、家族全員が同じ食べものを食べるようになったことで、自然療法三カ月目でもっと力を入れて食事を作れるようになりました。玄米野菜食が病気を治すための特別な食事という意識はなくなり、〝いつものおうちのご飯〟として定着しました。

レパートリーも増えて、好きでなかった豆も、煮豆だけでも何パターンも作れるようになりました。根菜類の煮物も飽きないようにいろいろとバリエーションを持たせ、よその味に負けないようにだしをしっかり取って、自然の旨味を引き出しといったように、これはもう専業主婦を超えた料理人の域！

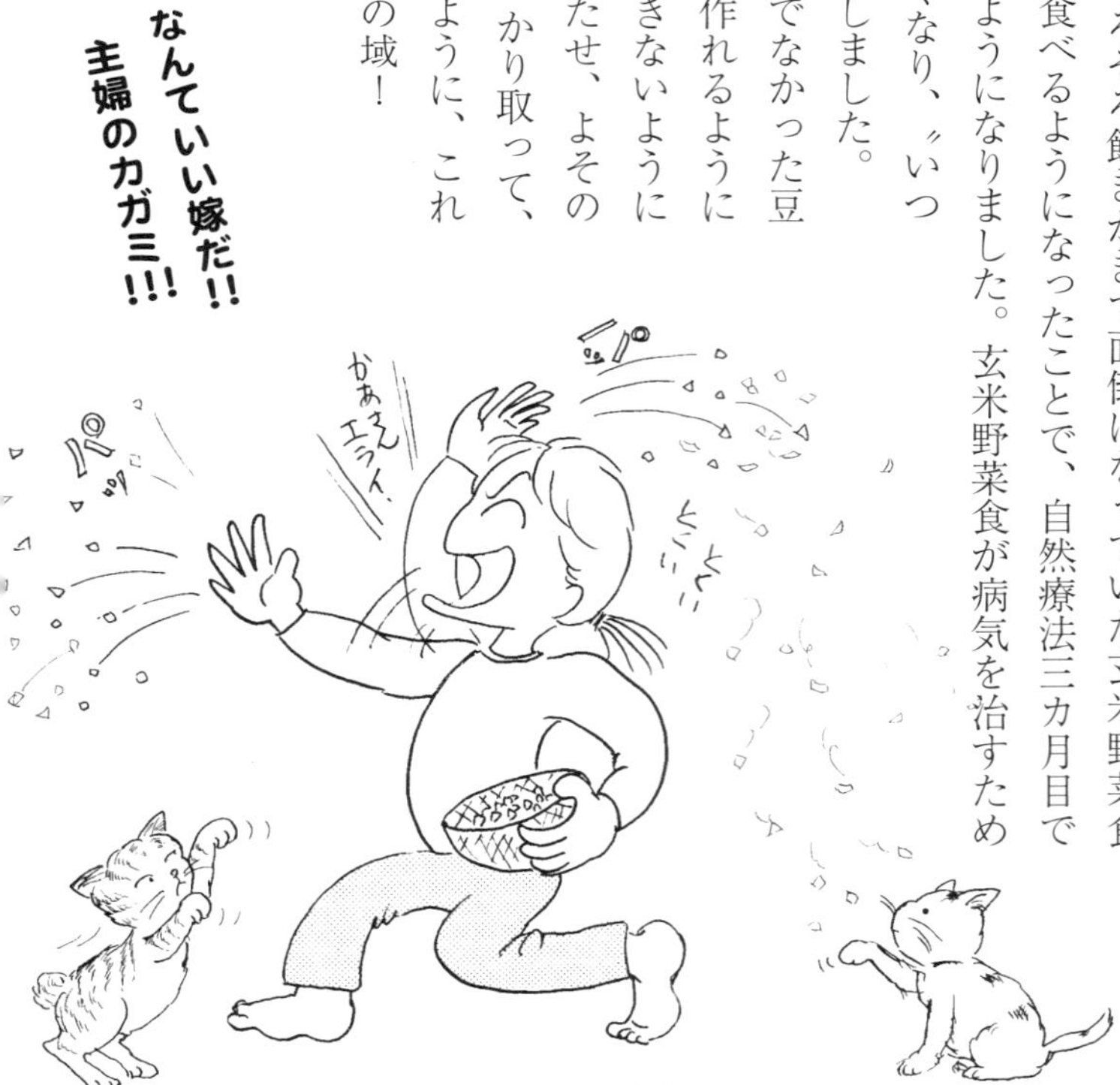
なんていい嫁だ!!
主婦のカガミ!!!
かあさんエライ
パッ
パッ
とくい
とくい

私一人で玄米野菜食を続けるには限界があったかもしれません。治れば元の肉、卵、乳製品に戻って、またいつのまにか具合が悪くなっていたかもしれません。

しかし主人と子供も食べるとなると「美味しく作らなければ！」と使命感が俄然湧きあがりました。お肉のおかずと同じくらい美味しいものを作らなければ、「給食ばかり食べておうちのご飯は食べない」、「家の食事はまずいから外食して帰る」、なんてことがあっては健康の敵！

私がやらずに誰がやる!!

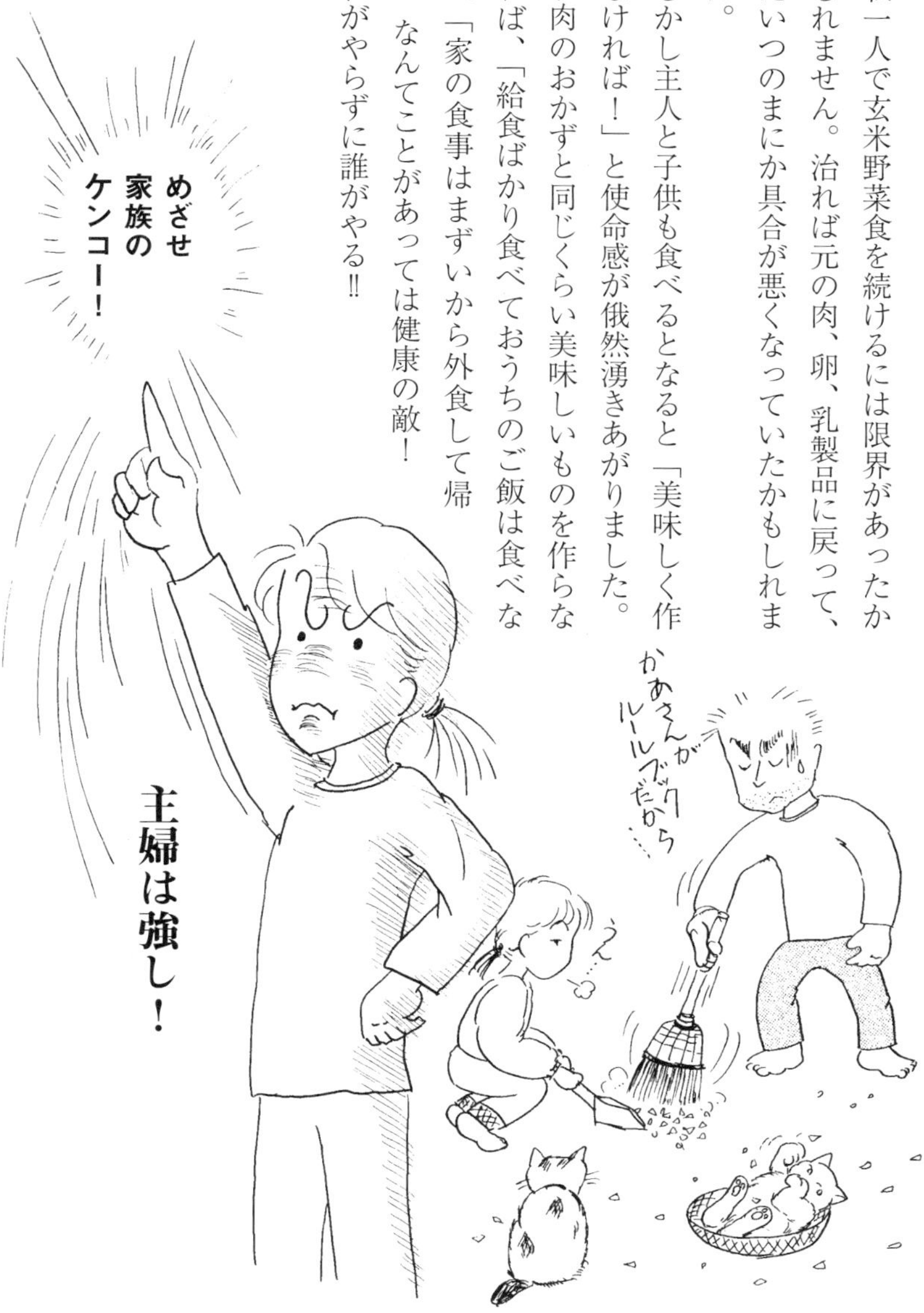
めざせ
家族の
ケンコー！
主婦は強し！
かあさんがルールブックだから……

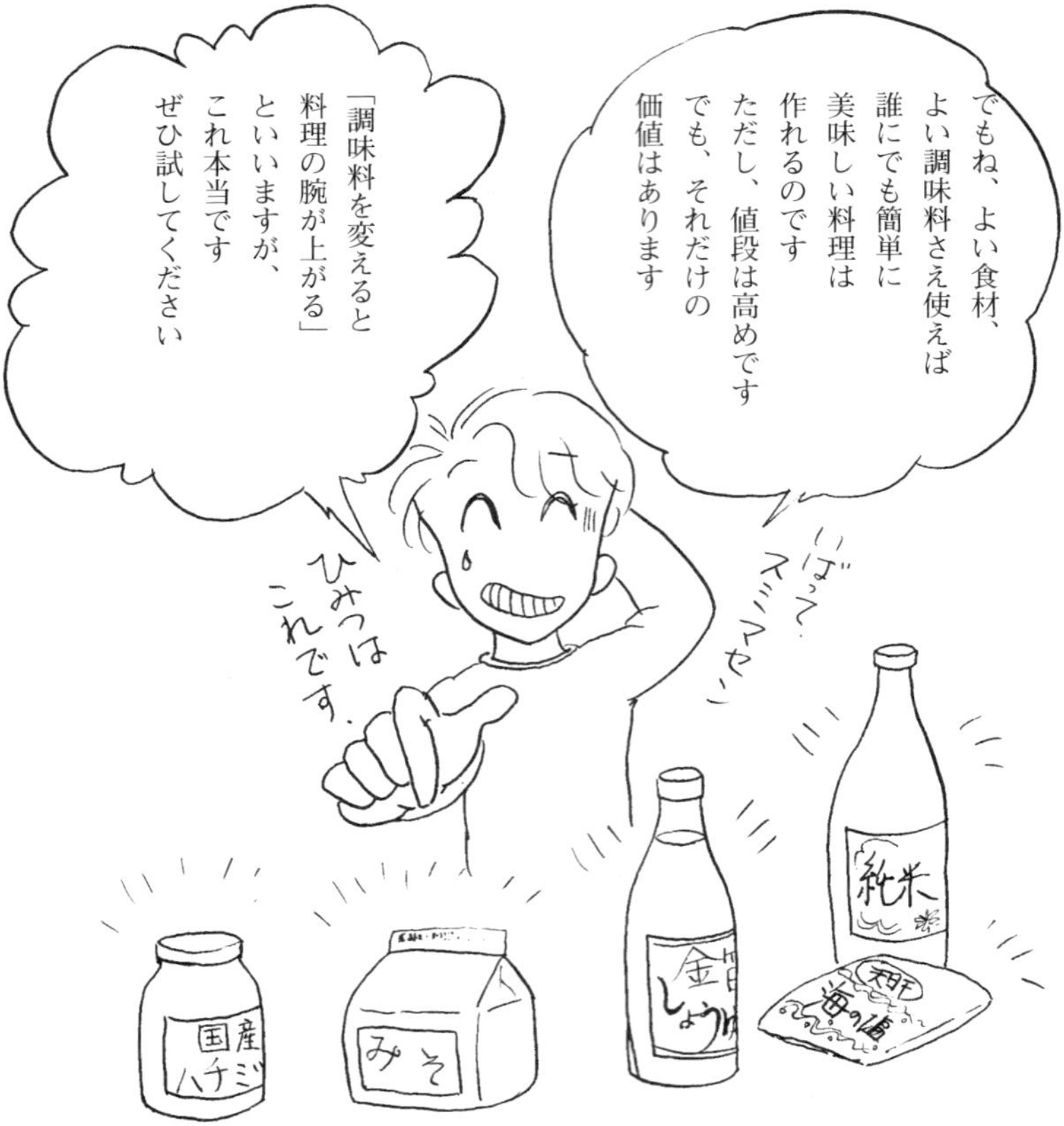
でもね、よい食材、よい調味料さえ使えば誰にでも簡単に美味しい料理は作れるのですただし、値段は高めですでも、それだけの価値はあります
「調味料を変えると料理の腕が上がる」といいますが、これ本当ですぜひ試してください
いばってスミマセン
ひみつはこれです。
国産ハチミツ
みそ
純米

純良ハチミツ　昔ながらの手作り味噌　二年醸造の醤油　自然塩

特にお味噌とお醤油は、自然の旨味成分が
科学的に早作りしたものに比べてタップリ含まれるので、
同じ作り方でも、料理をワンランク上にしてくれます。

また、ハチミツはデンプンの甘みを引き立てるので、
少量でも旨味と甘みがアップします。

さてその後、五年以上たったうちのダンナ——

＜２００７年、47歳のダンナ＞
体重 60 kg

リバウンドなし
この体重をキープ！

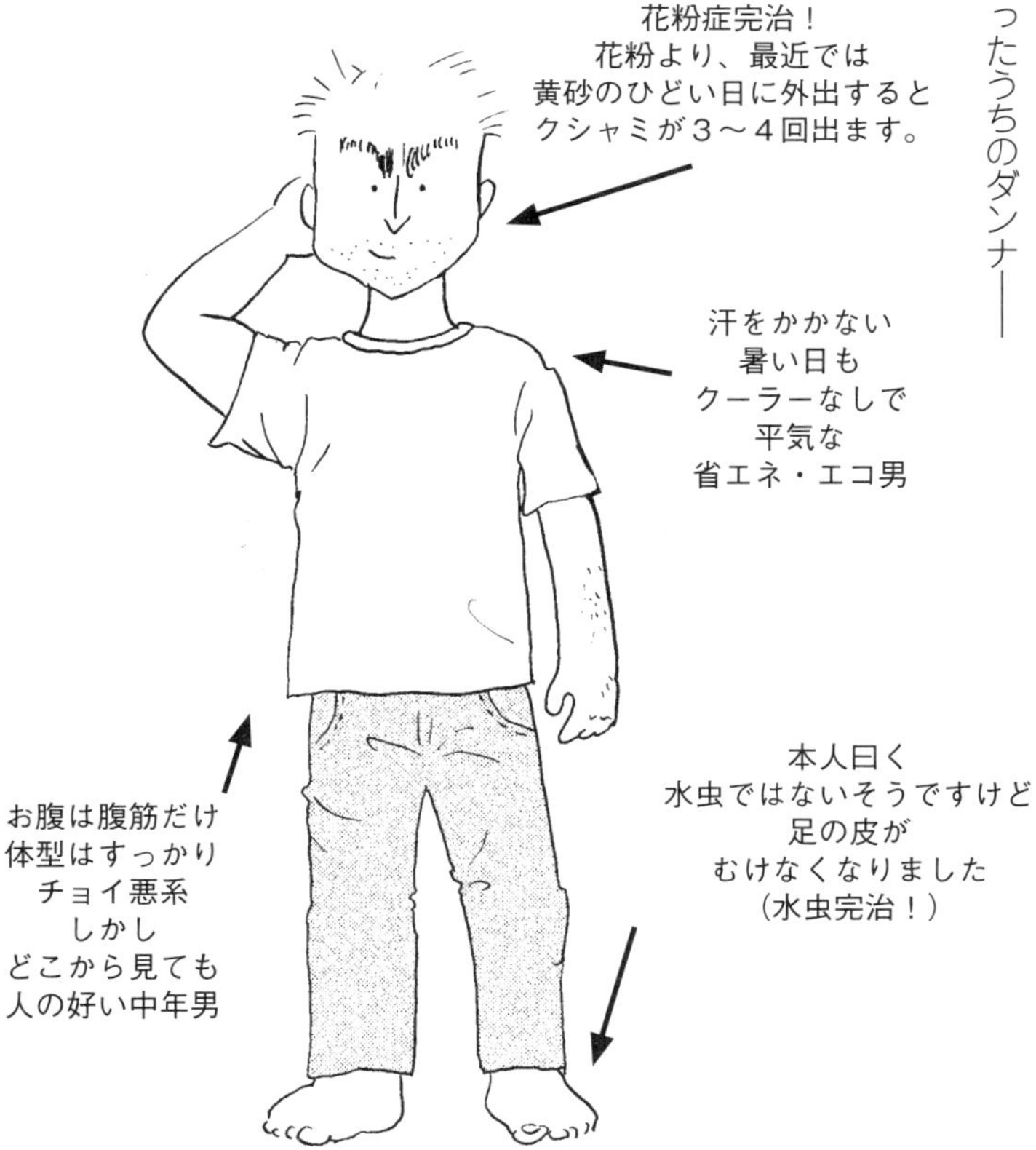
花粉症完治！
花粉より、最近では
黄砂のひどい日に外出すると
クシャミが３～４回出ます。
汗をかかない
暑い日も
クーラーなしで
平気な
省エネ・エコ男
お腹は腹筋だけ
体型はすっかり
チョイ悪系
しかし
どこから見ても
人の好い中年男
本人曰く
水虫ではないそうですけど
足の皮が
むけなくなりました
（水虫完治！）

【水虫はなぜ完治したのか】

水虫の原因は、白癬菌というカビと同じ微生物。菌は実は普段どこにでもいるものなのです。白癬菌だけは特別にお父さんの靴を住家にする菌ではありません。水仕事の多い主婦の手に白癬菌が感染してしまうこともあります。

菌は住みやすい環境があればどこにでも繁殖してしまいます。反対に菌が住めない環境になれば菌はいなくなります。なぜ水虫が自然に治ったのか、ズバリ玄米中心の自然食にしたことで菌が住みにくい体になったからです。

ひと昔前は女性で水虫になる人はほとんどいませんでした。女性が社会進出し男性と同じように革靴を履くようになったからだと皆さん言いますが違います。水虫の女性が増えたのは、男の人と同じ食生活になったからです。水虫が男の人だけの病気だった頃、約30〜40年ほど前、社会に出て働く女性でも、今のように外食をする機会は少なく、また男の人と同じようにお酒を飲むこともなく、特別な時、歓送迎会や忘年会などのほかに仕事のあとに飲み屋さんへ行くなんてことはほとんどありませんでした。タバコを吸う人はまれでしたし、脂っこいお肉はほとんど食べず、モツやタンなどは男の人しか食べないもの、というようなところがありました。女性の好きなものといえば、お芋やカボチャ、普段食べているものは野菜を中心としたさっぱりしたものなど昔ながらの日本食でした。しかしたった40年で食生活が全く変わってしまったので、水虫も男性だけの病気ではなくなったのです。

食生活が脂っこいもの、お肉中心になると、それは日本人本来の食べものではないため胃腸に負担がかかり、続いて肝臓、腎臓にも負担がかかり内臓の働きが弱ってきます。肝臓腎臓が弱ると代謝能力も弱り体内の老廃物や毒素を排出できず血液中に流して〝汚れた血液〟になってしまいます。この汚れた血液が水虫菌にとって住みやすい環境なのです。また食べものが本来の食べものではないため、人間本来の体（健康で丈夫な体）が作れなくなり体全体が弱ってきます。ですから水虫菌なんてどこにでもいる細菌に寄生されてしまうことになるのです。

水虫菌だけではありません。人間に感染する悪い菌のほとんどが〝汚れた血液〟が住みやすい環境なのです。ブドウ球菌など細菌が寄生することで起こる病気、カゼや腸炎、膀胱炎、肝炎、中耳炎、結膜炎、歯肉炎なども化膿菌が人の体の弱って住みやすくなった所に住み着いてしまうので、発病するのです。そして、お肉、卵、乳製品や加工品など、本来の日本人の食べものではないものばかり食べていると、〝汚れた血液〟が出来上がってしまうのです。抗生物質を服用した、その時は治ってもすぐ再発したり、また他の病気にかかってしまうは細菌に感染しやすい体質だからなのです。

菌が住めない〝きれいな血液〟になれば自然と菌はいなくなり、病気は治るし再発もしません。〝きれいな血液〟にしてくれるのは、玄米野菜食であり、なかでも殺菌力のある良質な発酵食品の味噌、醤油、漬物をたくさん食べる日本食なのです。

玄米野菜食を長く続けるコツ

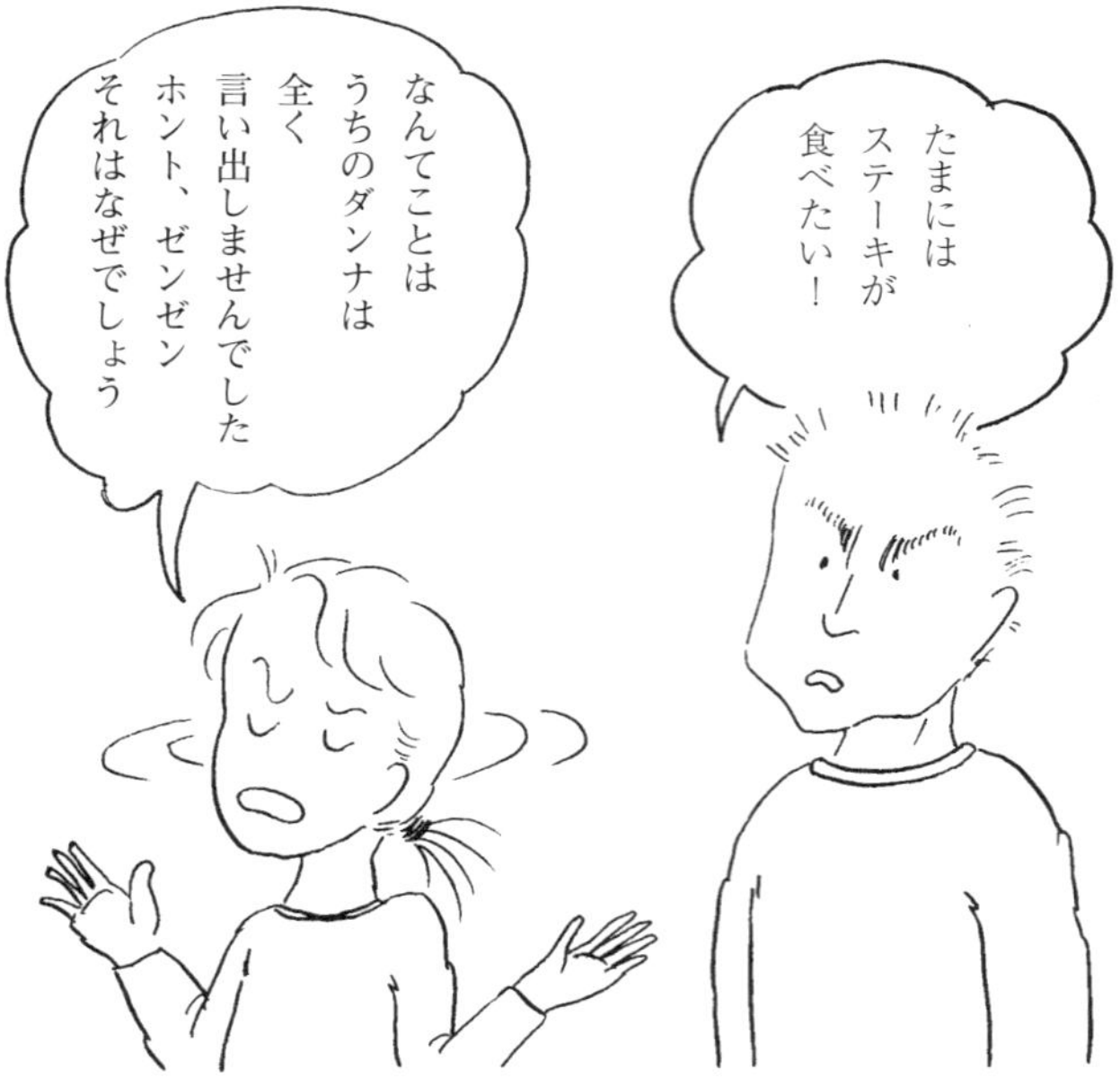
たまにはステーキが食べたい！
なんてことはうちのダンナは全く言い出しませんでしたホント、ゼンゼンそれはなぜでしょう

「病気が治ったのだから、普通の食事にしてもいいのではないか。なんでそんなに長い間玄米野菜食を食べ続けていられるのか？」とよく聞かれます。また「治るためにはずっと玄米野菜食を続けなければならないのかと思うと、悲しくなる」と言う人もいます。

しかし、肉好きの人には信じられないかもしれませんが（昔の私もきっと信じられなかったでしょう）、玄米野菜食を続けているとお肉や卵、乳製品を食べなくても平気になってくるのです。ホントです。玄米野菜食という正しい食事で、今までの不健康な体が健康な体に作りかえられたことによって、体が肉を欲しがらなくなるのです。

「体」というのは、味を覚えている脳が、肉などを見ると「食べたい」という信号を出し、それによって食欲がわいてくるのですが、そこに「それを食べてしまうと胃がもたれる」という新しい信号が加わるのです。

「お肉はスタミナの元」「お肉を食べないと元気が出ない」という人がたくさんいます。

でもそれは、自分たちより体の大きな欧米人がお肉を食べているのを見て昔の人がそう思っただけのことです。〝お肉＝強い〟という思い込みでしかありません。

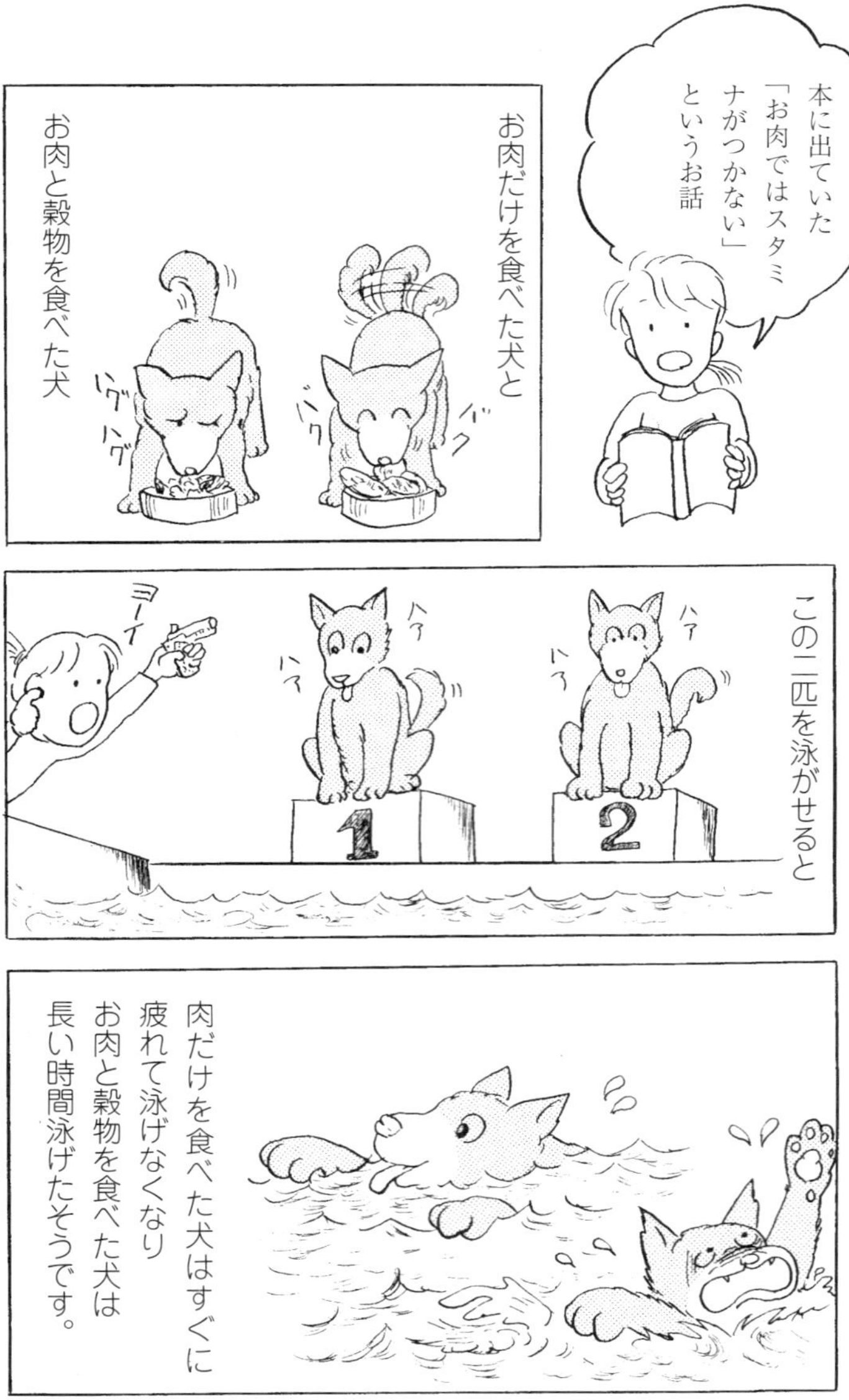
本に出ていた「お肉ではスタミナがつかない」というお話
お肉だけを食べた犬と
バク バク
お肉と穀物を食べた犬
ハグ ハグ
この二匹を泳がせると
ハァ ハァ
ハァ ハァ
ヨーイ
肉だけを食べた犬はすぐに疲れて泳げなくなり
お肉と穀物を食べた犬は長い時間泳げたそうです。

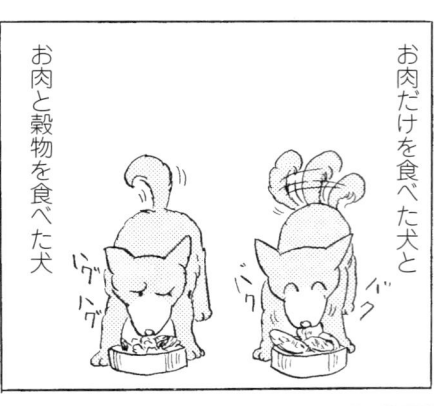

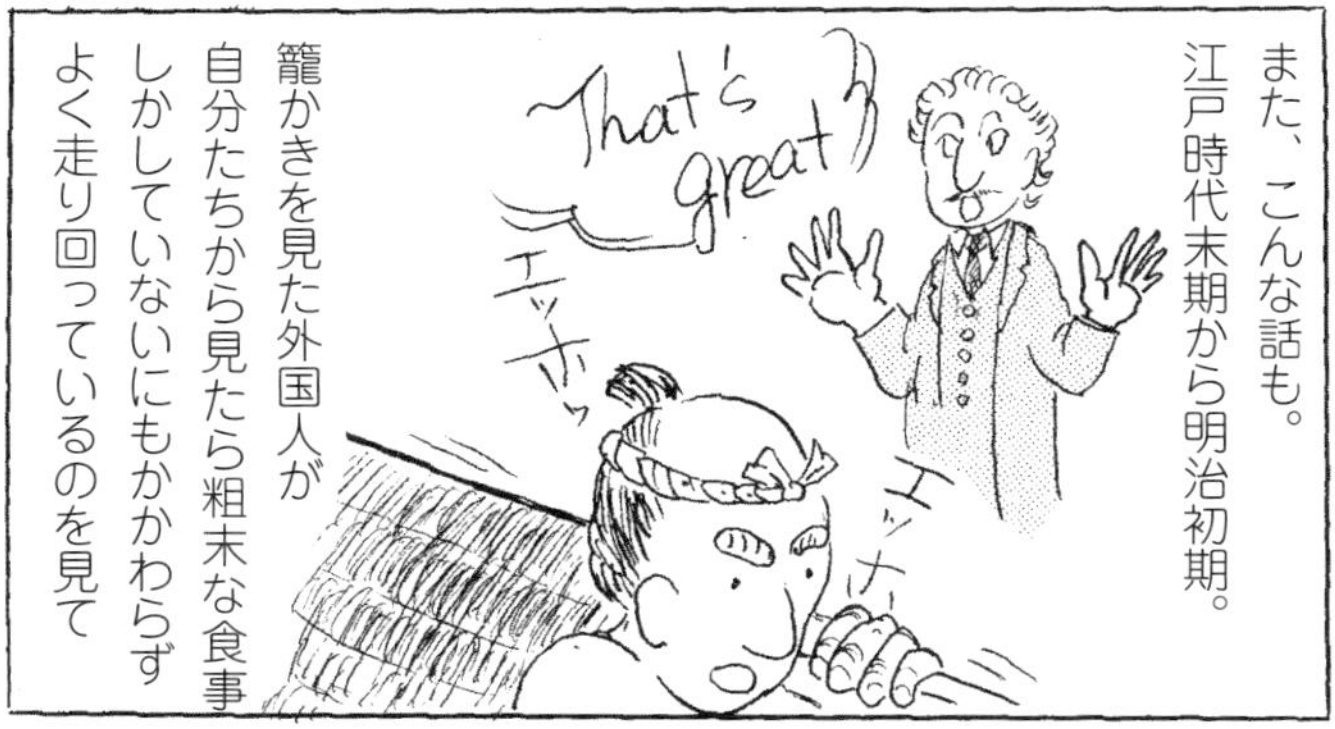
また、こんな話も。
江戸時代末期から明治初期。
That's great
籠かきを見た外国人が
自分たちから見たら粗末な食事
しかしていないにもかかわらず
よく走り回っているのを見て

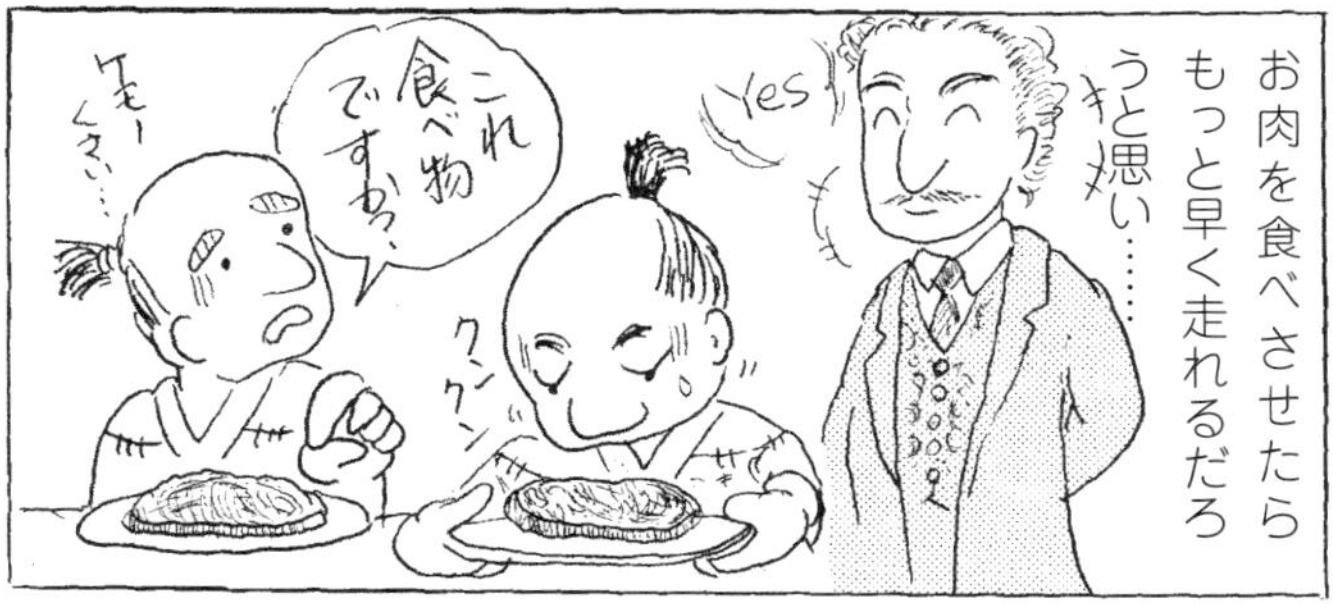
お肉を食べさせたら
もっと早く走れるだろうと思い……
Yes
クンクン

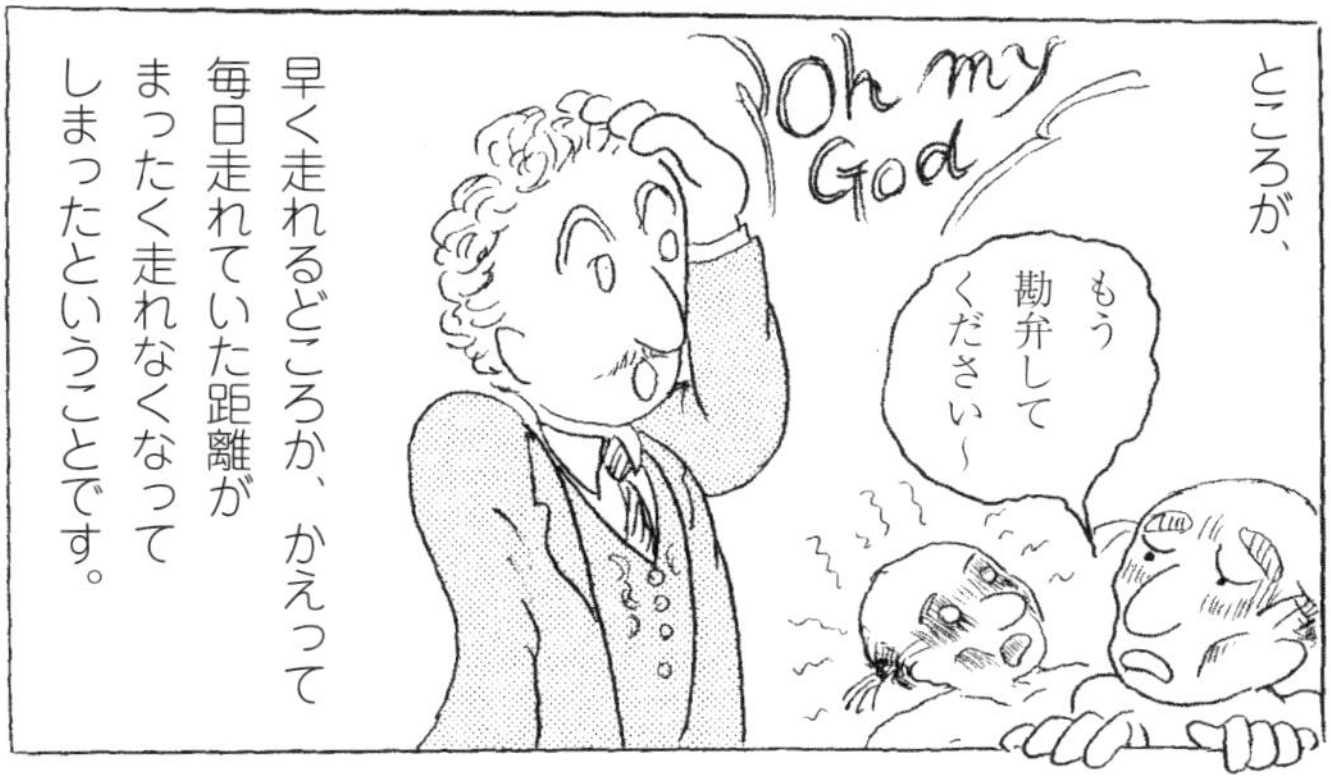
ところが、
Oh my God
もう勘弁してください〜
早く走れるどころか、かえって
毎日走れていた距離が
まったく走れなくなって
しまったということです。

玄米野菜食は人間本来の食べものであり、体が求めていたものなので自然にお腹に治まるのです。一カ月も続けていると、たまにお肉や外で作られたお惣菜を食べると、胃に負担がかかり体に合わないことがわかるようになってきます。

ただし三日坊主ではなく、しばらくは続けることが大事です。男の人は付き合いで飲みに行くことが多く続けることが難しいときもあるようですが、うちのダンナはそのようなときも気をつけて、食べるものを選んだようです。

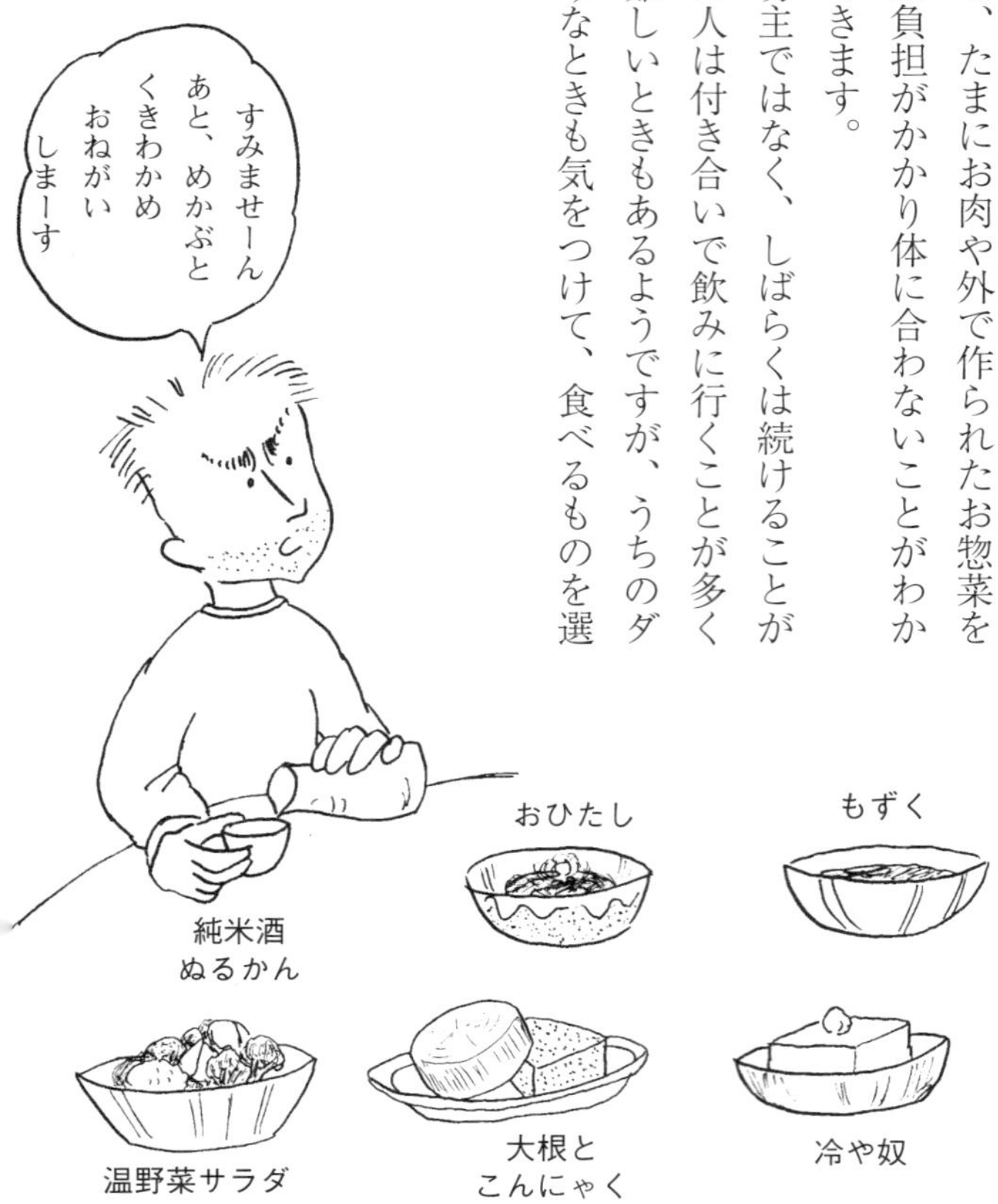
すみませーん
あと、めかぶと
くきわかめ
おねがい
しまーす
おひたし
もずく
純米酒
ぬるかん
温野菜サラダ
大根と
こんにゃく
冷や奴

《飲み屋さんでの食事療法》

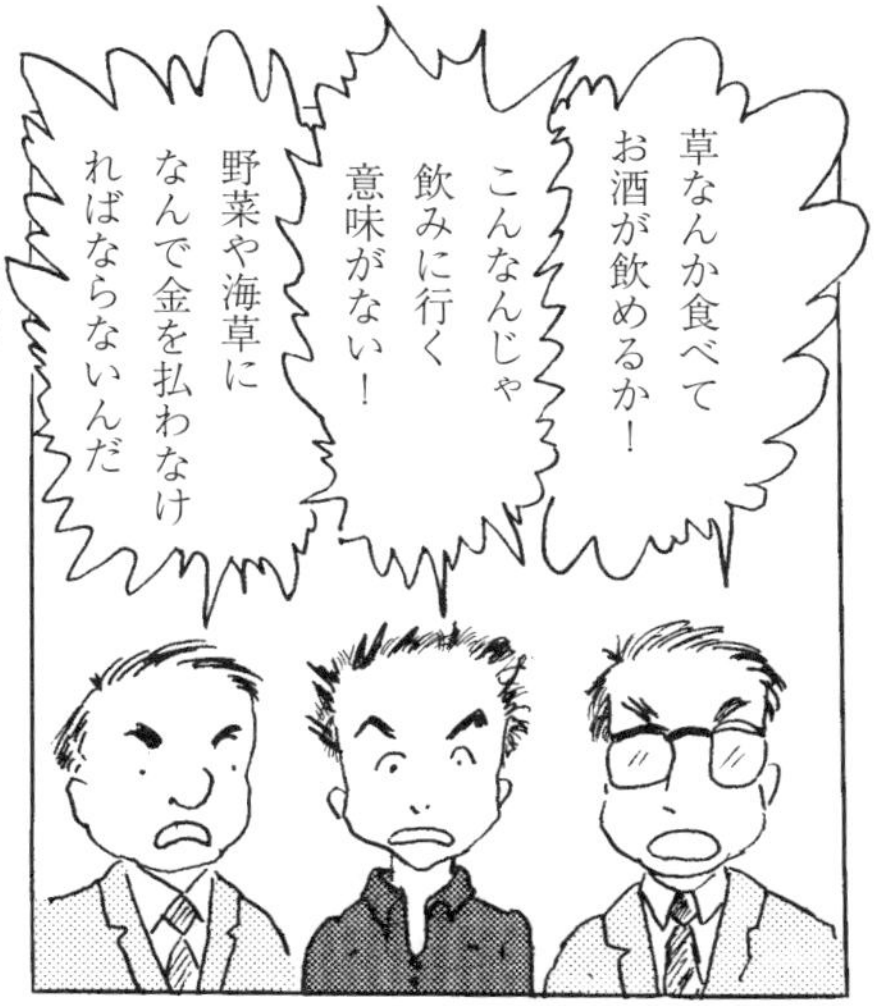
草なんか食べてお酒が飲めるか！
こんなんじゃ飲みに行く意味がない！
野菜や海草になんで金を払わなければならないんだ

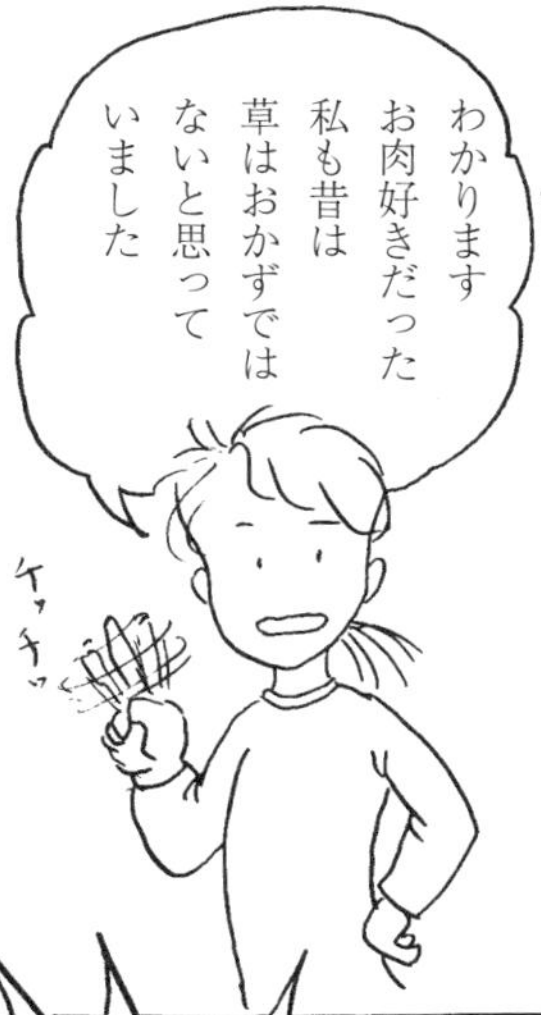
わかります
お肉好きだった
私も昔は
草はおかずではないと思っていました
チッチッ

主人も、今まで食べていたものを急にやめることはすぐにはできませんでした。最初の頃は、手羽先だのもつ焼きだのを多少は食べていたそうです。

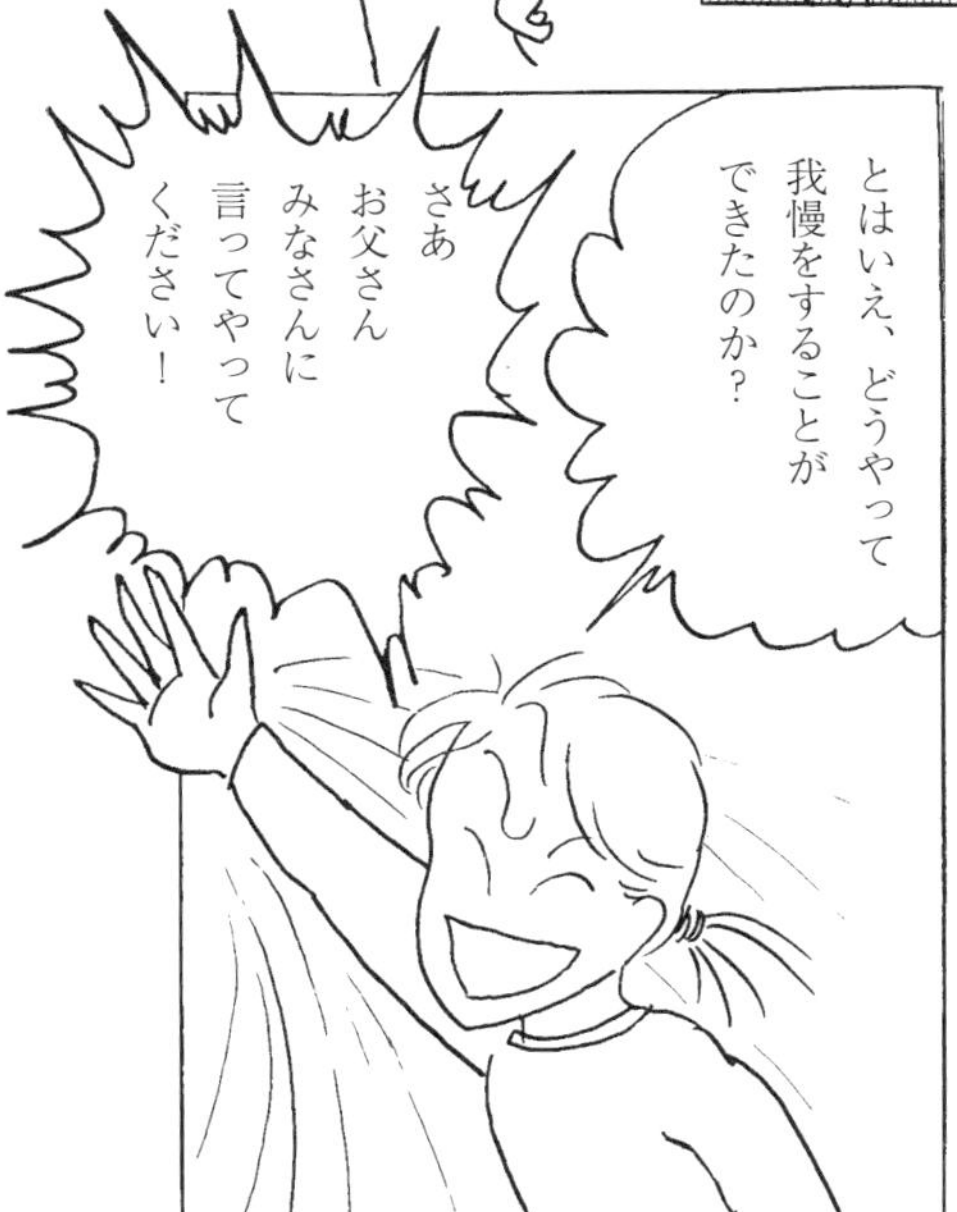
とはいえ、どうやって我慢をすることができたのか？
さあ
お父さん
みなさんに
言ってやって
ください！

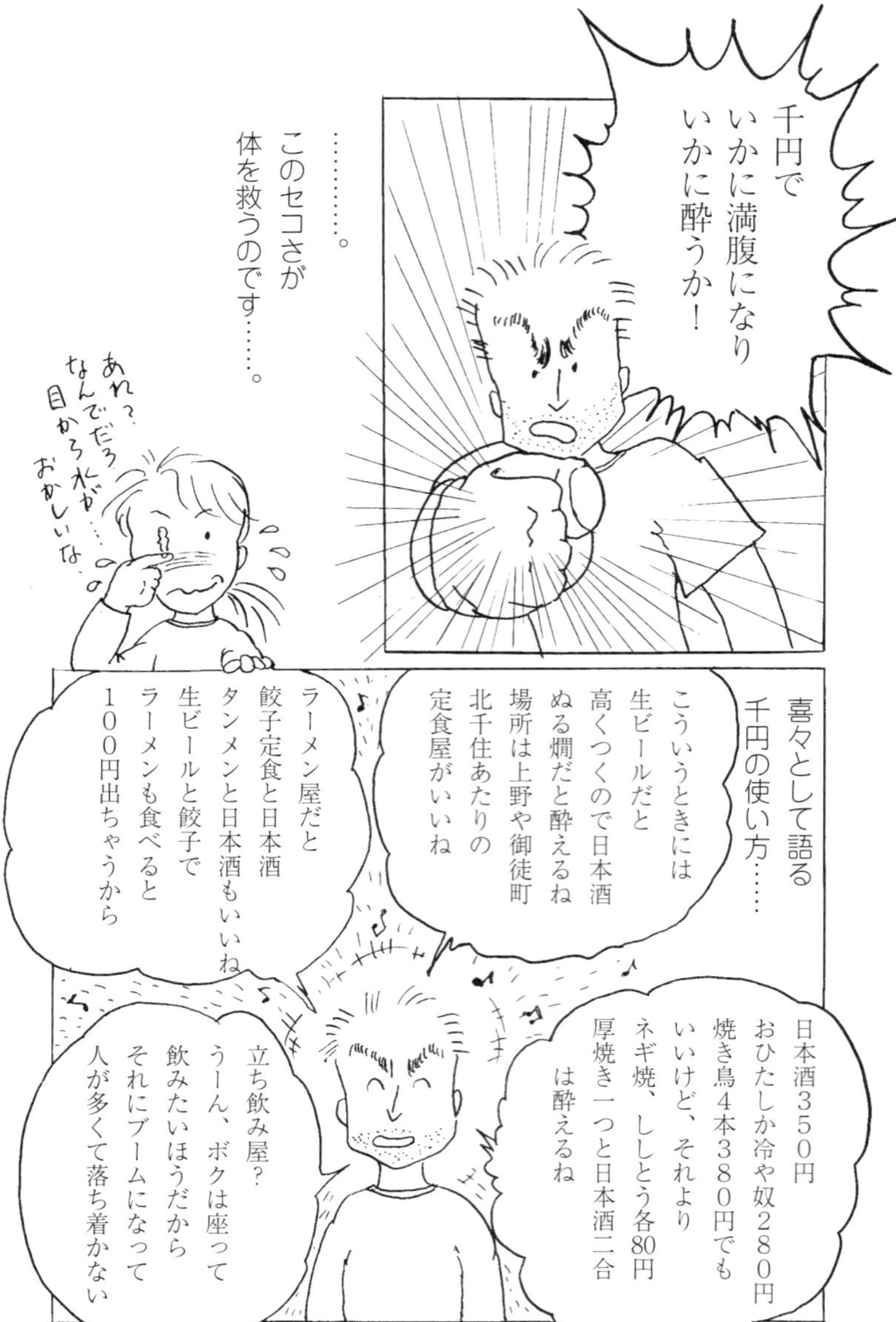

千円でいかに満腹になりいかに酔うか！
………。
このセコさが体を救うのです……。
あれ？なんでだろ目から水が……おかしいな
喜々として語る千円の使い方……
こういうときには生ビールだと高くつくので日本酒ぬる燗だと酔えるね場所は上野や御徒町北千住あたりの定食屋がいいね
ラーメン屋だと餃子定食と日本酒タンメンと日本酒もいいね生ビールと餃子でラーメンも食べると100円出ちゃうから
日本酒350円おひたしか冷や奴280円焼き鳥4本380円でもいいけど、それよりネギ焼、ししとう各80円厚焼き一つと日本酒二合は酔えるね
立ち飲み屋？うーん、ボクは座って飲みたいほうだからそれにブームになって人が多くて落ち着かない

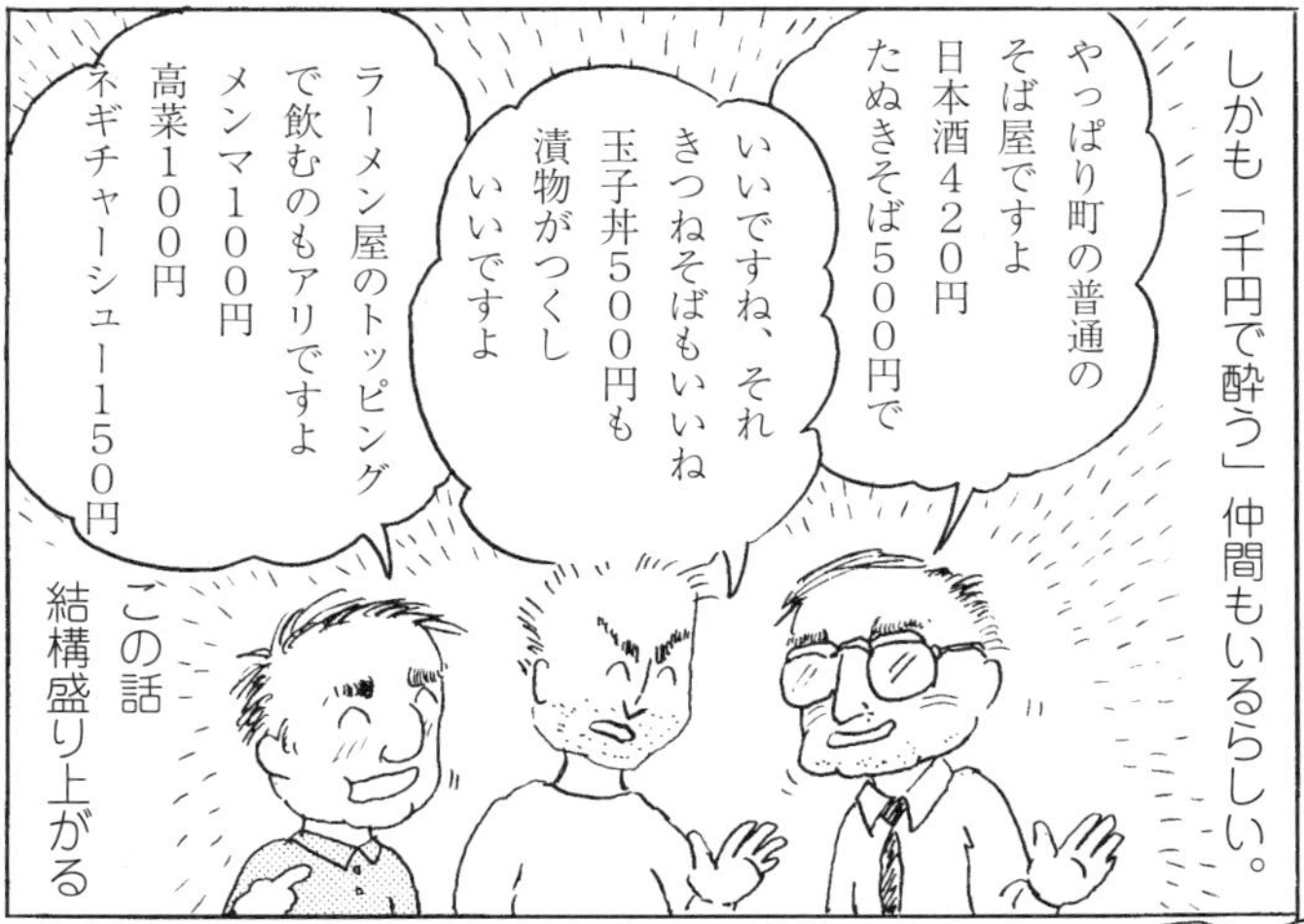
しかも「千円で酔う」仲間もいるらしい。
やっぱり町の普通の
そば屋ですよ
日本酒420円
たぬきそば500円で
いいですね、それ
きつねそばもいいね
玉子丼500円も
漬物がつくし
いいですよ
ラーメン屋のトッピング
で飲むのもアリですよ
メンマ100円
高菜100円
ネギチャーシュー150円
この話
結構盛り上がる

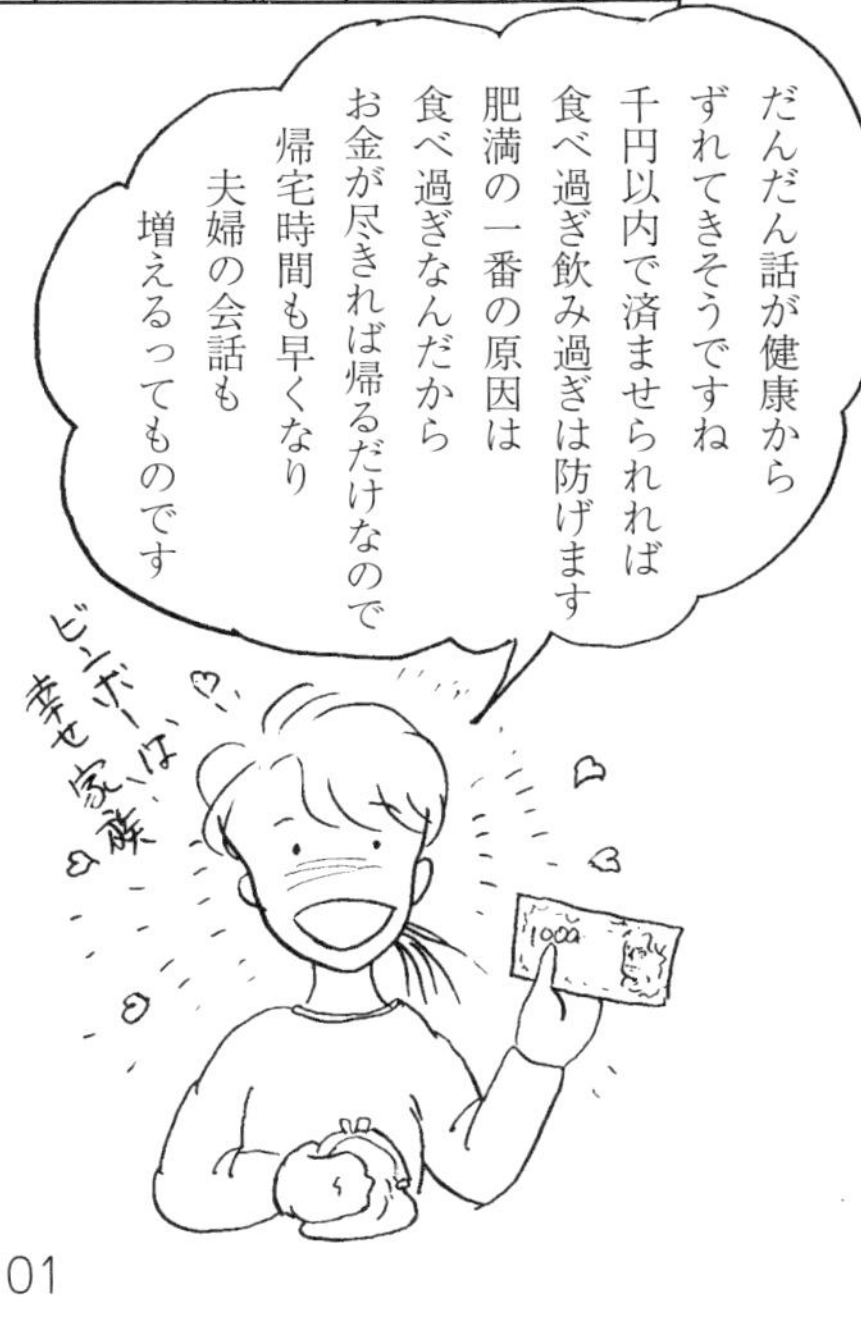
だんだん話が健康から
ずれてきそうですね
千円以内で済ませられれば
食べ過ぎ飲み過ぎは防げます
肥満の一番の原因は
食べ過ぎなんだから
お金が尽きれば帰るだけなので
帰宅時間も早くなり
夫婦の会話も
増えるってものです
ビンボーは幸せ家族
1000

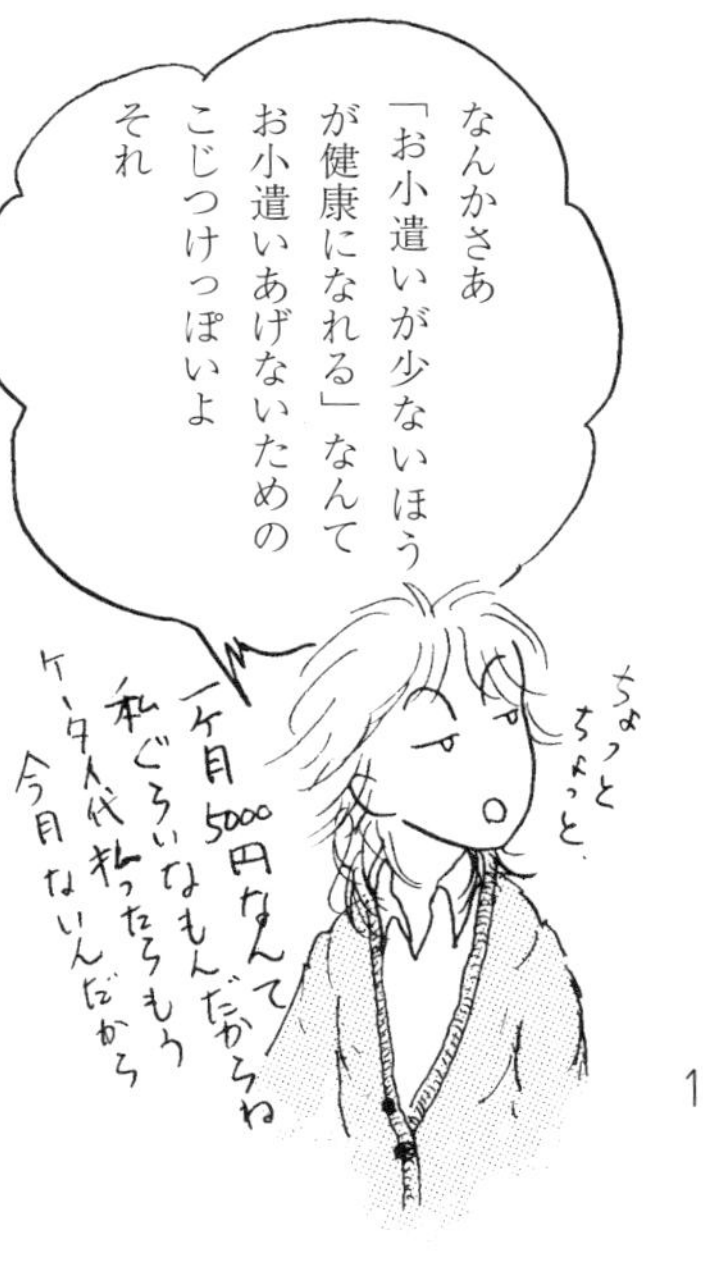
なんかさあ
「お小遣いが少ないほう
が健康になれる」なんて
お小遣いあげないための
こじつけっぽいよ
それ
ちょっとちょっと
一ケ月5000円なんて
私ぐらいなもんだからね
ケータイ代払ったらもう
今月ないんだから

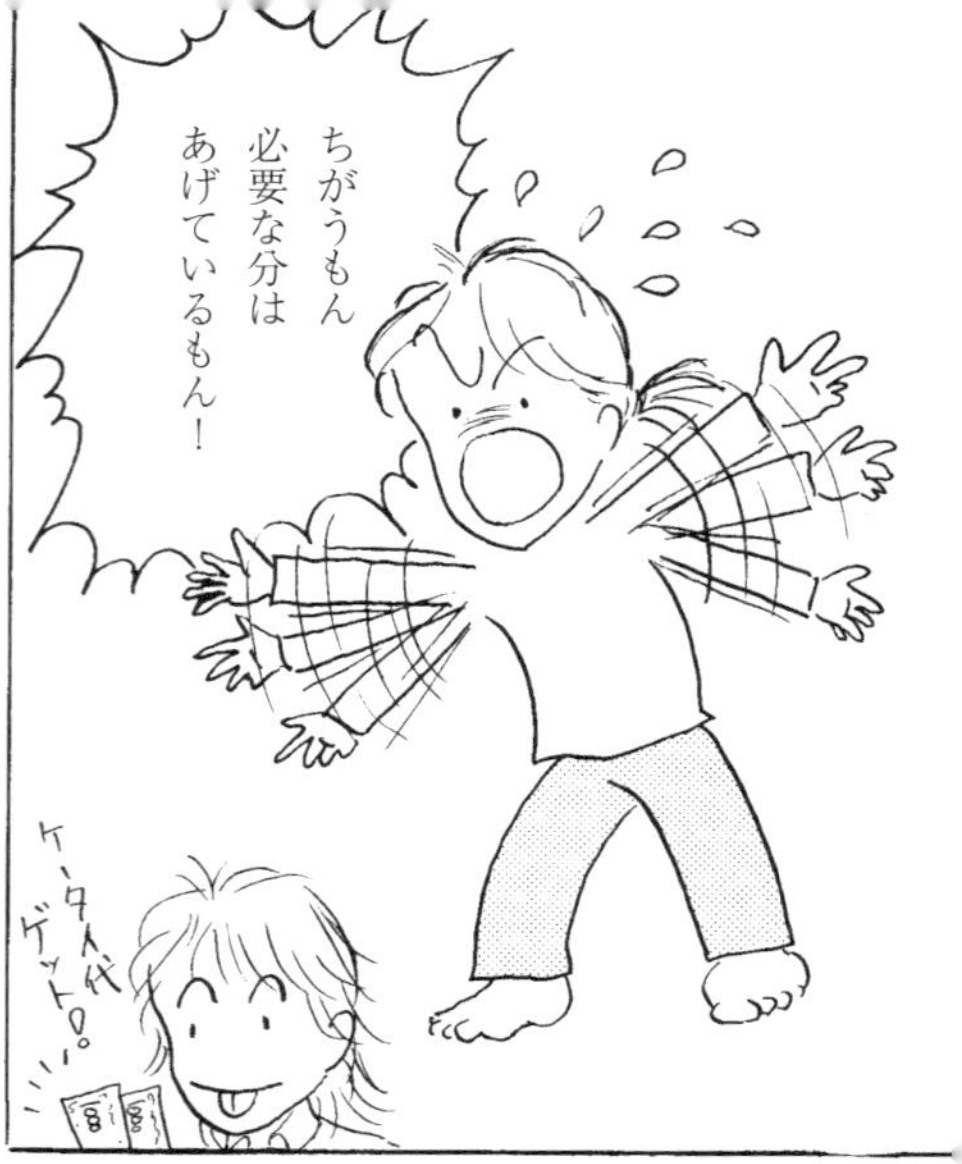
ちがうもん
必要な分は
あげているもん！
ケータイ代ゲット♪

ともかく肥満の一番の原因は食べ過ぎです。腹八分目を守りさえすれば決して太りません。しかし、「食べることを我慢する」ことが今はとても難しくなっています。世の中に〝美味しいもの〟があふれていて、食べたいものが手軽にどこでも手に入ることもその一因です。

それともう一つ、今の世の中は「我慢をしないで好きなことをする」ことと「自分らしく生きる」ことがイコールであると思われているところがあるようです。まるで我慢をすることは、ストレスのたまる抑圧された行為だと考えているようです。しかし我慢をしないで好きなことだけをして生きていこうとすれば人から嫌われ、仕事にも恵まれずいずれ人生破綻してしまいます。体も同じで我慢をしないで好きなものを好きなだけ食べていればいつかきっと病気になります。

みんなが好き勝手なことをして我慢をしなくなった世の中は、どこにでもゴミが落ちていたり、車が恐ろしい鉄の生きものになってしまったり、他人がとても冷たく感じたりとなんだか住みにくい世の中です。

「我慢はストレスだ」と思う方、どうぞ、我慢をして乗り越えた先に今までの自分より一回り大きくなった自分があるということを想像してみてください。我慢ができるということは成長の証です。皆さん本物の大人になりましょう。

ダイエットの真実は信じられないことばかり

たった半年で
ウチのダンナは20kg以上
私は10kg以上という
キョーイの
ダイエットの裏には
なんと
驚くべき真実が
隠れていたのです
きっとみなさんは
「えーっ！」と言うはず
これを読んでも
信じない人も多いでしょうね
こんなこと しなくても いいんです。
ムリにこんなこと すると、かえって 体をこわします。

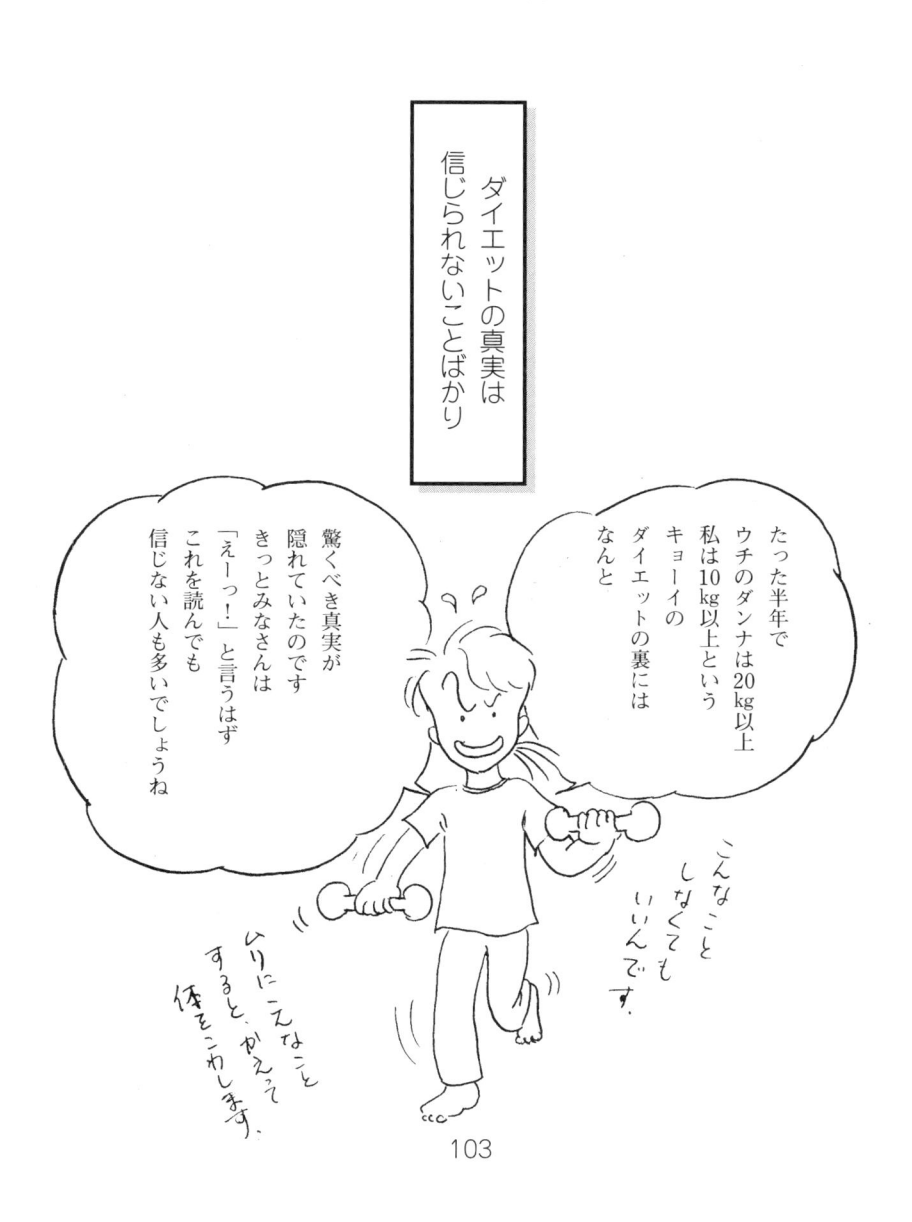

①痩せたければ油も食べましょう。

「ダイエットはカロリーオフが鉄則。だからカロリーの高い油は控えること」

当たり前のことのようですが、実はこれはちょっと違っています。

油を摂らないと体内にたまってしまった余分な油は落ちないからです。バターが付いたり、お肉をのせたりしたお皿は、水だけではきれいに洗えません。石けん（油に苛性ソーダを混ぜたもの）でないと洗えません（合成界面活性剤という水と油を混ぜる働きをする、自然界では分解されにくい物質でできた洗剤でも汚れは落ちますが、自然療法では使わないほうがよいものです）。油が油を溶かして落とすのですから、油を食べないと体内にたまった脂肪は落ちません。つまり太ったままということ。

ただしこの油は、体に良い油でなくてはいけません。体に良い油とは天然玉締め絞りの自然のままの油のことです。石油系の抽油剤で科学的に抽出され、透明になるまで化学精製し、酸化防止剤を添加された大量生産の油は体に良い油とはいえません。このような油はたとえ健康であっても、食べないほうがよい油です。

痩せたかったら油も食べましょう。だからと言って、食べ過ぎればやっぱり太ります。

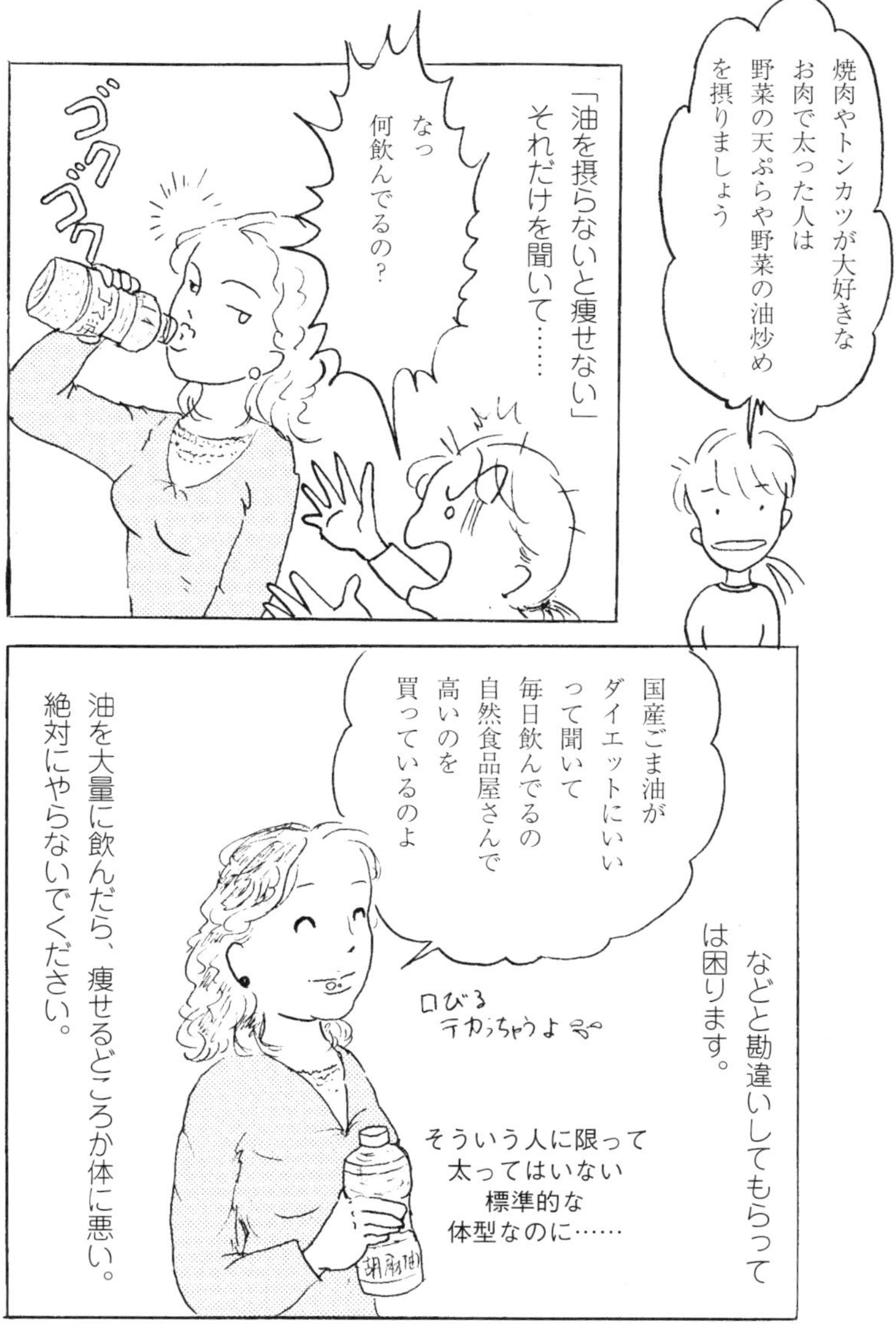
焼肉やトンカツが大好きなお肉で太った人は野菜の天ぷらや野菜の油炒めを摂りましょう
「油を摂らないと痩せない」それだけを聞いて……
なっ何飲んでるの？
ゴクゴク
などと勘違いしてもらっては困ります。
国産ごま油がダイエットにいいって聞いて毎日飲んでるの自然食品屋さんで高いのを買っているのよ
口びるテカっちゃうよ
そういう人に限って太ってはいない標準的な体型なのに……
胡麻油
油を大量に飲んだら、痩せるどころか体に悪い。絶対にやらないでください。

②玄米、お味噌汁だけでも栄養不足にはなりません。

食べすぎを防ぐには、一日三食で少量のいろいろな種類のおかずでバラエティーのある食事にして飽きないようにすると良い。そのためにも一日30品目を目標にすると良い。これも栄養指導書に良く出ている言葉。でも30品目も食べなくてよいです。人間は雑食性といわれていますが、日本人はほとんど草食性の生きものです。

動物の食性は歯を見ればわかります。日本人の歯には肉を食べるための歯、犬歯は上下左右に一本づつしかありません。あとは草を噛み切る前歯、穀物をすり潰す臼歯ばかりです。歯からすれば、穀物を6～7、野菜を3～4、動物性タンパク1の割合ですから、肉類は毎日食べなくても良いのです。

白米を食べていると、ミネラル、ビタミンが不足してしまうので、他の食品で補わなくてはなりません。でも玄米には他の食品では摂りにくい微量栄養素がたくさん含まれています。またお味噌汁一杯には、体に必要なタンパク質、アミノ酸が豊富にふくまれていますす。ですから玄米と季節の野菜タップリのお味噌汁、これだけでも充分生きていけるだけの栄養は取れてしまうのです。おまけにたくさんの食べものを消化しなくていいので内臓に負担がかからず、病気になるリスクも回避されます。ただしよく噛むこと。

日本人は狭い島国で生きてきた民族です。島国ですから、季節によって違いはあるものの、食べるものは決まっていました。長い年月決まった食べもので生きてきた民族が、数十年の間に急にいろいろな種類の食べものを大量に食べだしたのです。体はそれに対応するよう進化できていません。ですからまだそのような食べもののための消化酵素を出す機能は発達していないはずで、肉、卵、牛乳、白いパン、甘すぎるお菓子などを常食することは、胃腸だけでなく体全部の負担になっているはずです。そのような負担が体の、病気までは行かない不快症状（疲れ、肩こりなど）をひきおこしている部分もあると思います。

③運動はほどほどでも結構痩せます。

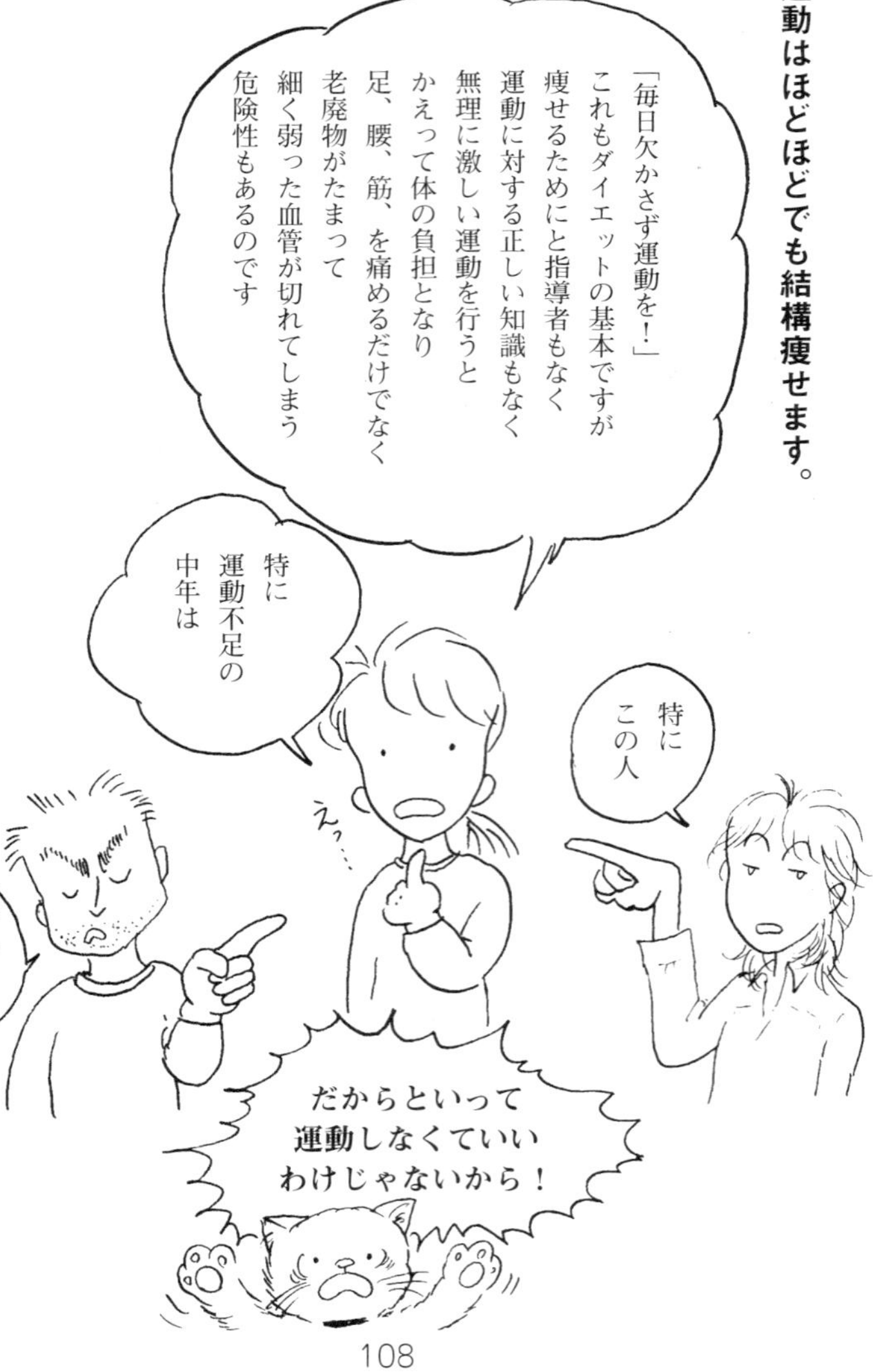
「毎日欠かさず運動を！」これもダイエットの基本ですが痩せるためにと指導者もなく運動に対する正しい知識もなく無理に激しい運動を行うとかえって体の負担となり足、腰、筋、を痛めるだけでなく老廃物がたまって細く弱った血管が切れてしまう危険性もあるのです
特にこの人
特に運動不足の中年は
えっ…
特にあなた
だからといって運動しなくていいわけじゃないから！

肥満は、日本人本来の食べものでないものを食べ過ぎることで、体内の余分な栄養を排出できなくなった結果です。食べ過ぎたことで働きすぎた内臓の機能と、老廃物を体外に出す代謝能力が衰えたため痩せにくい体質になってしまっているのです。

また現代社会では重金属などの毒素が大気中にはもちろん、食物連鎖の頂点に立つような食べもの（肉、大型の魚など）にも含まれています。そのような毒素は特に油に溶けやすく、体内の脂肪にたまってしまいます。毒素のたまった脂肪は運動だけではなかなか落ちません。いくら運動をしても、思ったようには痩せず、ガッカリしてやる気をなくしてしまう人が多いのはそのせいです。

体にたまった脂肪を落とすには、脂肪を溶かすための良質の油を食べることと、日本人本来の食べものである玄米野菜食で内臓機能と代謝能力を正常にすることで簡単にできます。それをしないで、運動だけで痩せようとしても、肉体的ストレスがたまるだけです。

ただし、体に良い食べもので内蔵機能が高まれば体の中のいらないものの代謝排出が自然に始まり、その時に、悪いものを排出しようとしている体を助けるのは運動になります。便や尿とともに呼吸と汗は体の重要な排出器官ですので、運動により汗をかき、深い呼吸をすることはとても大切です。自分にあった運動を疲れない程度に行ってください。

《家の中でほとんど座り仕事の主人の運動》

①水泳

週一回、毎週ではなく月三回程度、プールで約一時間泳ぐ。

これは花粉症にいいからと始めたことで、まだ慣れていない三カ月間ぐらいは、長く泳げず水の中を歩いていました。何回か通ううち、自己流で行っていても上達しないことがわかり、本を読んで水泳の正しい姿勢、息継ぎや呼吸法を勉強していました。そうしたことで水泳が身につき、今では１㎞ぐらいは軽く泳げるようになってしまいました。

②合気道

毎週日曜日の朝七時から一時間半のお稽古。

娘が小学六年生のときにどうしてもやりたいと言い出し、“道”の付くことは十年以上やらないと理解はできないので長く続けることという約束で始めましたが、どうせ送り迎えで行かなくてはならないのならばと、一緒に習い始めたこと。娘が高校二年生になった今も仲良く一緒に通って四級になりました。

どちらも呼吸が大切な運動なので、正しい呼吸ができたことが代謝排出の助けになっていたと思います。また、どちらも体に負担の少ない激しくない運動だから、よいので、ダイエットには無理な運動よりも、内蔵機能を高めて食べたものを正常に消化吸収そして排出できる太りにくい体質に改善することが最良の方法です。簡単に体質改善するには玄米野菜食にすることしかありません。

④朝食は食べないほうが健康に良い。

「痩せるために食事を抜くと、食べものの吸収が良くなりかえって太ってしまう。健康的に痩せるにはバランスの良い食事を朝昼晩、きちんと三食決まった時間に食べると良い。特に一日の活力の元になる朝食はしっかり摂ることが大事。」という世間の常識。どうもこれも違っているようです。自然療法の本をはじめいろいろな健康書に二食が良いと出ていますが、朝は、前日に食べたものが消化されその栄養をエネルギーとして使うので、体に新しく栄養を摂る必要はなく、現代生活で一番ストレスと負担のかかる胃腸を休ませる必要があるそうなのです。朝から栄養のあるものをたくさん食べると、前日に摂った食べもののエネルギーを活動のためではなく、消化代謝に使わなくてはならなくなってしまうのです。もったいないうえ、胃腸に負担がかかるというわけです。

慣れるまではお腹がすいて我慢が大変でしたが、朝食をお茶と梅干だけと軽くすると、体も軽くなり頭も冴えて仕事がスムーズにこなせます。これは私や主人だけでなく友人などで朝食を軽くした人は皆調子が良いと言っています。

西洋医学にもとづく栄養学だけでは人間の体には説明できないこと、解決できないことがたくさんあります。日本人には日本人に合った食生活があるのです。日本人が三食食べるようになったのも、江戸中期という説とつい最近という説などがありますが、とにかく長い長い年月を二食で体を作ってきているのですから、一日二食が日本人の体質に一番合っているようです。

もう一つ朝食を食べないほうがよい大きな理由があります。体は、昼間は活動し、夜は休むというように動きが決まっていて、朝の体は排出を行うようにできているのです。前日に食べたものは寝ている間にゆっくりと消化吸収されていきます。そして消化吸収のあとには必ず排出をしないといけません。健康のことを考えるときに栄養のあるものを食べることばかりが重要に思われていますが、食事と同じくらい排泄もとても大切です。食べたもので体には必要がなかったものや栄養を取ったあとのカス、それとともに体内の老廃物や毒素なども溜めないように、毎日きちんと外に出さないといけません。

朝の体は排出のために働くようにできているのです。その時に食べものを体に入れてしまうと、内臓は消化吸収のために働かなくてはいけなくなり、排出がうまくできなくなるのです。

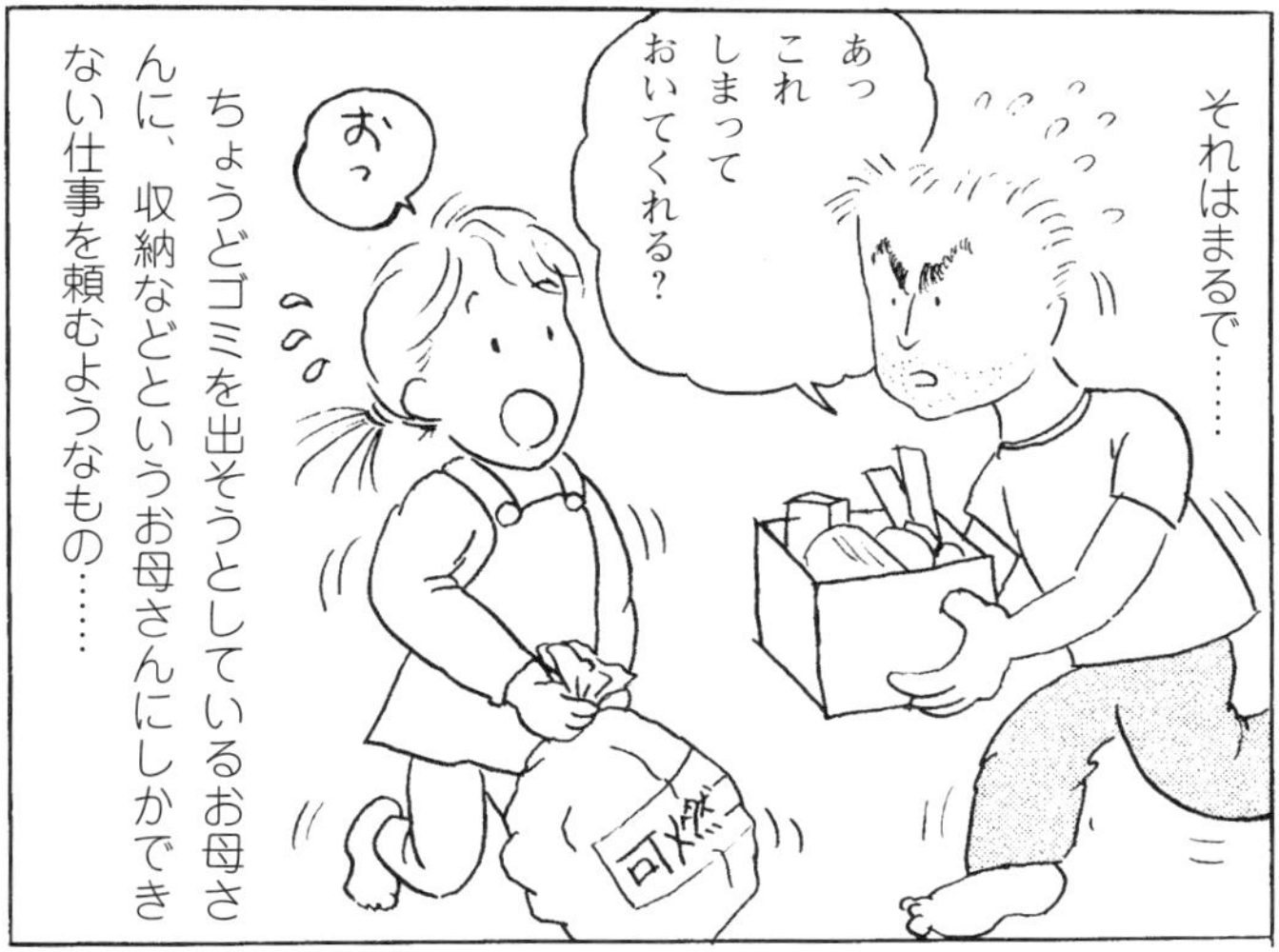
それはまるで……

あっ これ しまって おいてくれる？

おっ
ちょうどゴミを出そうとしているお母さんに、収納などというお母さんにしかできない仕事を頼むようなもの……

可燃

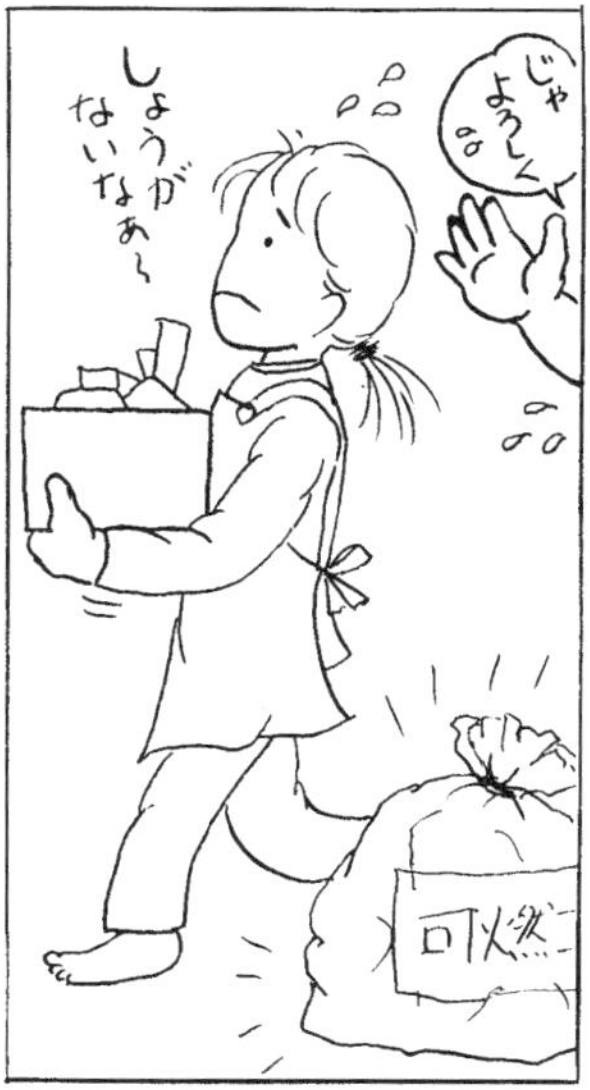
じゃ よろしくな
しょうがないなぁ～
可燃

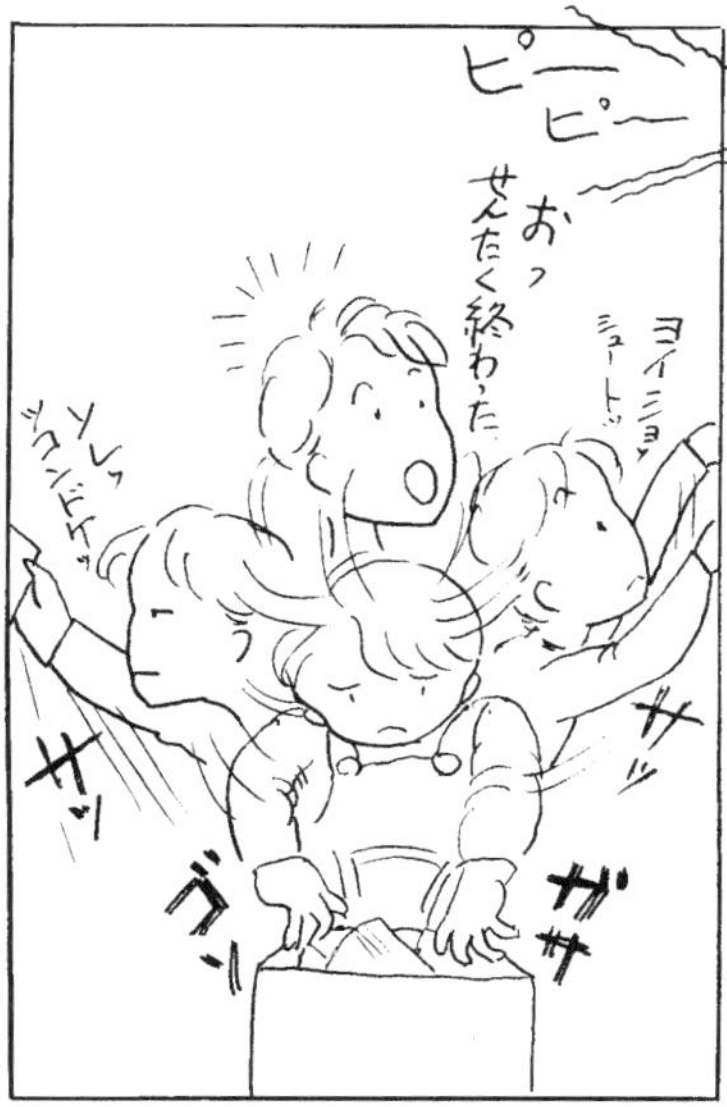
ピー ピー
おっ せんたく終わった
ヨイショッ
シュートッ
ソレッ
サッ
サッ
ガサ

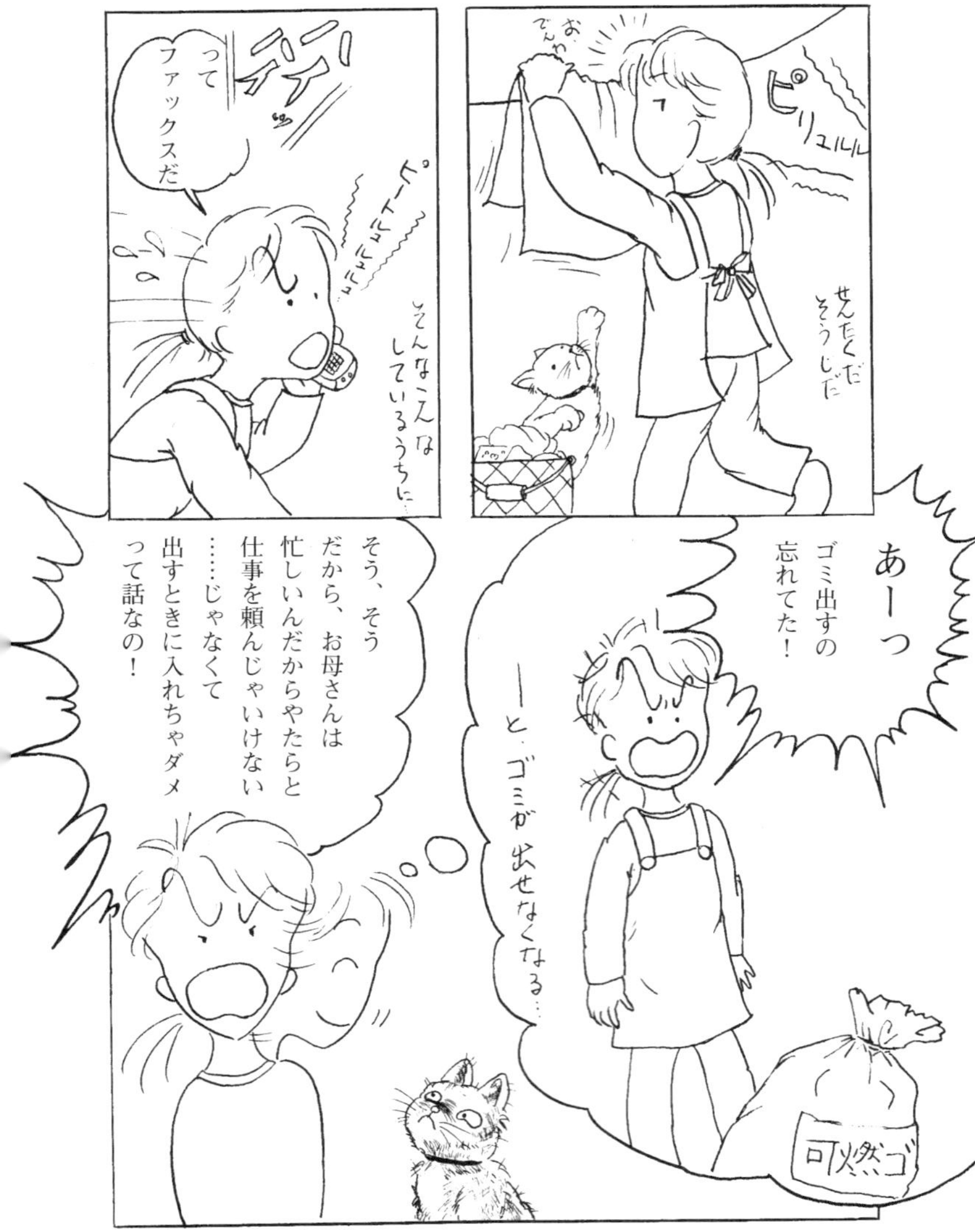
お、でんわ
ピリュルル
せんたくだ
そうじだ
そんなこんな
しているうちに…
ピーヒュルヒュル
ってファックスだ
あーっ
ゴミ出すの
忘れてた！
―と、ゴミが出せなくなる…
可燃ゴ
そう、そう
だから、お母さんは
忙しいんだからやたらと
仕事を頼んじゃいけない
……じゃなくて
出すときに入れちゃダメ
って話なの！

家庭ゴミなら、次の回収日があるので二～三日すればまた出せます。しかし、体の中にたまったゴミは、毎朝きちんと朝食を食べている限り、出せないままたまっていく一方です。

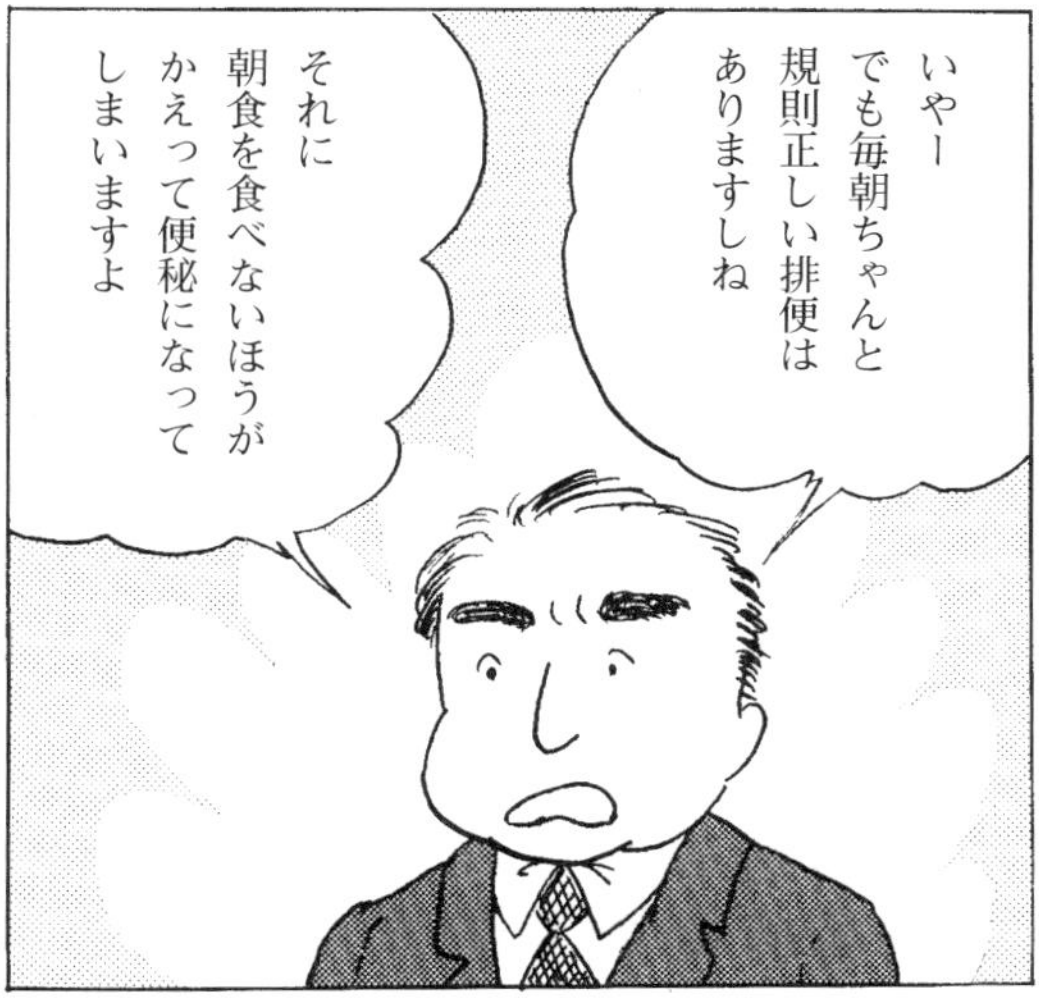
いやー
でも毎朝ちゃんと
規則正しい排便は
ありますしね
それに
朝食を食べないほうが
かえって便秘になって
しまいますよ

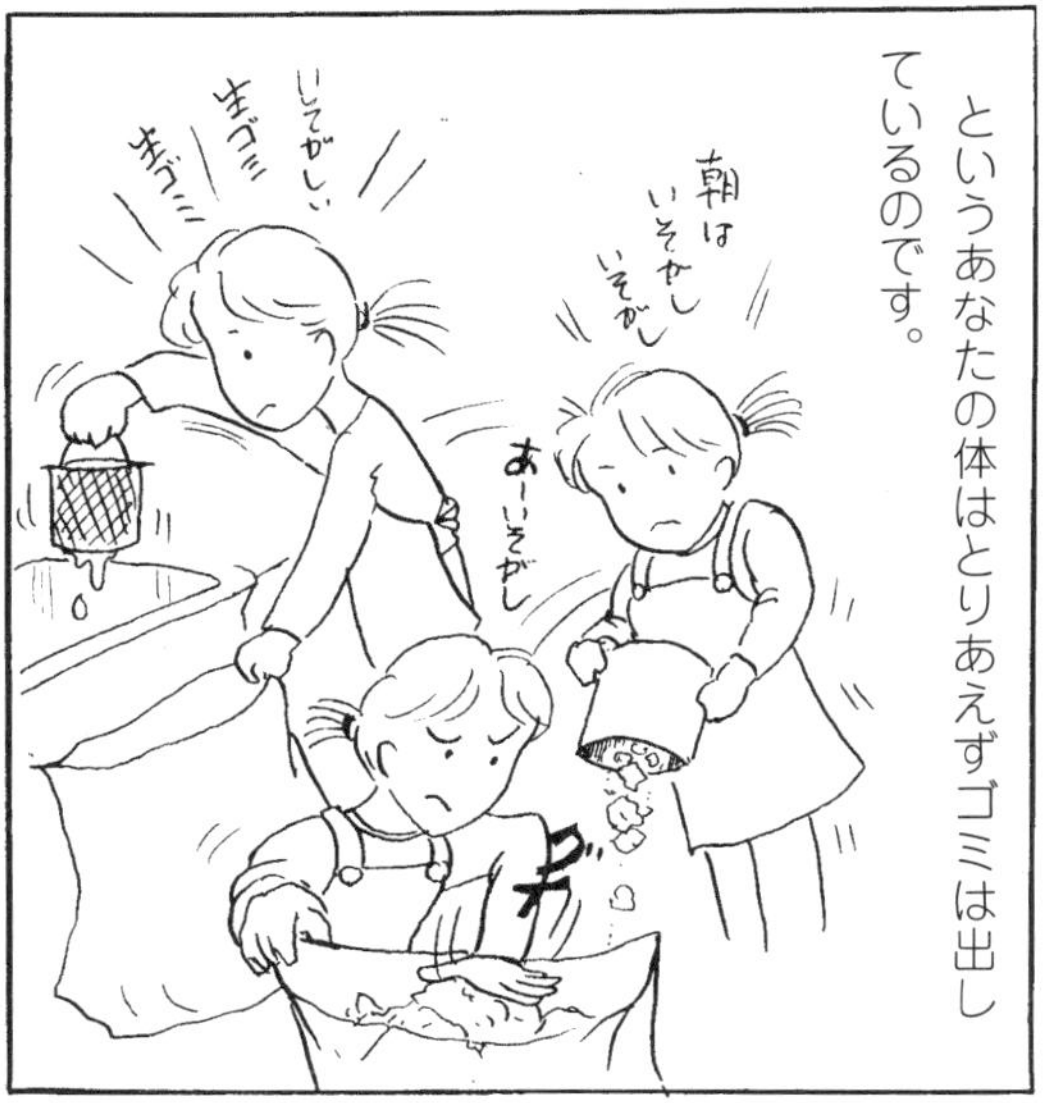
というあなたの体はとりあえずゴミは出しているのです。
朝は
いそがし
いそがし
いそがしい
生ゴミ
生ゴミ
あーいそがし

ところがゴミを出していても
家の中は――。

＜棚一段目＞
・汚くなった食玩
・古い道路地図
・古いガイドブック

＜タンスの中＞
・三年以上着ていない服
・使わないベルト、ネクタイ
・クリーニング店のハンガー

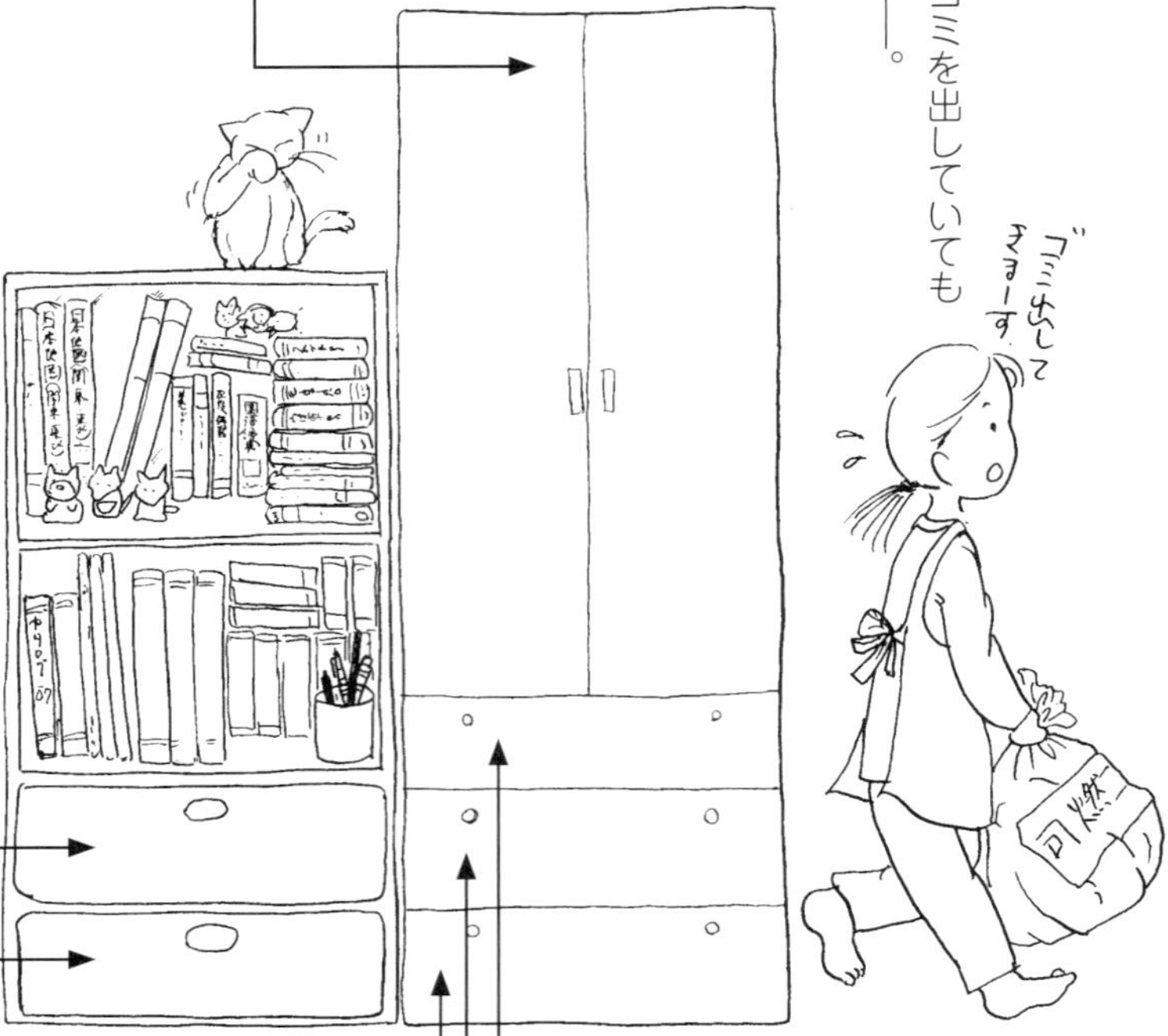
ゴミ出して
きまーす
可燃

・旅行で貰った歯ブラシセット
・使わない電気コード
・あみかけの毛糸たわし
・使用済電池・鈴・紐・リボン
・お土産でいただいたもの（やじろべえ、ハーブの鍋つかみ、など）

・貰いもののタオル、ハンカチ
・サイズが合わないカバー
・昔大切にしていたセーター

＜棚二段目＞
・書けないボールペン、マジック・短くなった鉛筆
・見ないビデオテープ
・古いカタログ雑誌・どこかのパンフレット

毎朝排出することよりも先に、せっせと食事を取り、特に肉類や卵、食パンや白米、牛乳にコーヒーといった体に合わないものを食べ続けていれば、体のほうはその消化吸収に対応するために一生懸命働くことになります。ですから、たまに食べない日があっても、体はすぐに排出に切り替えることができず、便秘などになってしまうのです。

そのうえ体に合わない食べものばかり摂っていると、体は正常に働くことができなくなっているのでエネルギー代謝もうまくできていません。だからたまに朝食を抜くと、午前中に働くためのエネルギーが保てず、具合が悪くなってしまうのです。健康な体で正しい食べものを摂っていれば、何も食べなくても二〜三日ぐらい全く変わらず平気で過ごせます。

家の中のゴミは大掃除をしても、ゴミを出す日は決まっているためその日すぐには出せません。体も同じで、「朝食を抜く」「一日断食をする」――それだけですぐ体の中の老廃物や毒素が排出できるものではありません。出すための準備として、体中が排出のために働けるよう正常な内蔵機能に戻す必要があります。そのためには玄米野菜食が最適です。

花粉症の治し方

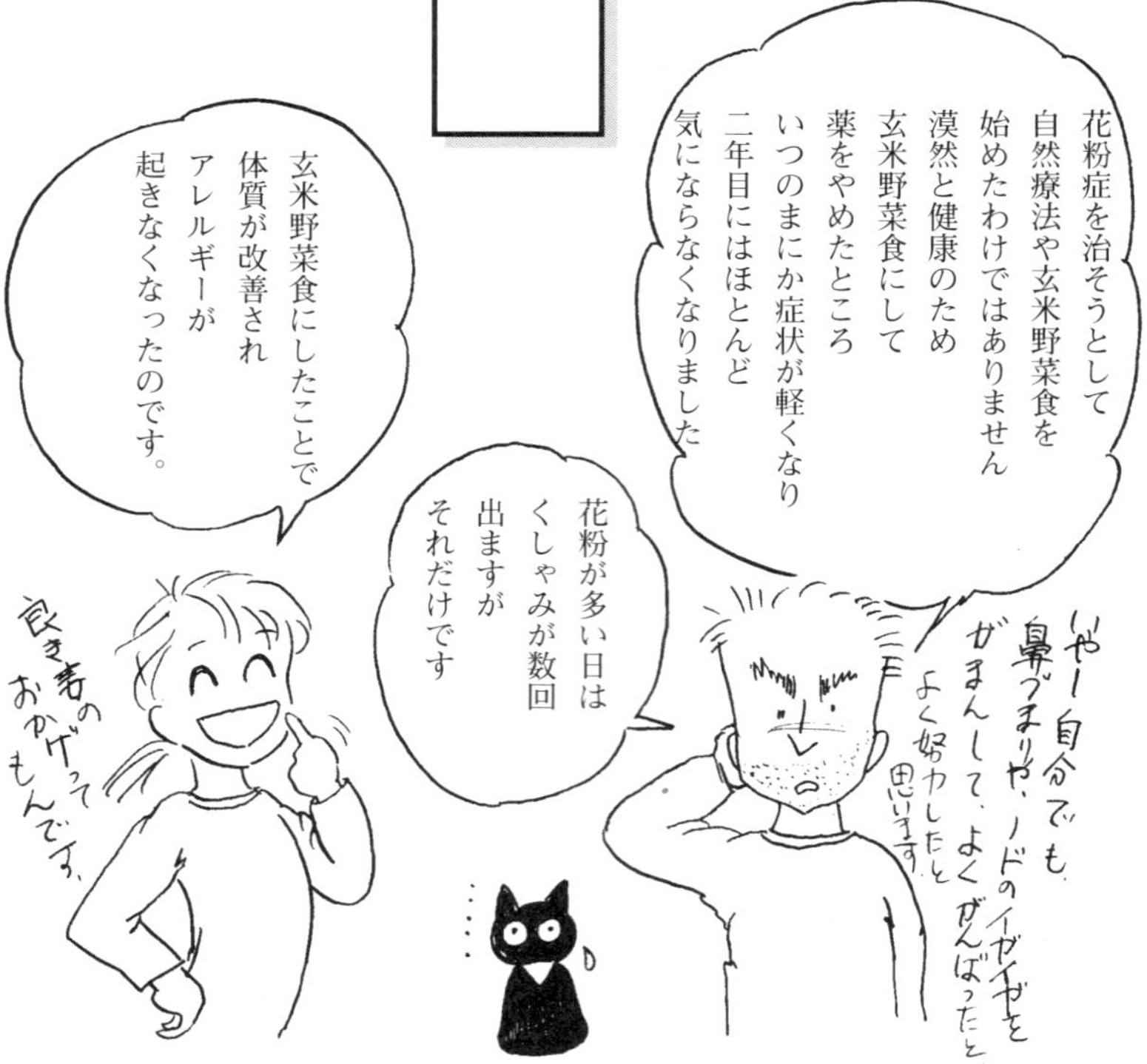
花粉症を治そうとして自然療法や玄米野菜食を始めたわけではありません漠然と健康のため玄米野菜食にして薬をやめたところいつのまにか症状が軽くなり二年目にはほとんど気にならなくなりました
花粉が多い日はくしゃみが数回出ますがそれだけです
いや〜自分でも鼻づまりや、ノドのイガイガをがまんして、よくがんばったと、よく努力したと思います
玄米野菜食にしたことで体質が改善されアレルギーが起きなくなったのです。
良き妻のおかげってもんです。

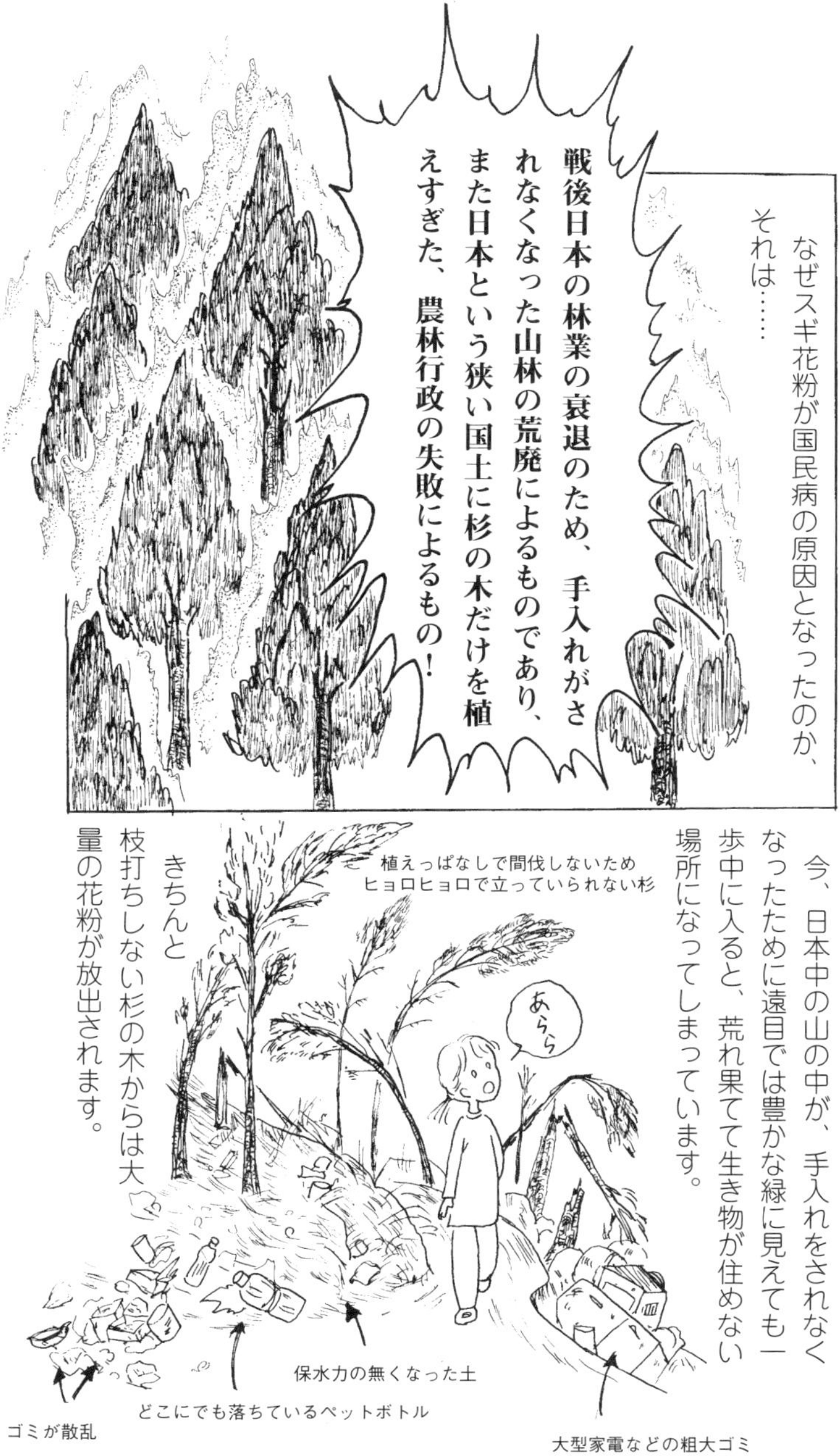
なぜスギ花粉が国民病の原因となったのか、
それは……
戦後日本の林業の衰退のため、手入れがされなくなった山林の荒廃によるものであり、また日本という狭い国土に杉の木だけを植えすぎた、農林行政の失敗によるもの！
今、日本中の山の中が、手入れをされなくなったために遠目では豊かな緑に見えても一歩中に入ると、荒れ果てて生き物が住めない場所になってしまっています。
植えっぱなしで間伐しないため
ヒョロヒョロで立っていられない杉
あらら
きちんと
枝打ちしない杉の木からは大量の花粉が放出されます。
保水力の無くなった土
どこにでも落ちているペットボトル
ゴミが散乱
大型家電などの粗大ゴミ

日本産の木材は高いからと、安い外国産木材を大量に輸入した日本人は、国内の森林を衰えさせ国土を荒廃させていることに気が付かないだけでなく、熱帯雨林の破壊も行っているのです。その結果、花粉症などという昔は無かった病気になり、地球温暖化による人類的危機を招いているのです。すべて自分たちが自然を壊したために、それが自分たち人間にかえって来ているのです。

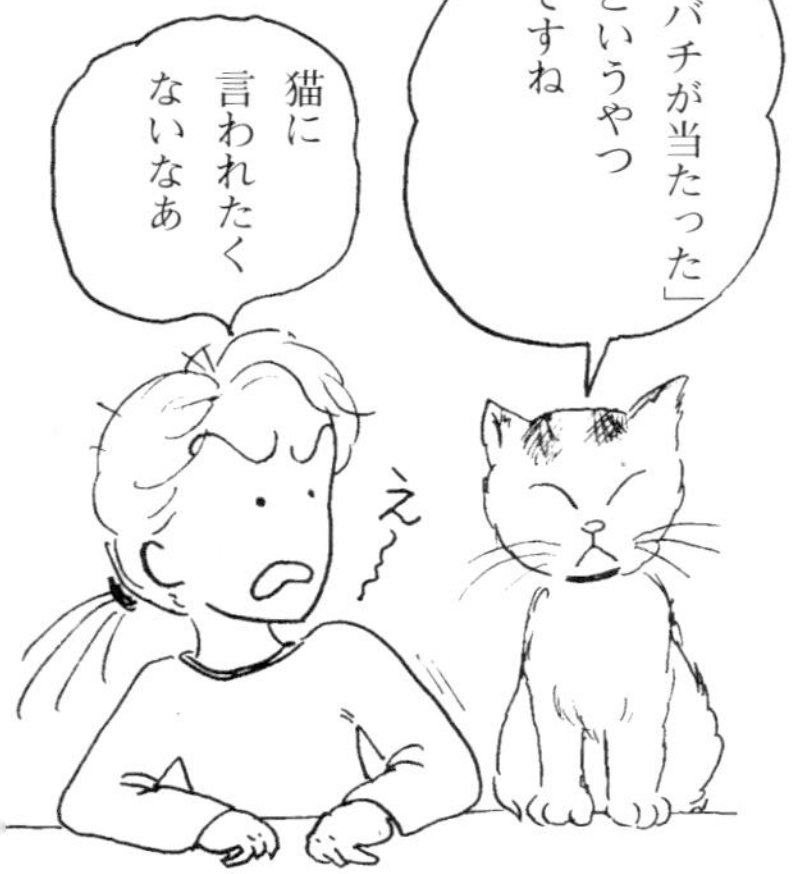
「バチが当たった」というやつですね
猫に言われたくないなぁ
え〜

資源の無い日本の唯一豊富にある資源は木材。だから日本は世界に類を見ないすばらしい木の文化を持っているのです。

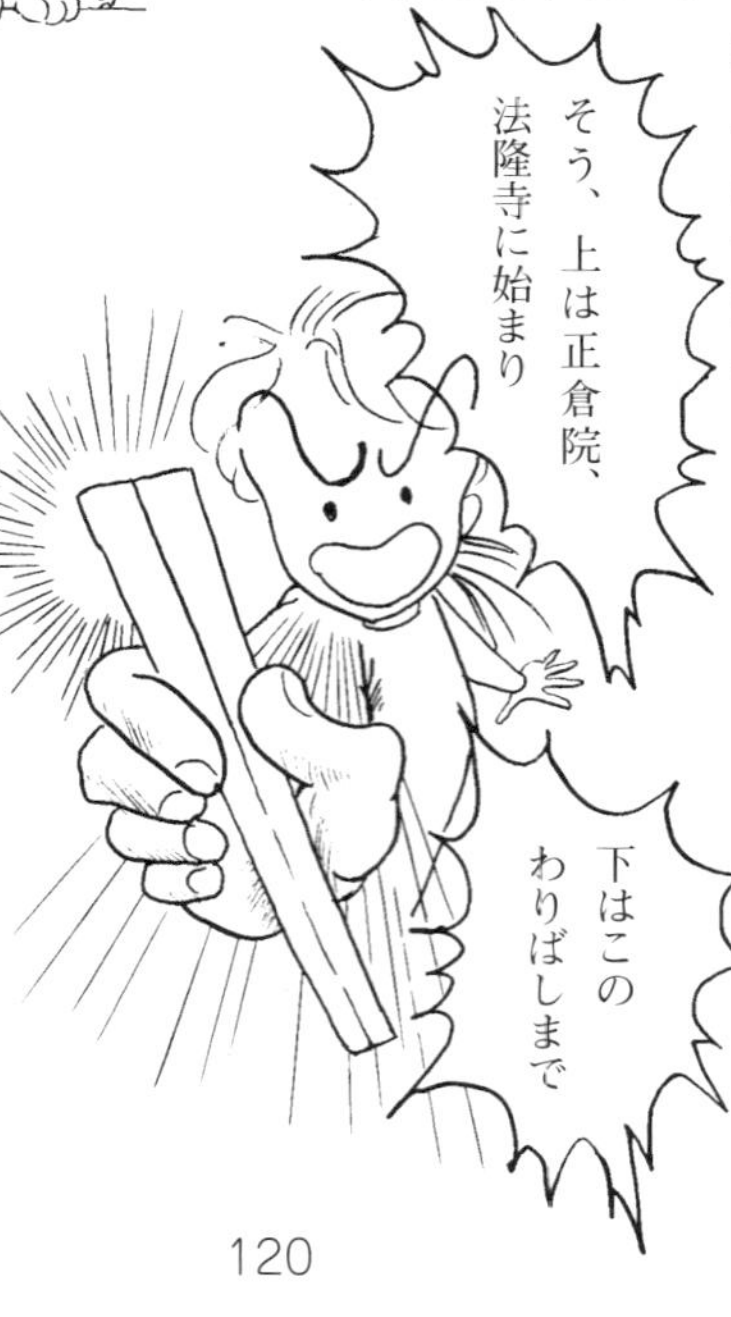
そう、上は正倉院、法隆寺に始まり
下はこのわりばしまで

割り箸は日本独特の文化です。

割り箸にはもてなす側の一期一会の気持ちもこもっているもので、合理的な使い捨て欧米文化とは、意味が全く違うもの……と私は思うのです。

——割り箸文化論は置いておいて……

〝割り箸使用＝森林破壊〟という公式が成り立っている今の風潮。あるエライ人がテレビで……

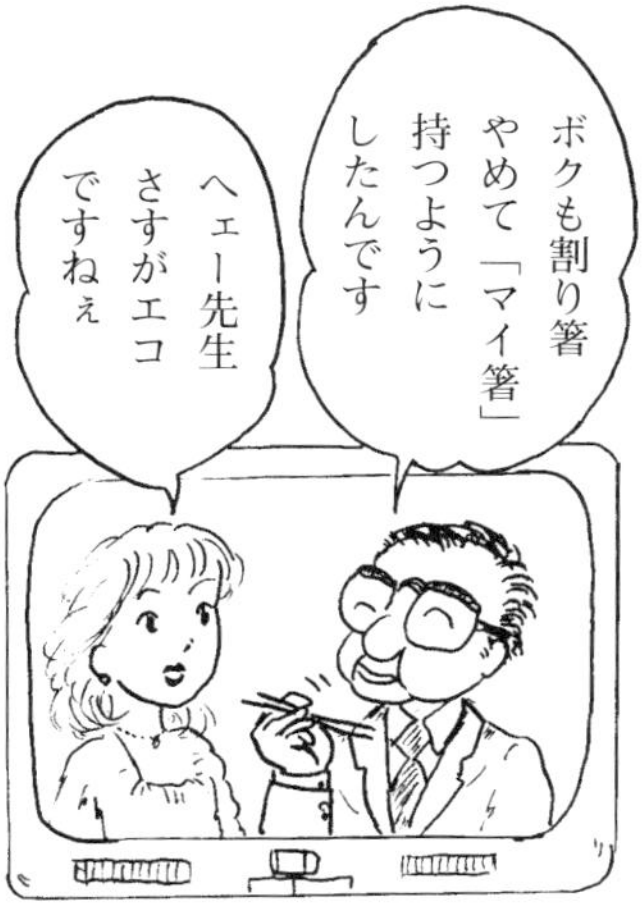
ボクも割り箸やめて「マイ箸」持つようにしたんです
ヘェー先生さすがエコですねぇ

このようなことなどが全国的に放送されて、割り箸使用は悪いこととすり込まれたのです。確かに木を切っても植林しない、また恐ろしい薬品処理の外国産の安い割り箸は使ってはいけません。

しかし、日本の割り箸は違います。

例えば日本三大美林の一つ吉野杉の産地では、建築材にはならない間伐材で割り箸を作る小さな工場が、たくさんありました。安い外国産に押されてそのような工場はだいぶなくなったのですが、それでもまだ頑張っていた工場も、最近の割り箸不人気が追い討ちをかけ、年々減っています。

割り箸は口に入るものだからと、清潔に丁寧に作る日本人気質が職人さん一人一人にあり、安心して使えるものでした。よく乾燥させた材木であることと、杉の木が本来持っている自然の防腐成分により、カビが生えにくくよい香りのする割り箸でしたが、最近ほとんど見かけません。

間伐材の利用は割り箸だけではありません。石油化学製品などが出回る前には、身の回りのいろいろな所、農業や建築、果物の緩衝材など幅広く利用されてきました。間伐材が使われなくなれば木が無駄になるだけでなく、その費用が建築材に上乗せされ、ますます国内産の木材の値段が上がり、売れなくなり、売れない木の世話をする人がいなくなり、花粉の出る木が切られなくなり、山が荒れるのです。

さてエライ人の言葉と言えばもう一つ。マスコミで報道される「花粉症は一度かかったら毎年なる」「早い時期からの薬の服用で症状は抑えられる」などが、世間では常識になっています。でも私の知り合いに「花粉を気にしないで我慢したら治った」「花粉なんかに人間がやられるのはシャクだから無視したら治った」と言う人がいます。常識はずれで根拠がないとお思いでしょうが、世間で常識的なことをしている人たちは治らないのですから、常識のほうが間違っているのかもしれません。それより、病気は完治に成功した人のやり方を参考に治療法を考えるほうがずっと有効だと思うのです。

花粉症が治った人の共通点は、薬を使わなかったことです。薬は、花粉を体の外に出そうとする働き（くしゃみ、鼻水）を抑えているだけで、かえって自然治癒力の邪魔です。花粉といってもただの埃と同じ。どんなにたくさん吸い込んでもくしゃみをすればおしまいにできるはず。いずれ時間がたてば、体は花粉がある状態に慣れてアレルギー反応を起こさなくなります。薬を使うといつまでも体が花粉に慣れないのです。

けれどもその慣れるまでが辛く、人によっては長い時間かかってしまうので薬に頼りたくなるのですが、ちょっと我慢しましょう。症状が重症な人ほど体機能と自然治癒力の低下と考え、自然療法でアレルギー体質を改善して健康体を目指してください。

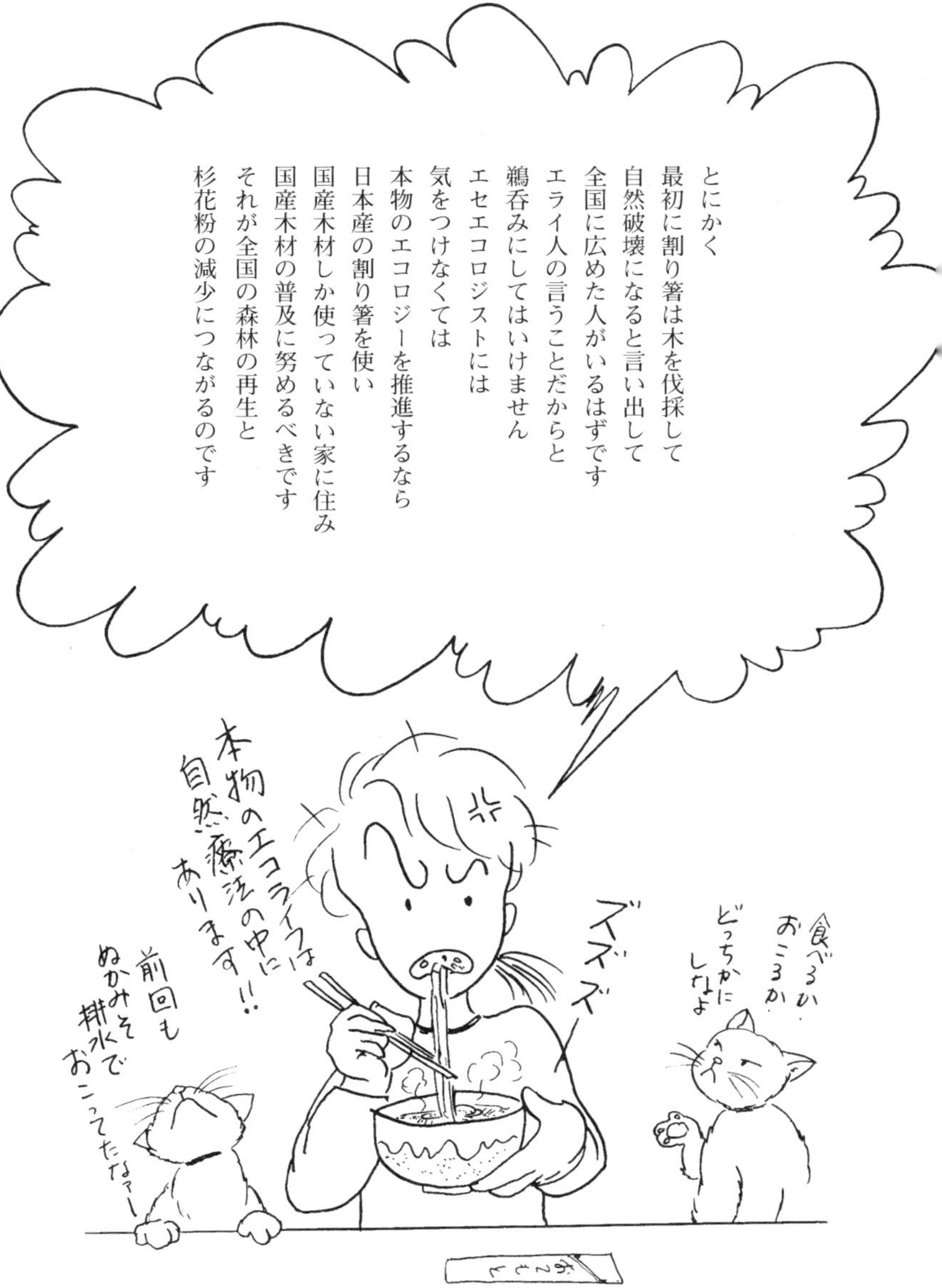
とにかく
最初に割り箸は木を伐採して
自然破壊になると言い出して
全国に広めた人がいるはずです
エライ人の言うことだからと
鵜呑みにしてはいけません
エセエコロジストには
気をつけなくては
本物のエコロジーを推進するなら
日本産の割り箸を使い
国産木材しか使っていない家に住み
国産木材の普及に努めるべきです
それが全国の森林の再生と
杉花粉の減少につながるのです
本物のエコライフは
自然療法の中に
あります!!
ズズズー
食べるか
おこるか
どっちかに
しなよ
前回も
ぬかみそ
排水で
おこってたなァー

①花粉症の食事療法

・玄米野菜食にすること。体を冷やす野菜（夏の野菜、胡瓜など）は真夏以外は食べないこと。冷凍、輸入ではない、住んでいる場所で取れた季節の野菜を食べること。特に春先に出回る野菜、山菜は体内の代謝能力を高めてくれます。つくしはアレルギーにとても有効です。ただし必ず自分でとって、すぐに食べるようにしましょう。

・スギナ茶はアレルギー体質の改善にとても有効です。

・レンコンは、粘膜の働きを正常にします。くしゃみ鼻づまりに良いので、きんぴら、天ぷら、煮物、生でサラダ（水に晒さない）にして常食しましょう。

・ビワの実ハチミツ漬け：ビワの実丸ごと（皮、種つきのまま）密閉ビンに入れ、純良国産ハチミツを実がかぶるまで入れる。三カ月ほどするとエキスが染み出てきます。一年以上置いたもののほうが薬効成分がもっと出てきます。小さなお子さんにも飲みやすいです。セキ、のどの痛み、声がれ、タンがからむ、カゼなどに。

花粉症アレルギーの改善にはツクシ！

スギナは、花の咲かないシダなどと同じ〝胞子植物〟です。ツクシは、胞子のつく枝のようなものです。

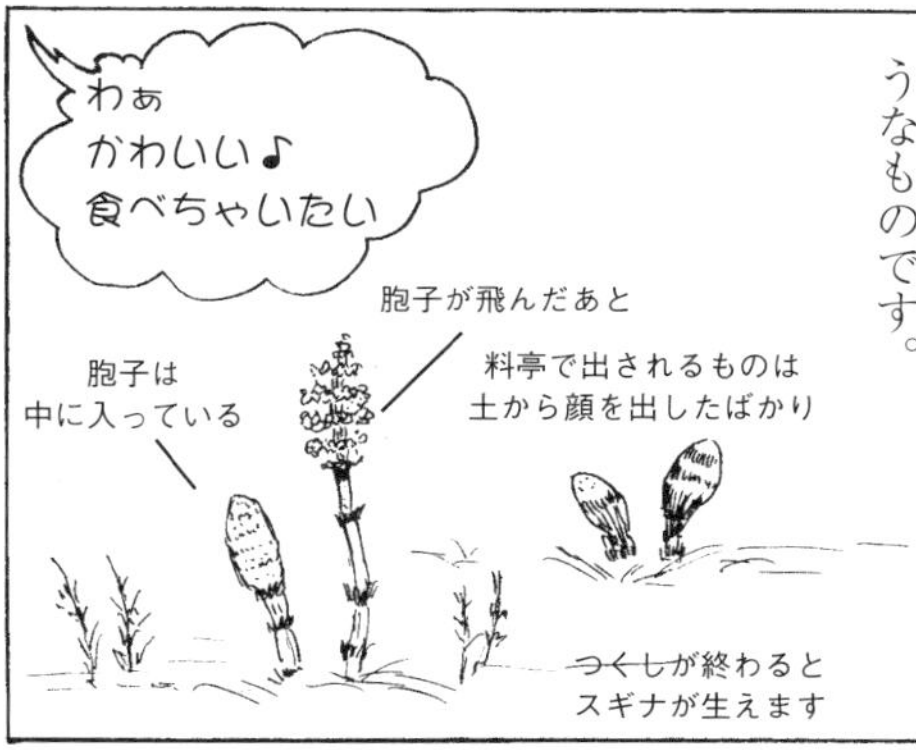
わぁ
かわいい♪
食べちゃいたい
胞子が飛んだあと
胞子は
中に入っている
料亭で出されるものは
土から顔を出したばかり
つくしが終わると
スギナが生えます

ということで、食べちゃいます！

<ツクシのおひたし>

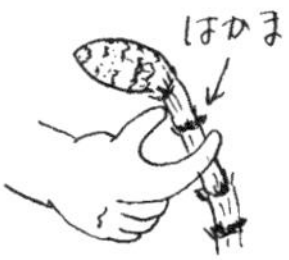
はかま

①下ごしらえ。親指と人差指で軽く下へしごくと、簡単に“はかま”が取れます。

②水で洗う。サッと流水をかけるだけでいいです。

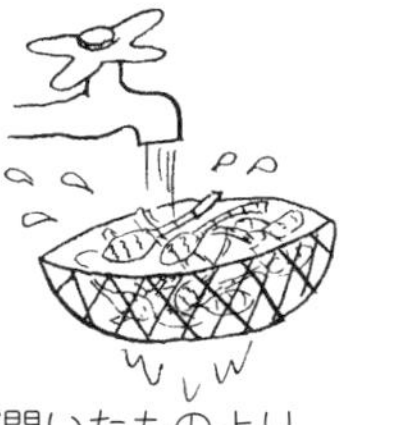

③茹でる。
15秒くらいでザルに上げる。

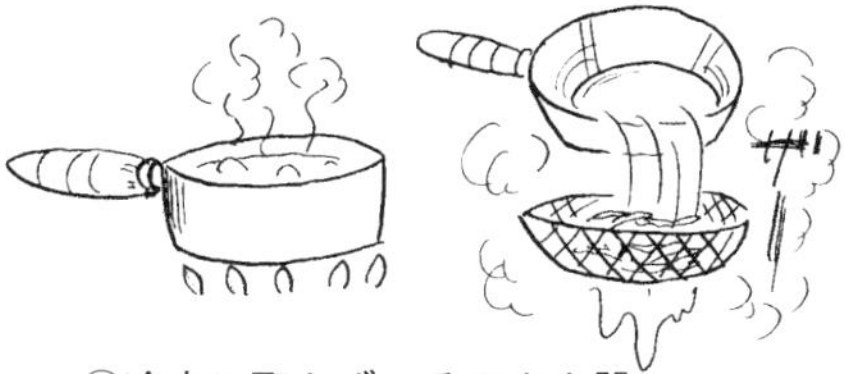
ザー

④冷水に取らず、そのまま器に。

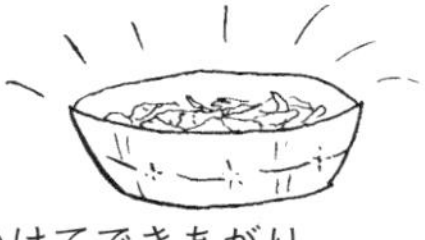

⑤醤油をかけてできあがり。

※佃煮にしてもおいしいです。

※穂が開いたものより、固く閉じているもののほうが、胞子が中に入っていて、薬効は高いようですが、味は開いたもののほうが食べやすいかな……好きずきだけど。

②花粉症に有効な手当て

《予防、外出時のケア》

濃く出した緑茶で顔を洗い、うがいをする。緑茶の中で目を開けてこすらずに洗い、鼻の中も吸い込んで出すを繰り返してよく洗いましょう。無農薬番茶だとなお良いです。一日に何度も洗うとよいです。特に外出から帰ったときなどは丹念に洗いましょう。

《目のかゆみ》

緑茶で洗う。ビワの葉エキス、スギナエキスで拭く。

《鼻づまりがひどいとき》

コンニャクショウガ湿布を鼻にする。ショウガ絞り汁を鼻の上に塗る。

《のどの痛み》

ショウガ絞り汁を首に塗る。スギナエキス、ビワの葉エキスを塗る。梅肉をガーゼに薄く延ばして塗り、それを首に貼る。（かわいてごわごわになるまで）

《顔面の不快感》

スギナエキス、ビワの葉エキスで顔、のどをマッサージをする。

《入浴法》

体の毒素を出すぬるめのお風呂にゆっくり入りましょう。

セイタカアワダチソウを入れたお風呂は、花粉症によく効きます。緑茶風呂・スギナ風呂・よもぎ風呂なども有効です。

※重症の人、花粉が飛んでいると外に出られない、全身痙攣、嘔吐、発熱などの症状が出てしまう人は、食事療法、内臓の手当て、入浴法、砂うまりで、体の中の毒素を全て出し切って、新しいきれいな体を作ってください。時間をかけて体質改善をすれば治りますが、そのためには自分の意思が大切です。人に頼らず自分で治すと決心してください。

③主人の改善反応

病歴の短い主人は、私のようにいろいろな反応は出ませんでしたが、食べものを変えるうちに、微妙な変化がありました。

・プールなど運動後に便が出やすくなった。
・花粉の時期以外ののどのイガイガ、鼻づまり。
・汗をよくかく。

これらの反応すべてが、体の排出機能が活発に働き始めた証拠です。体内のいらないもの、老廃物、毒素が体外に出たことで、やせると同時に健康になり、アレルギー反応も起こらなくなったのです。

健康で元気になったら、やたらと汗をかくようになりました。
ゆうべは何時に帰ってきたの？ ゆうべじゃないわね 今日よね 12時過ぎてたから で、今日は何時に帰ってきたの？
それから お風呂のドアが 開けっ放しでした 夜中に猫が 湯船に落ちたら どうするの？
スミマセン スミマセン スミマセン スミマセン

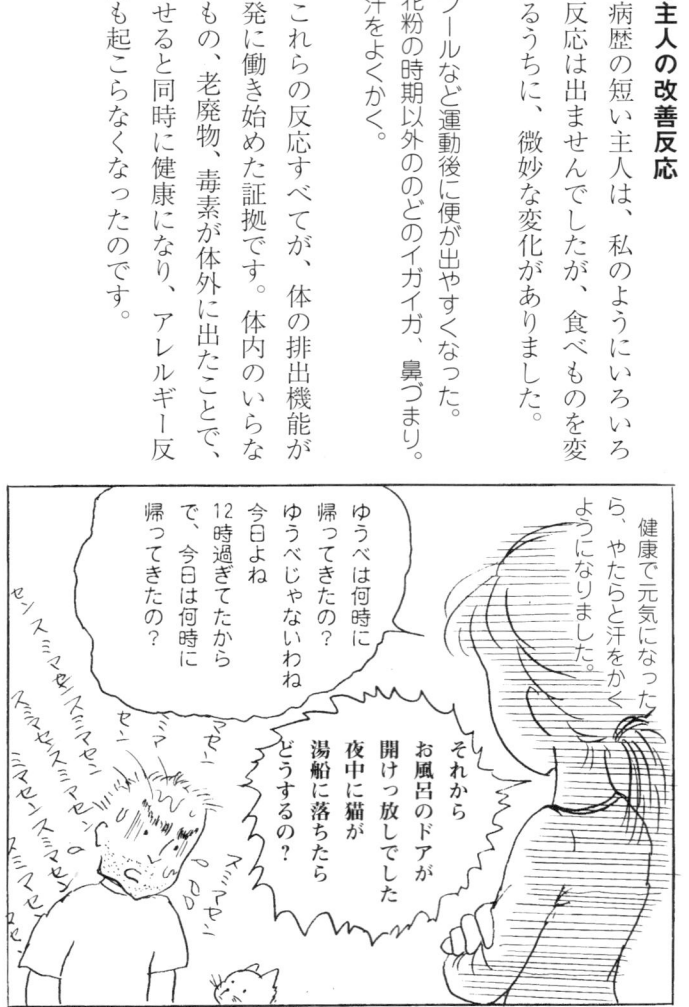

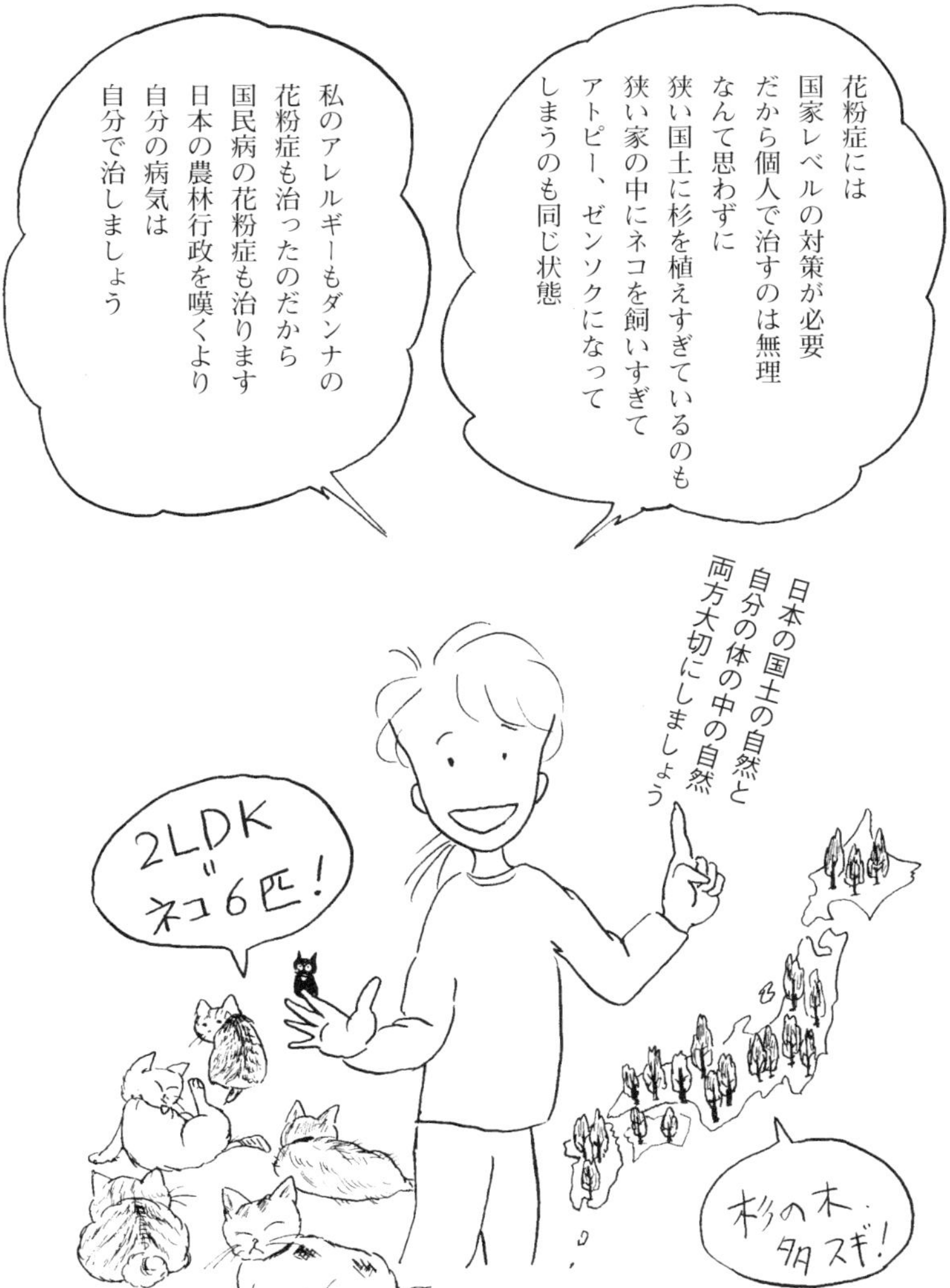
花粉症には
国家レベルの対策が必要
だから個人で治すのは無理
なんて思わずに
狭い国土に杉を植えすぎているのも
狭い家の中にネコを飼いすぎて
アトピー、ゼンソクになって
しまうのも同じ状態
私のアレルギーもダンナの
花粉症も治ったのだから
国民病の花粉症も治ります
日本の農林行政を嘆くより
自分の病気は
自分で治しましょう
日本の国土の自然と
自分の体の中の自然
両方大切にしましょう
2LDK
ネコ6匹!
杉の木
タタスギ!

第4章

虚弱体質の子供、大変身！

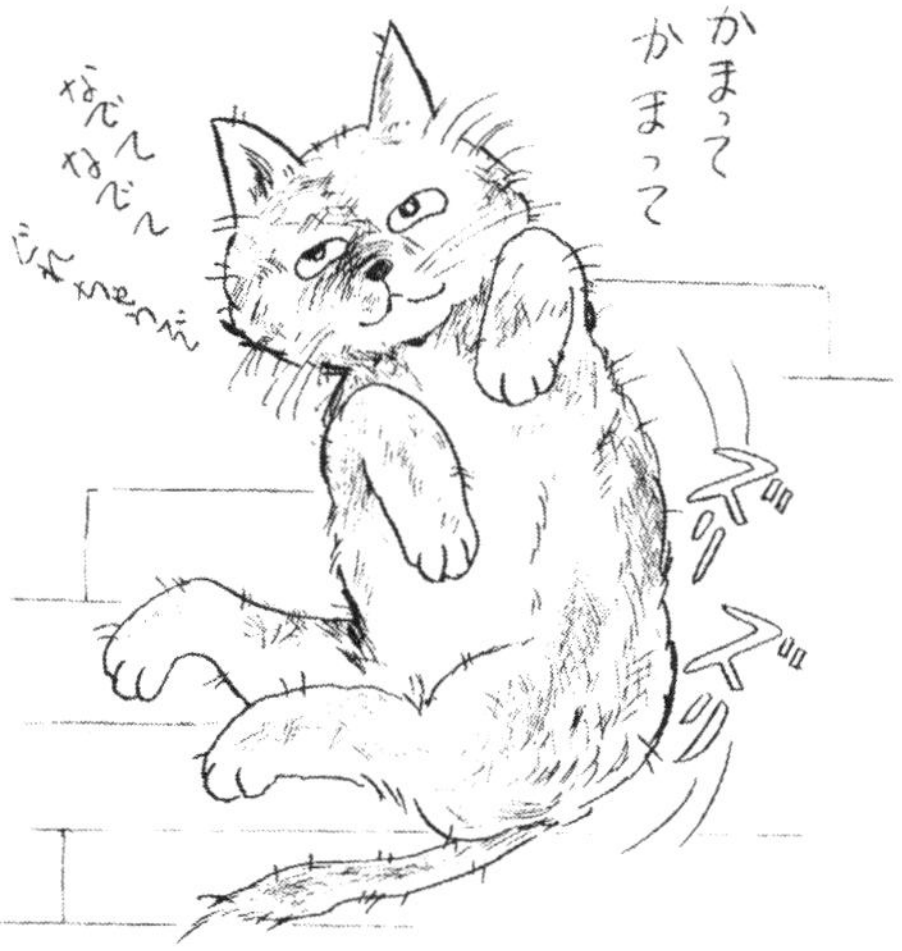

――ノーラ、元野良ネコの性《サガ》――

①子供にお肉、牛乳、卵は毎日食べさせてはいけない。
②残さずなんでもたくさん食べるなんてことはしてはいけない。
③朝からタップリ栄養のあるものをしっかり食べてはいけない。
④熱を出してもすぐに病院に行かない。

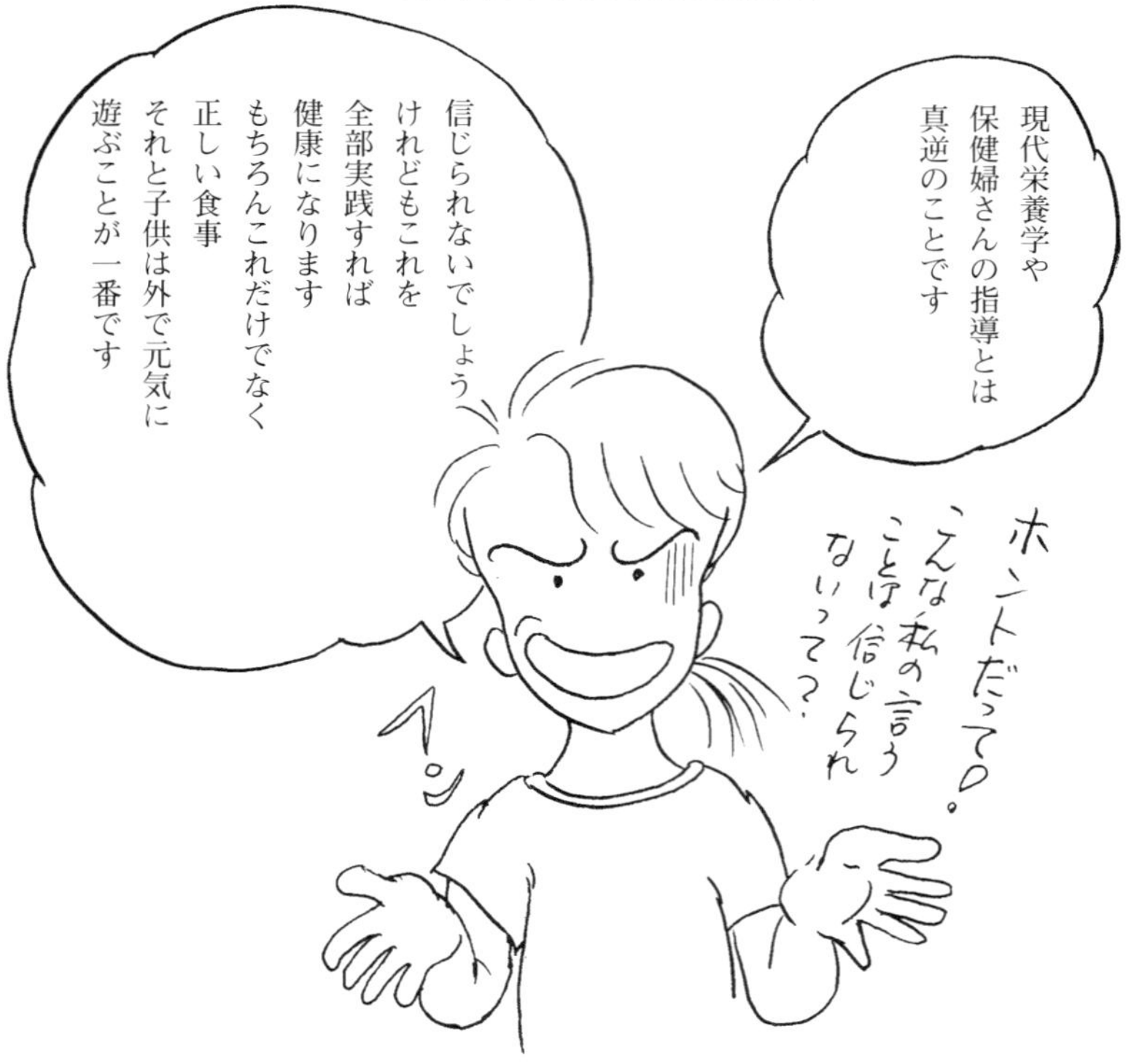
ホントだって。
こんな私の言うことは信じられないって？
現代栄養学や
保健婦さんの指導とは
真逆のことです
信じられないでしょう
けれどもこれを
全部実践すれば
健康になります
もちろんこれだけでなく
正しい食事
それと子供は外で元気に
遊ぶことが一番です

健康のためには栄養のあるものをバランス良く食べる。食べたいものだけを食べたいだけ食べていたのではいけない。日頃健康のことを気にしている方はよくわかっているはずです。だけど成長期のことを思えば残さず食べることを重視して、つい子供が喜んで食べるものばかりを作ってしまったり、忙しいときなどには手軽で美味しく作られているものを与えてしまったりということがよくあるでしょう。

ペットボトルの飲料や手軽なインスタント食品にも最近はカルシウムやビタミンなどの栄養がたくさん含まれていることを大きく書いている商品があり、それで必要な栄養を摂取できると安心して子供に食べさせているお母さんも多いと思います。インスタント食品を作っている人も、食べさせるお母さんも、皆体のことを考えて良いものをと子供に与えているはずです。現代の栄養学が栄養分析学となってしまっているために、間違った食品が優良な食品のように思われてしまうのです。残念ながら栄養が多く含まれるものを食べればそれが全て体のための栄養になるとは限らないのです。人間の体にとっての栄養とは、量ではなく質なのです。

ウマやヒツジは草、コアラはユーカリ、ライオンは肉、と動物それぞれに食べものが決まっているように……。

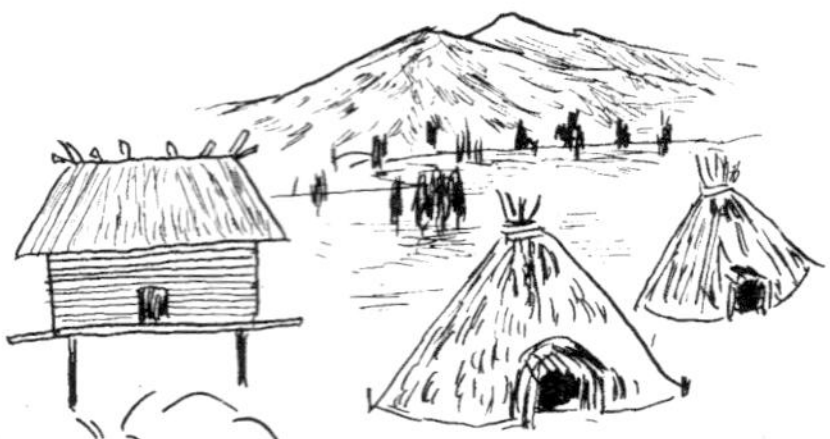

日本人にも決まった食べものがあります。日本人が大昔から食べ続け体を作ってきたものが日本人の本当の食べものなのです。

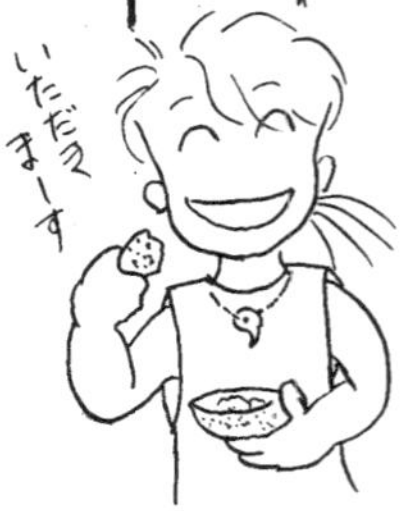
いただきまーす

それが玄米、雑穀、根菜野菜、海草、小魚貝類、そして日本人の知恵のかたまりの味噌、醤油、漬物、などの発酵食品なのです。

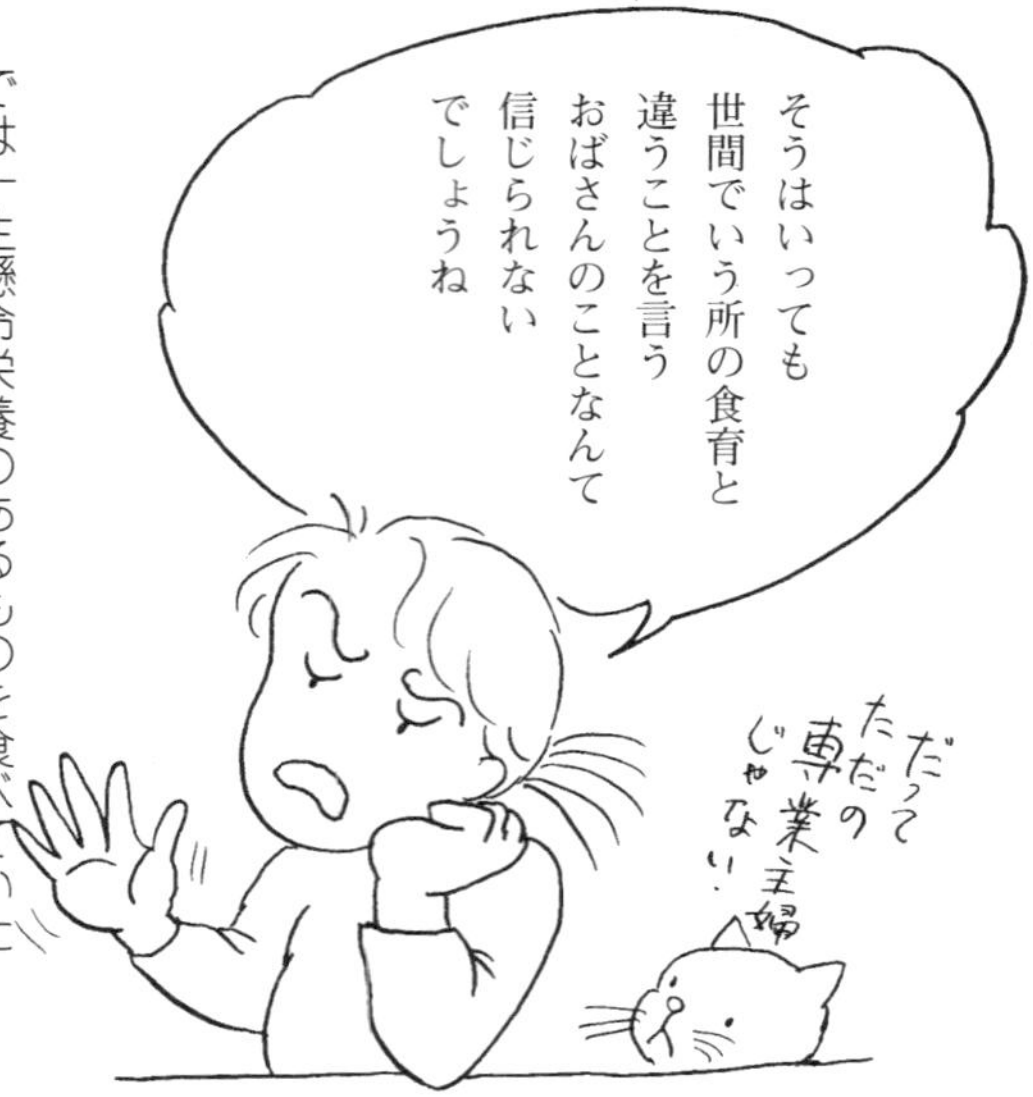
そうはいっても
世間でいう所の食育と
違うことを言う
おばさんのことなんて
信じられない
でしょうね
だって
ただの
専業主婦
じゃない！

では一生懸命栄養のあるものを食べていた昔のウチの子と、栄養があまり含まれない世間的に粗食といわれるものを食べて健康に生まれ変わった今のウチの子を、どうぞ見てください。

第４章　虚弱体質の子供、大変身！

＜１９９７年　小学四年夏までの娘＞

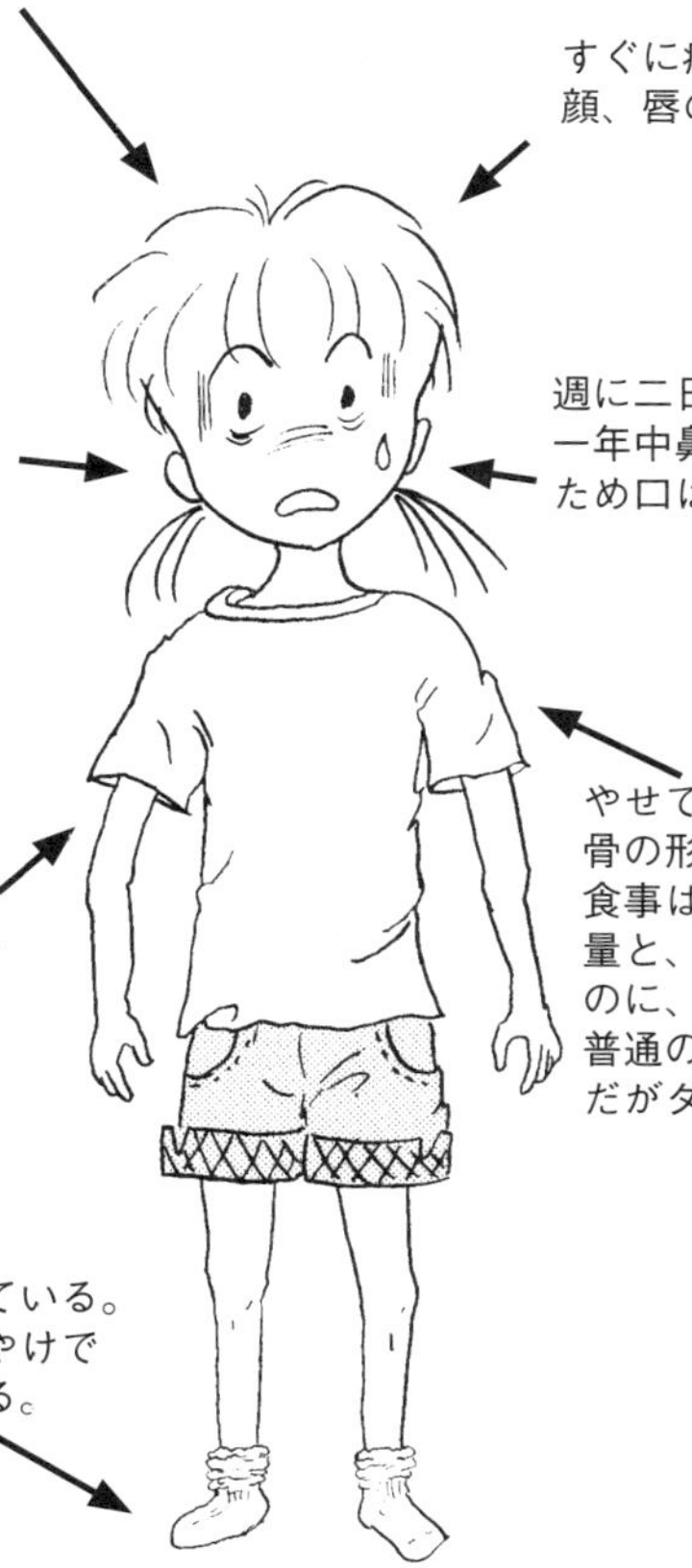
熱をすぐに出す。

夏は月に三〜五日。

冬は三日学校へ行くと、四日間寝込む。

先生からは「大きな病気があるかも知れないから検査したほうがいい」と心配されるほど。

すぐに疲れる慢性疲労児。

顔、唇の色がいつも悪い。

小学二年までひどい中耳炎。

三年になって治まったものの鼻づまりは残る。

週に二日の耳鼻科通い。

一年中鼻づまりで口呼吸のため口はいつも半開き。

やせてガリガリ。

骨の形がわかるほど。

食事は普通の小学生と同じ量と、おやつも食べているのに、体重は標準以下。

普通の服を着せても、なんだかダブダブのズルズル。

すぐにお腹が痛くなる。

便通は朝普通にあるのに……。

夏でも足の先が冷えている。

冬はものすごいしもやけで指が倍の大きさになる。

その他こんな症状がありました。

・乗りもの酔いがひどい。生まれる前から車に乗っているので車に酔わないと思っていたのに……。車酔いに利くといわれることはいろいろ試してみたものの全てダメ。

・皮膚が弱い。幸いにしてアトピーは出ていないが、一度かぶれたりするとなかなか治らない。夏になると出る湿疹もある。虫刺されが特にひどく、蚊に刺されを掻いてしまうとすぐに化膿してしまい半年以上治らない。

・ケガの治りが遅い。若いくせに……

・夜は周りの小学生よりも比較的早い時間（8時半～9時）には寝ているのに、朝7時でも眠くて起きられない。

・足の爪がもろい。爪水虫を疑い皮膚科に行ったが、水虫ではなく爪がきちんと形成されていないとのこと。心配いらないから栄養をたくさんとりましょう、と言われたがこれ以上何を食べたらいいのかわからず、サプリメントを飲ませても症状は変わらず……

・体育のプールの授業では10分以上水に入っていられない。ガクガク震えて唇が真っ青になり、本人はやる気満々でも周りの友達が心配して水から出るように言うため。唇が元に戻るころには授業が終わってしまう。

・朝食をきちんと摂る子は成績がいいという統計結果にも関わらず、うちの子は頭が良くない……。

こんなに体の弱い子には栄養豊富な良い食べものを食べさせようと、昔は考えていました。

まず第一に育ち盛りには欠かせない、カルシウム豊富な牛乳。けれども牛乳はそのままではどうしても飲めないと言います。私も子供のころ好き嫌いが多く、給食などで嫌いなものを無理やり食べさせられたつらい思い出があります。

そこで嫌いなものでも美味しく食べる工夫をいろいろ。クリームシチュー、グラタン、フルーツヨーグルト、ｅｔｃ……というように牛乳だけでなくチーズやヨーグルトなど、いろいろな乳製品を毎日必ず食べるようにしていました。

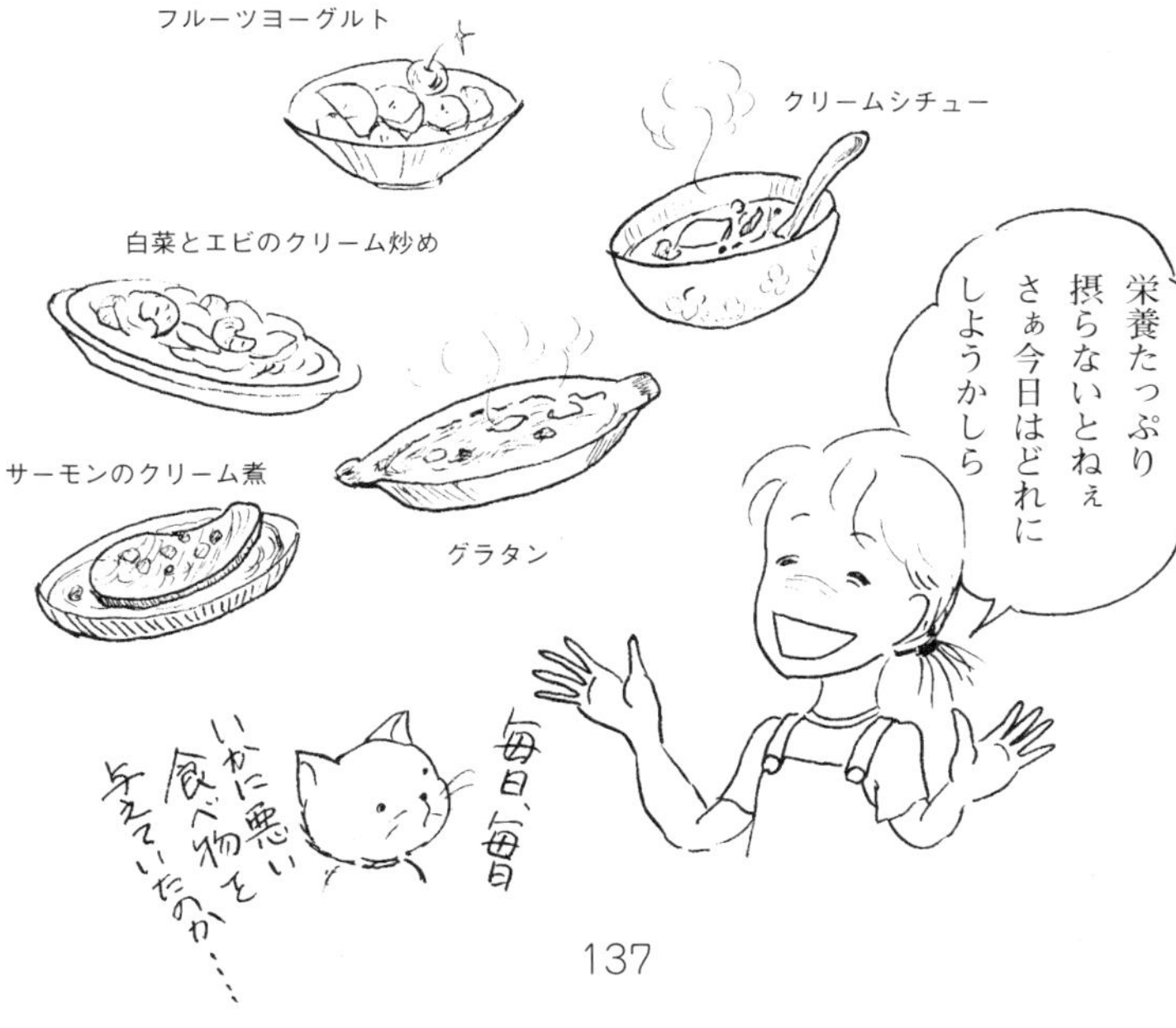

栄養たっぷり摂らないとねぇ
さぁ今日はどれにしようかしら
フルーツヨーグルト
クリームシチュー
白菜とエビのクリーム炒め
グラタン
サーモンのクリーム煮
毎日、毎日
いかに悪い食べ物を与えていたのか……

もちろん牛乳だけではありません。お肉も魚も野菜も大事。娘は肉の脂身が嫌いなので脂の少ない部分を焼いたり煮たり。魚嫌いにしたくないので調理を工夫、焼魚も煮魚も大好きに。つけ合わせに野菜をタップリ添えて。

おやつは子供にとって大切な栄養補給ですから体の弱い子にスナック菓子やカップに入ったもの、果汁の含まれない合成飲料は与えられません。子供が帰る時間までに手作りしたり、天然酵母のベカリーのパンや昔からの和菓子屋さんで買ったりしたものです。結構こだわっていたので。ケーキやクッキーは子供と一緒に作ったりもしました。

という理想的な食生活でタンパク質、カルシウム、ビタミンも充分とれている筈。お肉ばかりに偏っていないし、毎日必ず一食以上はご飯とお味噌汁を食べる和食中心の食事で、家族みんな野菜好きなのでバランスよく一日の必要量を食べていたし、外食はあまりしない、という超健康的な食生活を送っていたのです。

それなのに、なぜか家族全員が健康的とはいえず。

ちょいメタおやじのお父さんは睡眠時無呼吸症のうえ花粉症やらなにやら……。

ふくよかなお母さんはアトピー、ゼンソク、鼻づまり、他いろいろ、に苦しんでいて、子供はガリガリに痩せて病気がちで学校を休んでばかりで、おまけに頭も悪く……。


さて、そんな体の弱い娘が食事を玄米菜食に変えたところ、半年ですっかり健康になり学校も休まなくなりなりました。

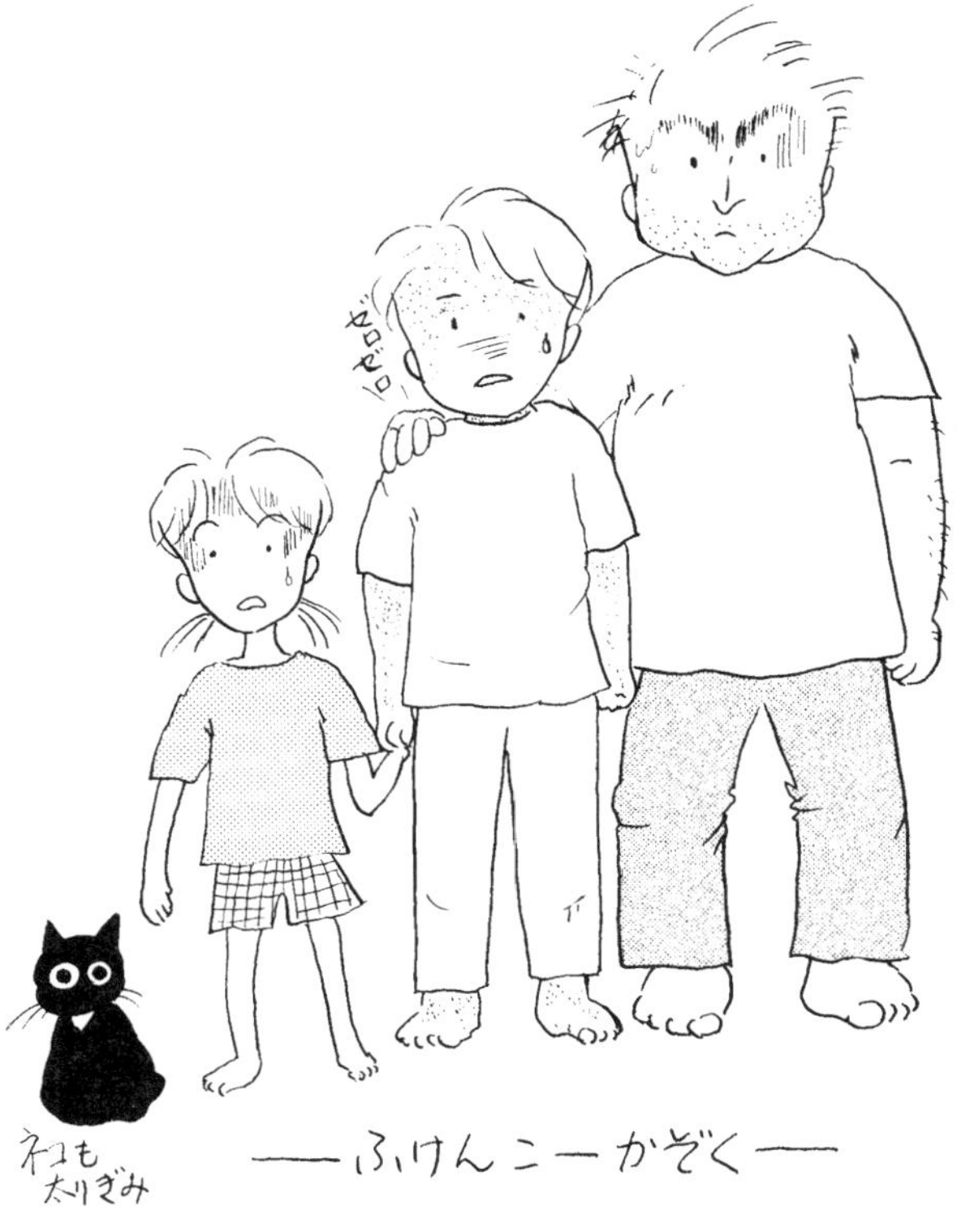
ゼロゼロ
ネコも
太りぎみ
—ふけんこーかぞく—

＜２００２年　中学二年の娘＞

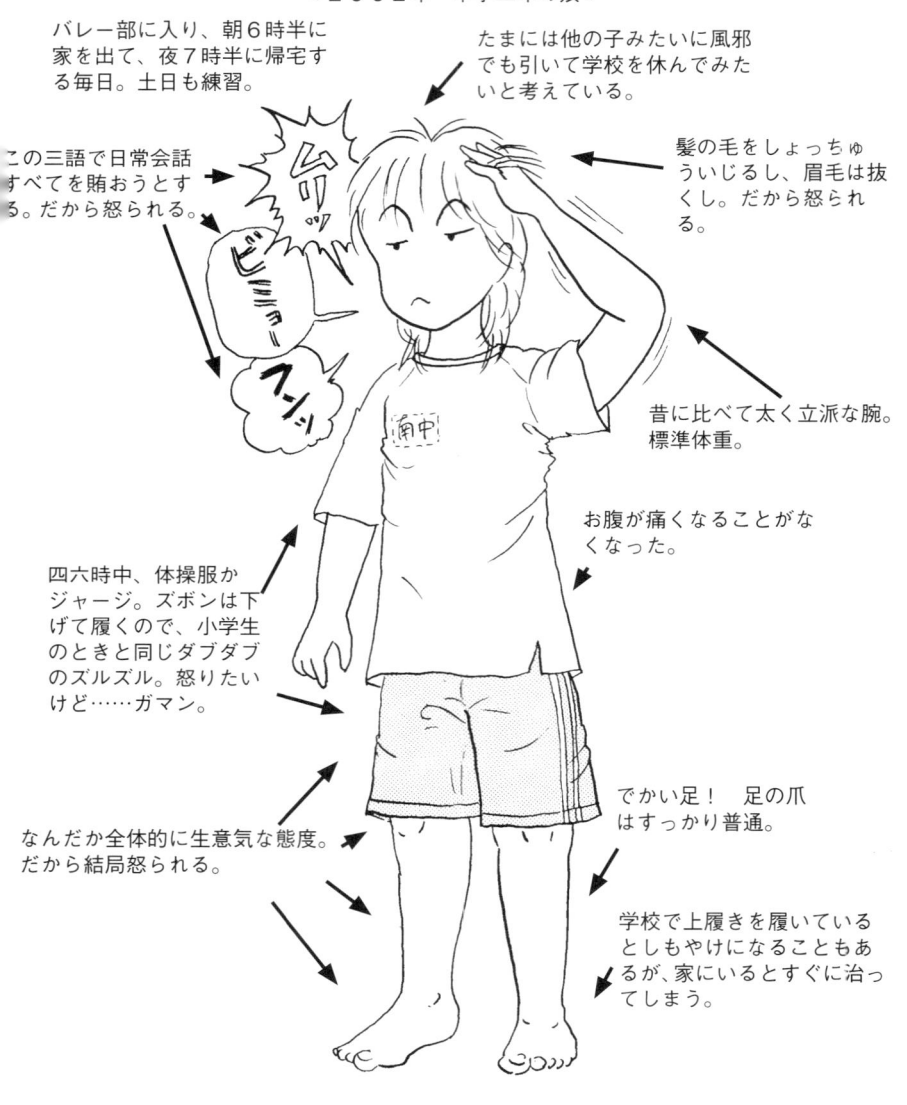

バレー部に入り、朝６時半に家を出て、夜７時半に帰宅する毎日。土日も練習。

たまには他の子みたいに風邪でも引いて学校を休んでみたいと考えている。

この三語で日常会話すべてを賄おうとする。だから怒られる。

髪の毛をしょっちゅういじるし、眉毛は抜くし。だから怒られる。

昔に比べて太く立派な腕。標準体重。

お腹が痛くなることがなくなった。

四六時中、体操服かジャージ。ズボンは下げて履くので、小学生のときと同じダブダブのズルズル。怒りたいけど……ガマン。

なんだか全体的に生意気な態度。だから結局怒られる。

でかい足！　足の爪はすっかり普通。

学校で上履きを履いているとしもやけになることもあるが、家にいるとすぐに治ってしまう。

そのほかにもこのような効果がありました。

・鼻づまりなし。
（鼻をかまなくなったのでティッシュを持たなくなり、ついでにハンカチも持たず。なんてだらしない!!　ハンカチで汗を拭く若者が希少価値があると、もてはやされるのも納得。）

・ケガ、傷の治りが早い。
（小学六年生のドッジボールで指を脱臼したときもお医者さんから治りが早いと言われ二週間かからず完治。中学の運動部にはつきものの大きなケガは一度もなく、突き指もすぐ治る。以前は病院がないと生きて行けない娘が、中学三年間は歯科二回（そのうち一回は病院の待合室のマンガ目的だったらしい）、外科一回だけでした。外科も、足が痛いというので連れて行ったものの、どうもバレー部で病院へ行ったことがないというのは一生懸命やっていないと見なされるし、少なくとも半年に一回は病院へ行く友達の話の輪に入れないので行きたかったようで。だからそう痛くもなかったらしく、学校では病院の袋のまま薬を持って行きこまめに湿布を貼り変えていたが、家では全く薬は貼らず、歩くのも普通。ただし薬を貼っていた三～四日はみんなと楽しく病院の話ができたようで、「あの病院はよくないってよ。○○病院や○△病院はもっと違う治療法があるって」などというありがたい情報を得意になって披露してくれました。）

・朝スッキリ起きられる。
（一度声をかければあとはきちんと支度をして食卓に来るので、忙しい朝に何度も行って起こさないと起きないなんてことはない。）
・皮膚も丈夫に。
（虫刺されもすぐ治り、炎症が起きなくなった。おまけにニキビ無しのスベスベの肌。）
・牛乳を飲まなくてもスラリとしている。
（両親はどちらかと言うとチビのほうなのに……。）
・乗りもの酔いがなくなった。

とにかくこんなに健康になったのです。

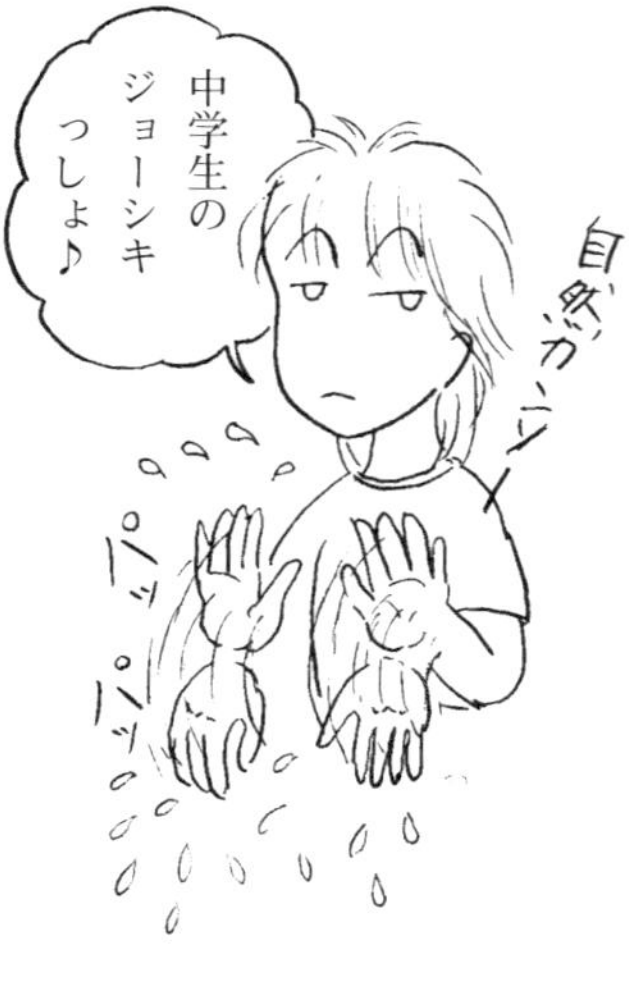
中学生のジョーシキっしょ♪
自然カンソー
パッパッ

では玄米野菜食とは、どんなものをどうやってどのくらい食べていたのか。娘の一週間のメニューを書いてみました。

小中学校は昼食は給食でした。給食センターから運ばれてくるもので、冷凍食品や加工食品が多かったそうです。娘は、食べてくれる友達がいないときは、嫌いな牛乳や脂っこいお肉などは残したそうです。昔と違い残さず食べる指導がなくなり子供への負担はなくなりましたが……でももったいない！

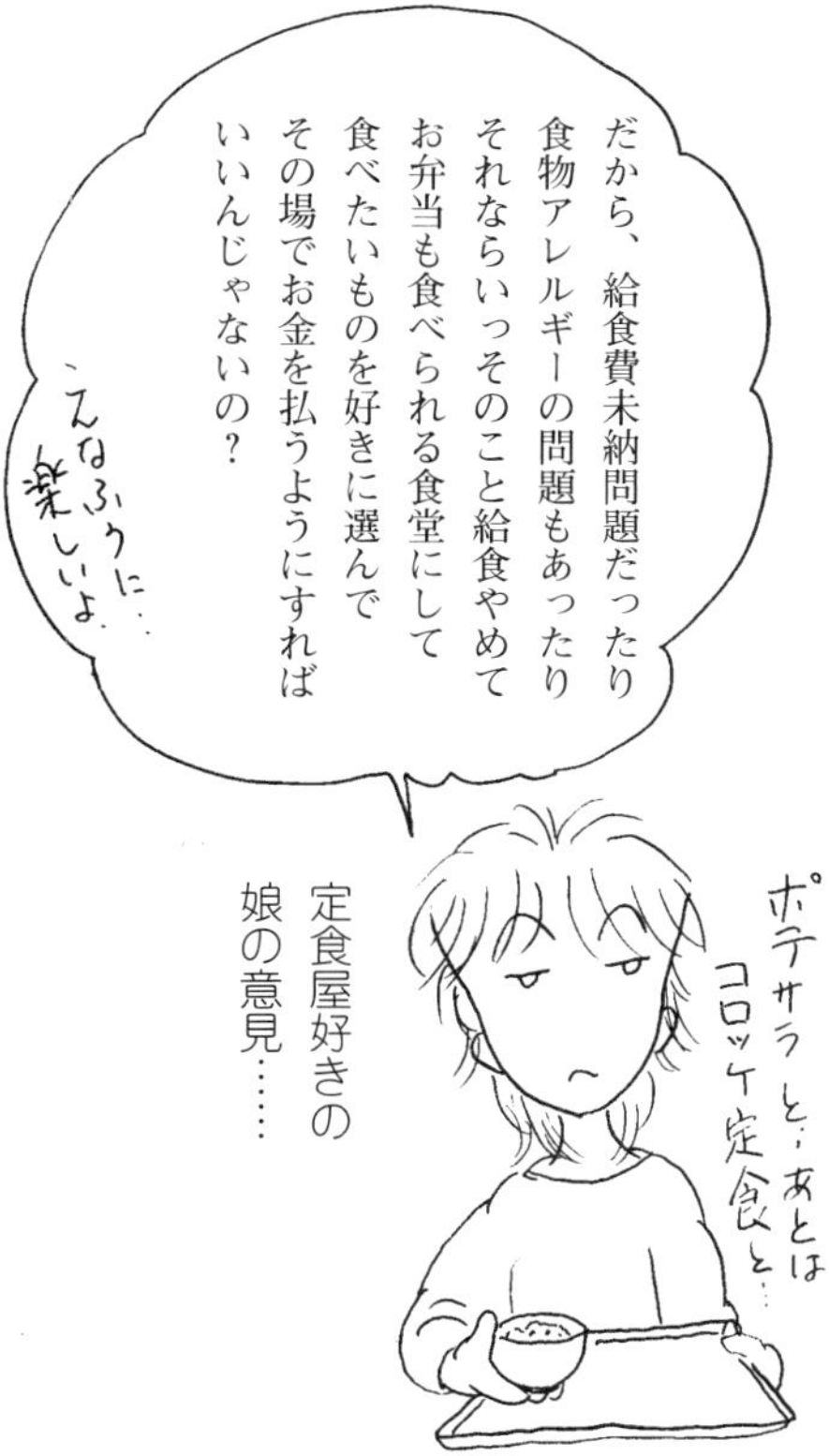
だから、給食費未納問題だったり
食物アレルギーの問題もあったり
それならいっそのこと給食やめて
お弁当も食べられる食堂にして
食べたいものを好きに選んで
その場でお金を払うようにすれば
いいんじゃないの？
こんなふうに…
楽しいよ。
ポテサラと…あとは
コロッケ定食と…

定食屋好きの
娘の意見……

《月曜日の献立》

—朝—

◇玄米もち＝海苔、醤油
◇みそ汁＝大根、玉ねぎ、小松菜、わかめ
◇小梅干し
◇番茶

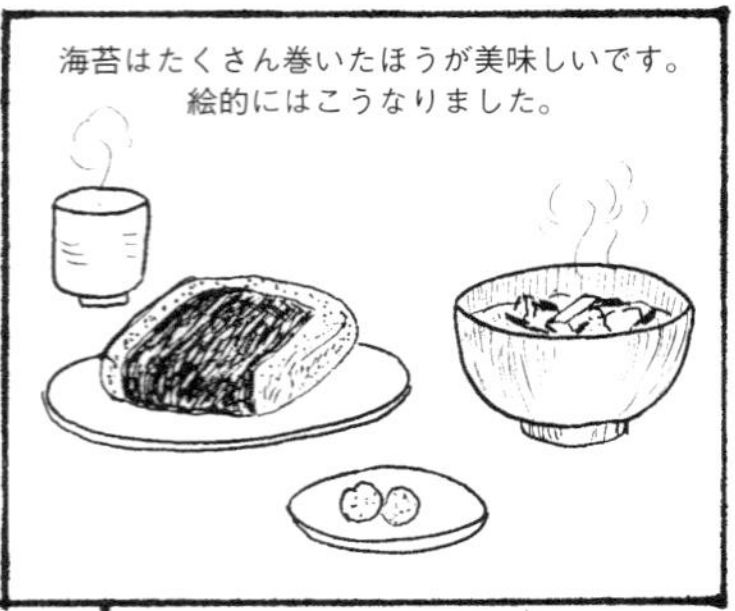
海苔はたくさん巻いたほうが美味しいです。
絵的にはこうなりました。

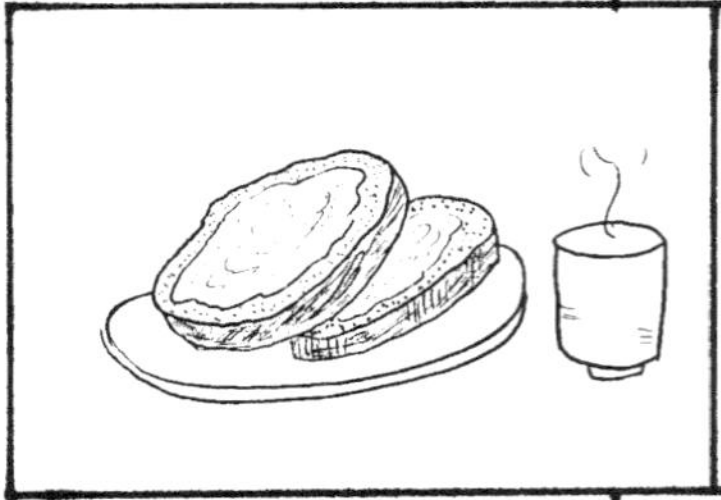

—おやつ—

◇全粒粉パン、練りゴマとハチミツ（国産純良天然）を混ぜて塗る
◇はと麦茶

—夕—

◇ご飯＝胚芽米、雑穀、すりごま
◇みそ汁＝玉ねぎ、椎茸、さつま芋、油揚げ、長ねぎ、小松菜
◇野菜炒め＝キャベツ、玉ねぎ、人参、モヤシ、ニラ、椎茸、ごま油、醤油、コショウ
◇大根おろし、しらす
◇ケツメイシ

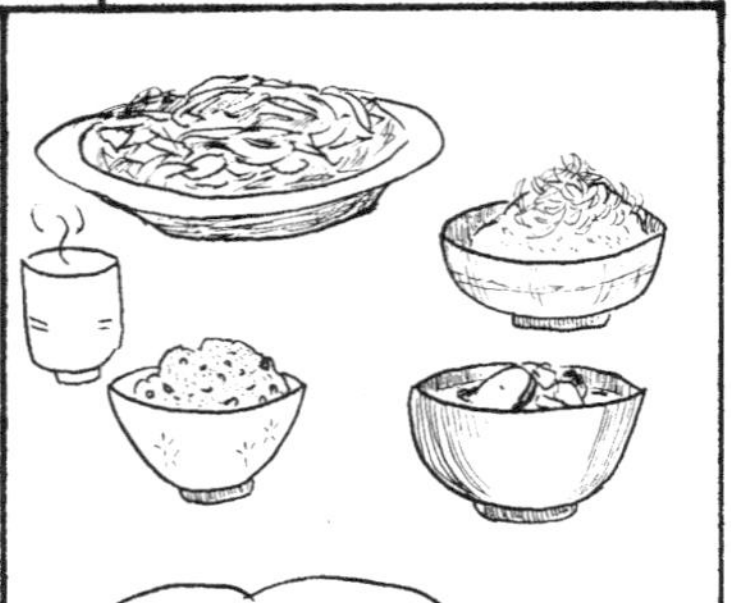

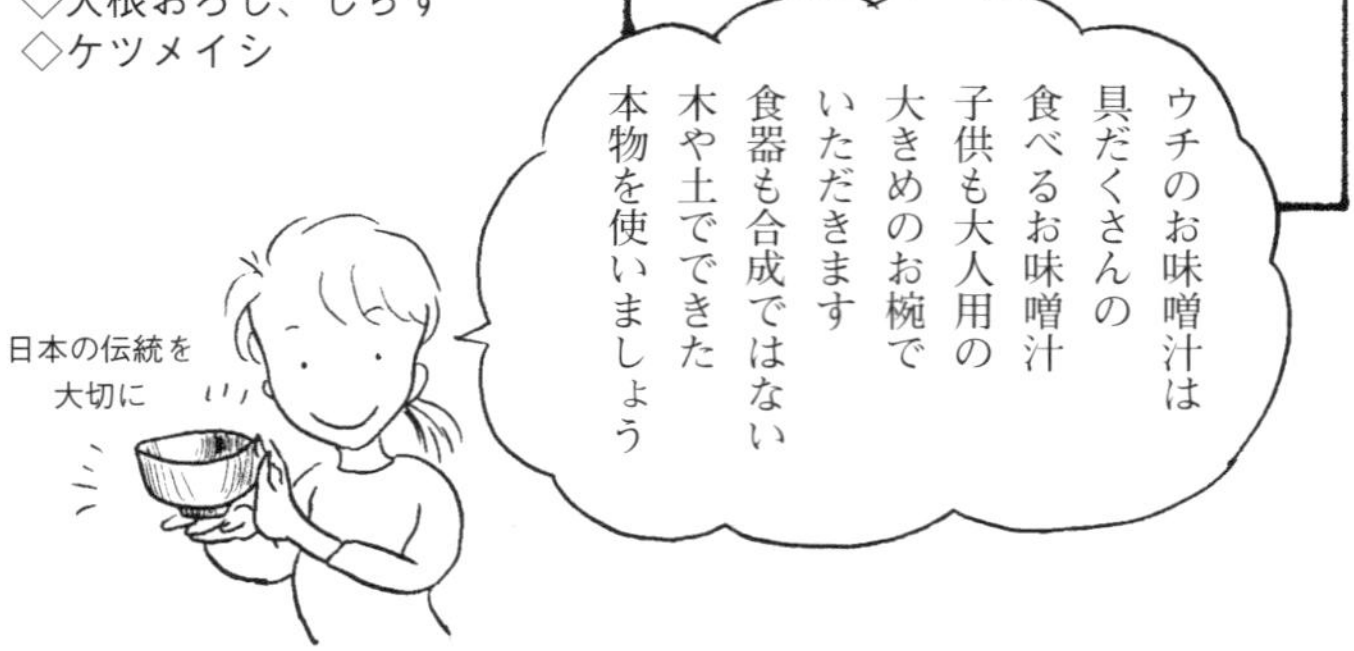
ウチのお味噌汁は
具だくさんの
食べるお味噌汁
子供も大人用の
大きめのお椀で
いただきます
食器も合成ではない
木や土でできた
本物を使いましょう
日本の伝統を
大切に

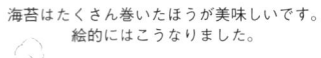

《火曜日の献立》

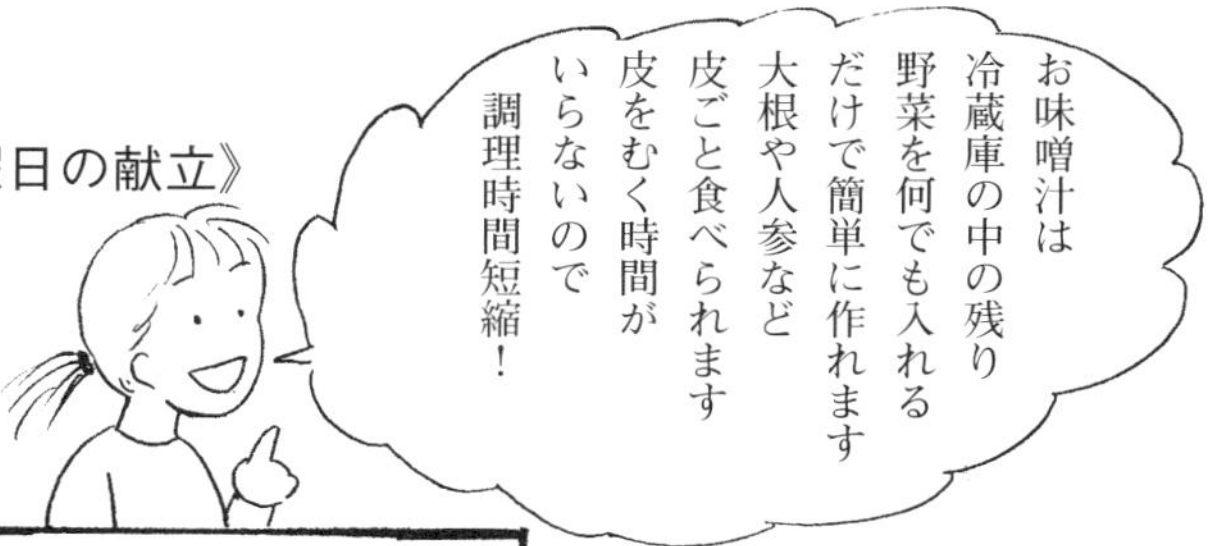
お味噌汁は
冷蔵庫の中の残り
野菜を何でも入れる
だけで簡単に作れます
大根や人参など
皮ごと食べられます
皮をむく時間が
いらないので
調理時間短縮！

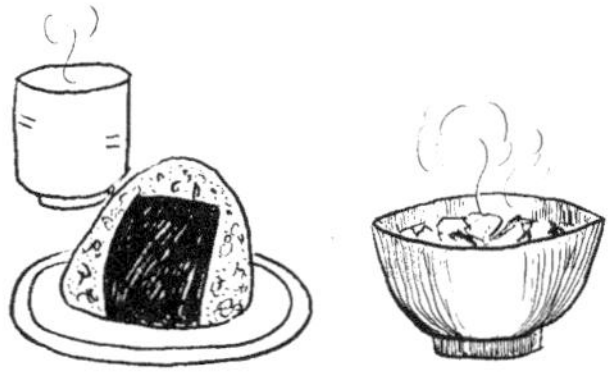

おにぎりには海苔を全面に巻いてね！

—朝—

◇おにぎり＝玄米、胚芽米、すりごま、梅干し、海苔
◇みそ汁（前日夕の残りに青菜を足して）
◇番茶

—おやつ—

◇茨城特産天日干しの干し芋（トースターで軽く焼いて）
◇はと麦茶

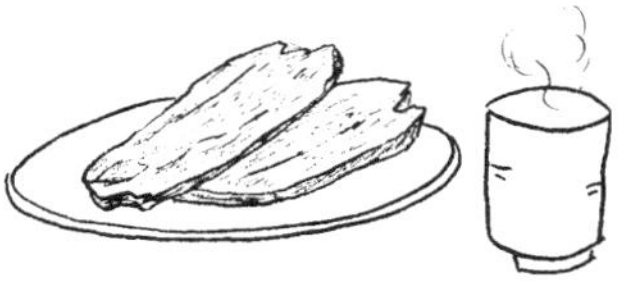

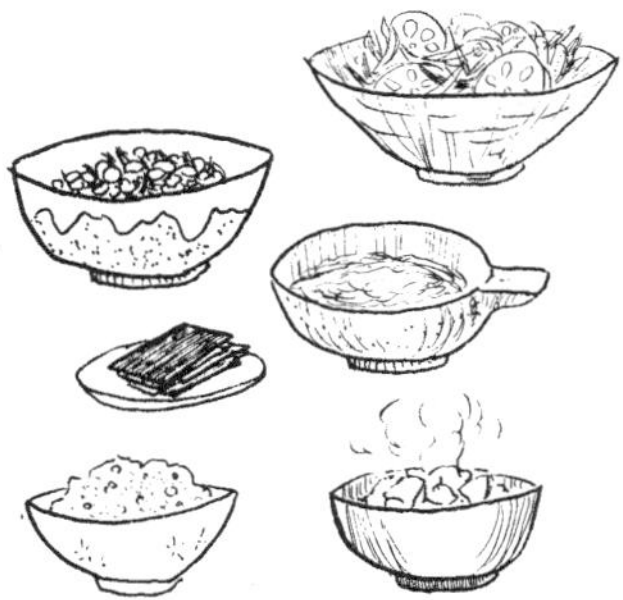

—夕—

◇ご飯＝玄米、胚芽米、すりごま
◇けんちん汁
◇根菜きんぴら
◇とろろ芋すりおろし
◇納豆、長ねぎ、自家製昆布佃煮
◇海苔

《水曜日の献立》

―朝―

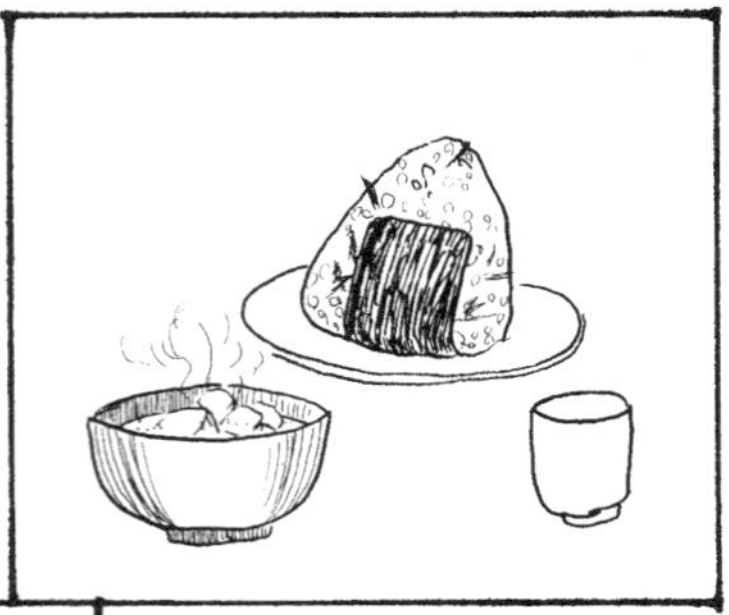

◇おにぎり＝玄米、胚芽米、すりごま、梅干し、前日夕の残りのきんぴらごぼう
◇けんちん汁（前日夕の残り）◇番茶

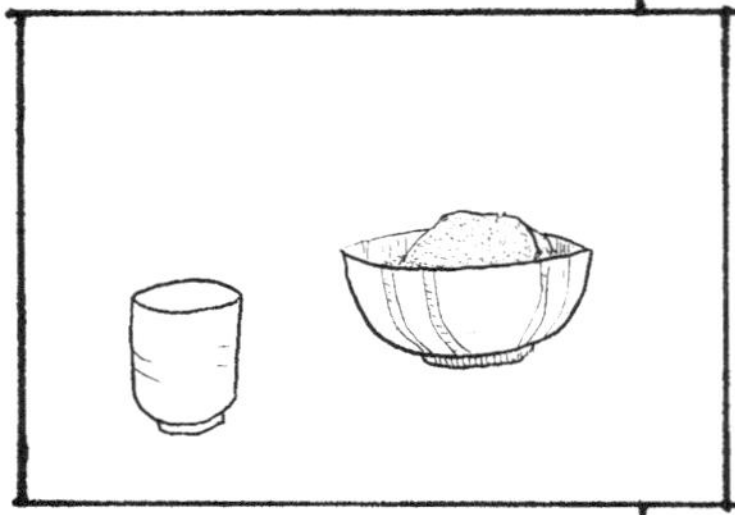

―おやつ―

◇玄米餅＝ハチミツ、きな粉
◇はと麦茶

―夕―

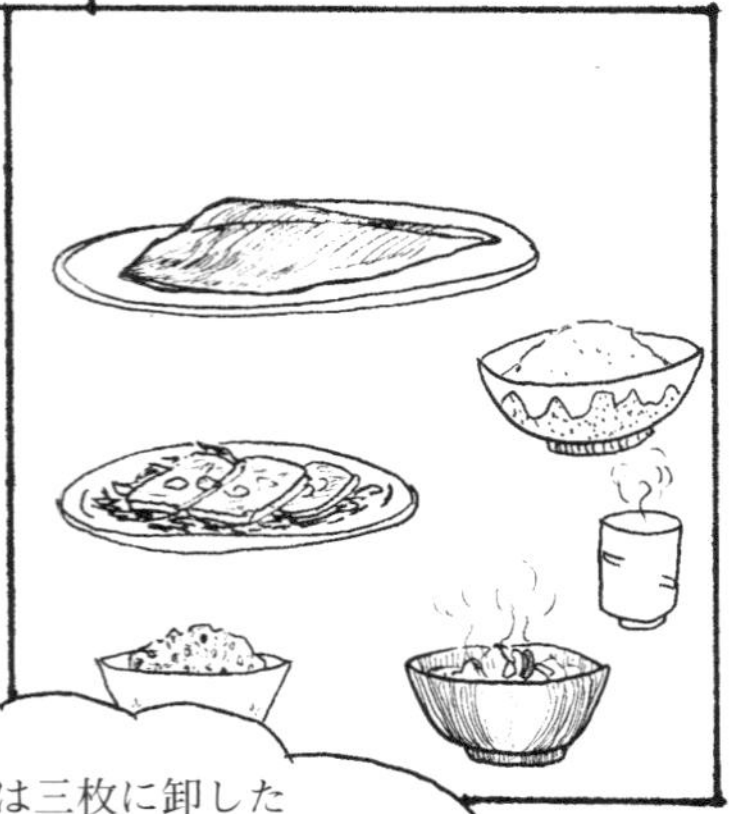

◇ご飯＝胚芽米、雑穀、すりごま
◇みそ汁＝玉ねぎ、椎茸、ジャガイモ、人参、大根、長ねぎ、小松菜、わかめ
◇豆腐ステーキ＝ニンニク、玉ねぎ、人参
◇大根おろし；大根$\frac{1}{3}$
◇さば塩焼き（三枚に卸した物１枚を親子三人とネコ）
◇ケツメイシ

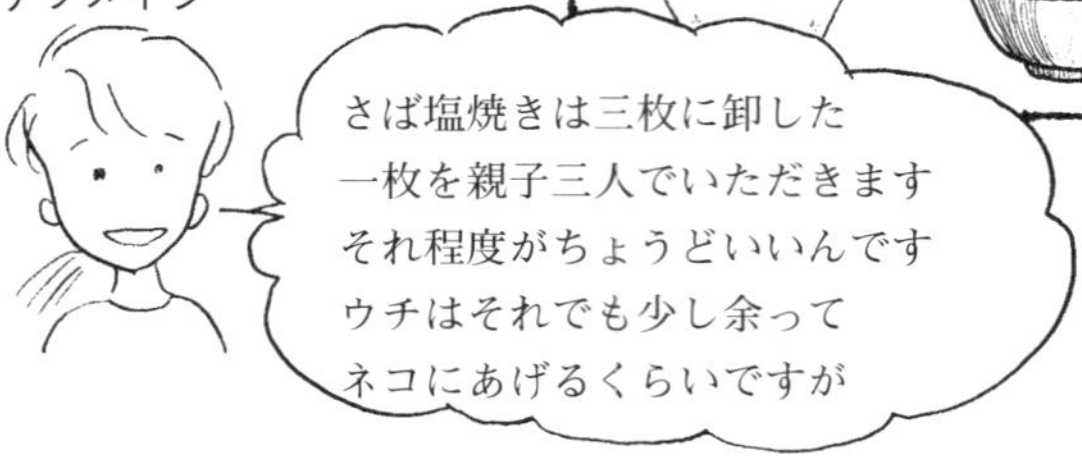
さば塩焼きは三枚に卸した
一枚を親子三人でいただきます
それ程度がちょうどいいんです
ウチはそれでも少し余って
ネコにあげるくらいですが

《木曜日の献立》

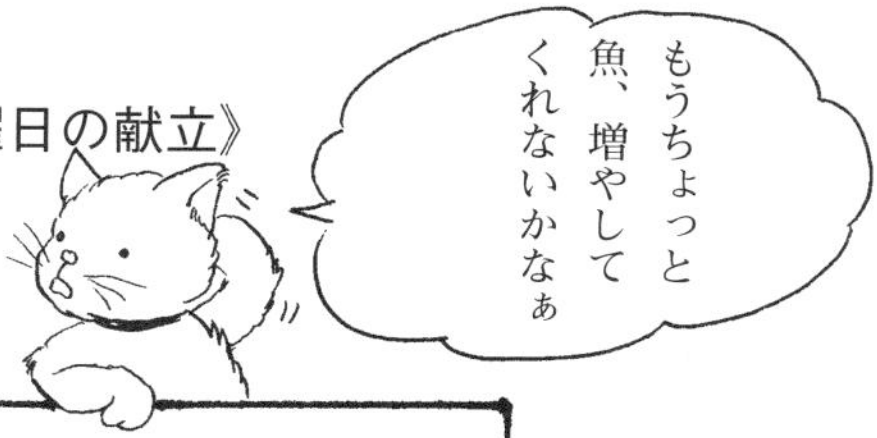

もうちょっと魚、増やしてくれないかなぁ

ネコのぼやき

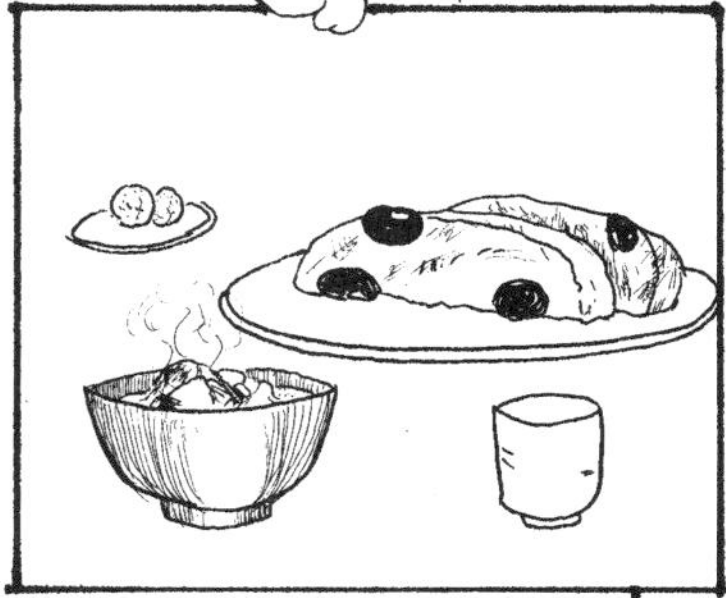

—朝—

◇焼豆餅
◇みそ汁＝前日夕の残りに青菜をたして
◇小梅干し
◇番茶

—おやつ—

◇寒天ゼリー＝果物缶、蜂蜜
◇はと麦茶

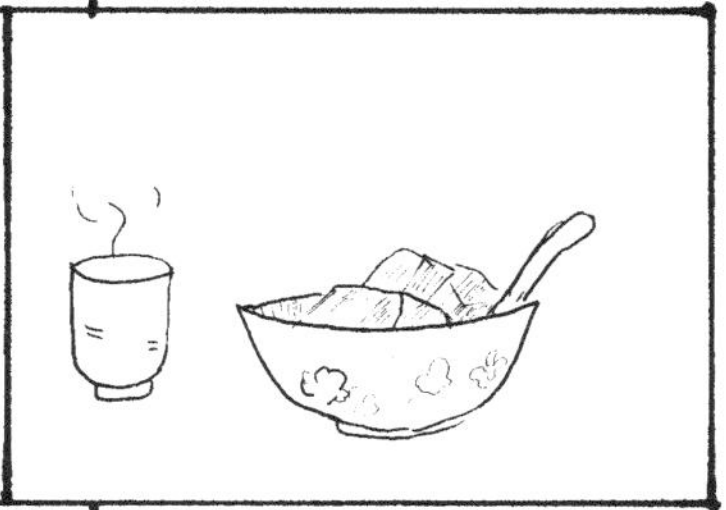

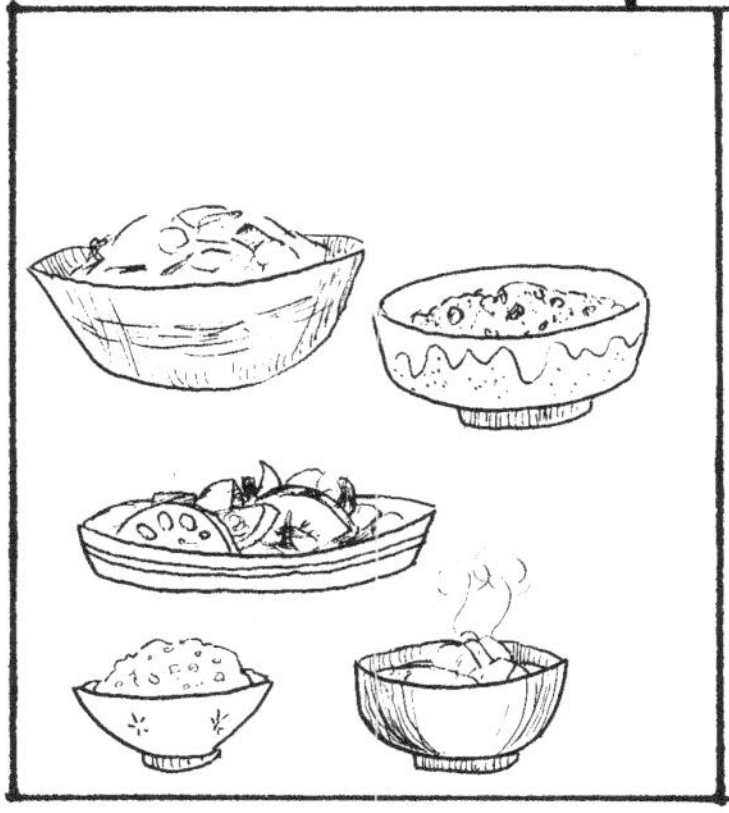

—夕—

◇ご飯＝玄米、胚芽米、すりごま
◇みそ汁＝南瓜、人参、大根、玉ねぎ、油揚げ、小松菜
◇炒り豆腐
◇ゴロゴロ野菜のソテー＝レンコン、カボチャ、人参、玉ねぎ、椎茸、しめじ、ピーマン、塩、コショウ、ごま油
◇わかめ、キュウリ、トマト、人参、玉ねぎのゴマドレッシング和え

《金曜日の献立》

—朝—

◇焼玄米ヨモギもち＝海苔、醤油
◇みそ汁＝大根、玉ねぎ、椎茸、わかめ、小松菜
◇小梅干し
◇番茶

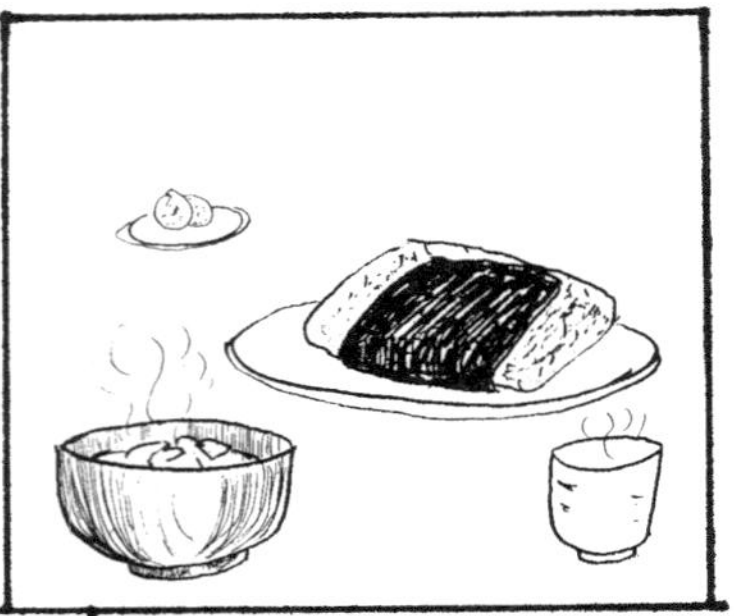

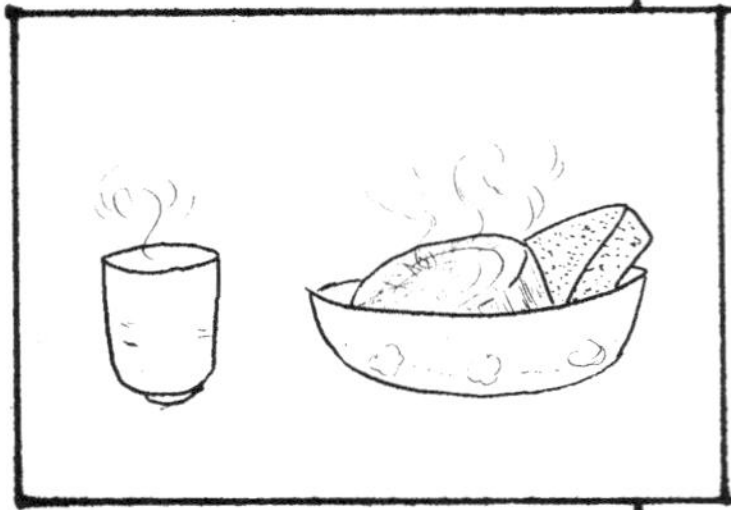

—おやつ—

◇コンニャク、ジャガイモ（夕食のおでんの中から）
◇はと麦茶

—夕—

◇ご飯＝玄米、胚芽米、すりごま
◇みそ汁＝豆腐、玉ねぎ、小松菜、わかめ、長ねぎ
◇おでん＝大根、コンニャク、ジャガイモ、昆布、ちくわぶ、さつま揚げ、つみれ（練り製品は無添加のもの）
◇ほうれん草のゴマ和え

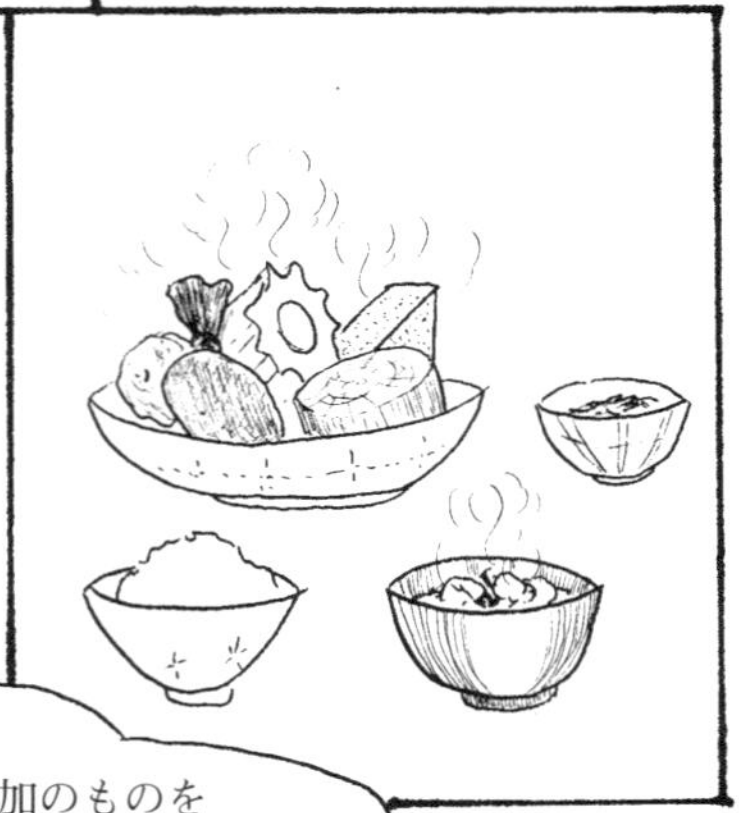

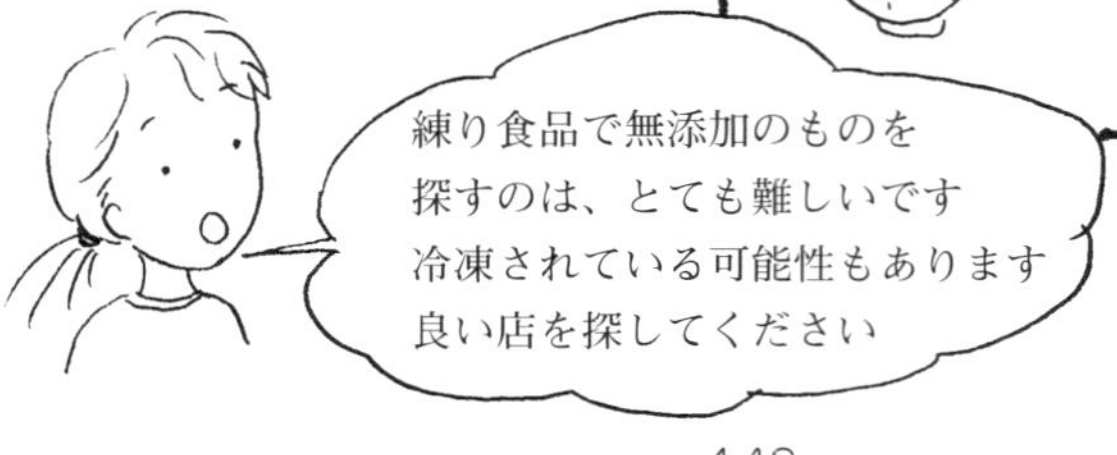
練り食品で無添加のものを
探すのは、とても難しいです
冷凍されている可能性もあります
良い店を探してください

《土曜日の献立》

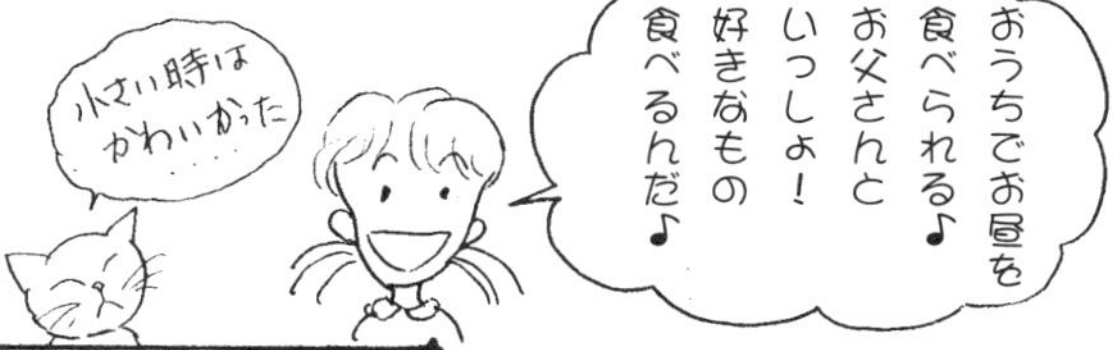
おうちでお昼を食べられる♪お父さんといっしょ！好きなもの食べるんだ♪
小さい時はかわいかった……

おにぎりは海苔を全面に巻いて
焼くととても美味！

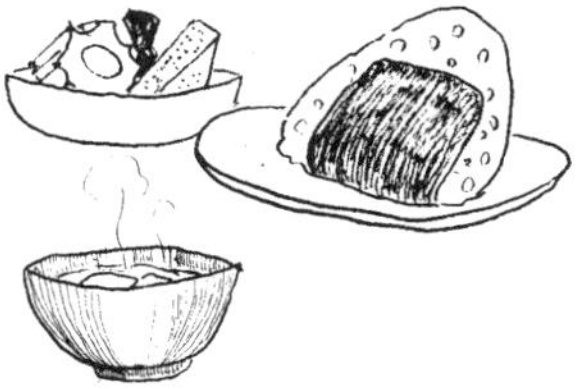

—朝—

◇焼おにぎり＝すりゴマ、昆布佃煮、梅干し、海苔（前日夜残りご飯で作り朝焼く）
◇みそ汁＝玉ねぎ、わかめ、キャベツ
◇おでん（前日残り）
◇番茶

—昼—

◇きのこスパゲティー＝椎茸、えのき、舞茸、しめじ、エリンギ、玉ねぎ、人参、ピーマン、醤油、コショウ、オリーブ油、海苔、すりごま
◇野菜スープ
◇番茶

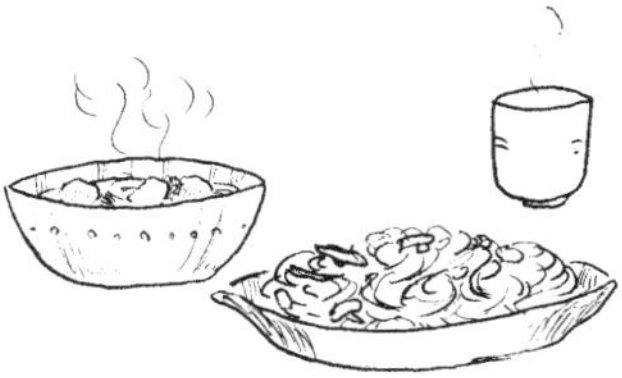

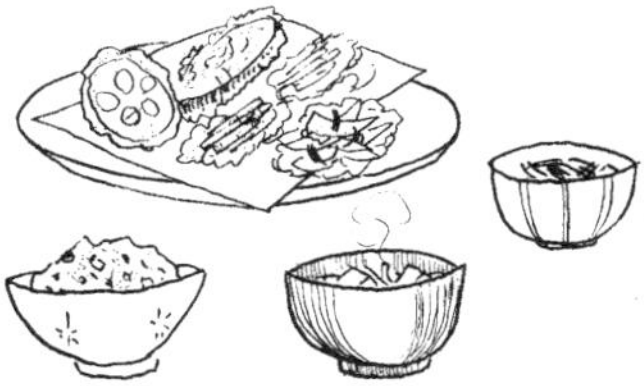

—夕—

◇ご飯＝胚芽米、雑穀、すりごま
◇みそ汁＝豆腐、大根、わかめ、長ねぎ
◇全粒粉の天ぷら＝さつま芋、人参、ゴボウ、レンコン、玉ねぎと干しエビのかき揚
◇大根おろし
◇ショウガおろし
◇ほうれん草おひたし

《日曜日の献立》※義母と一緒の食事

—朝—

◇焼おにぎり天ぷら入り（前日夜残りご飯で作り朝焼く）
◇みそ汁＝豆腐、大根、小松菜、わかめ、長ねぎ
◇小梅干し

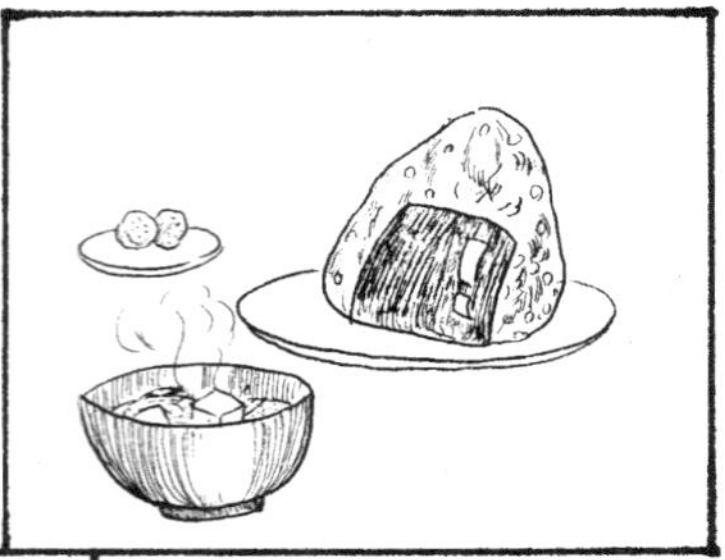

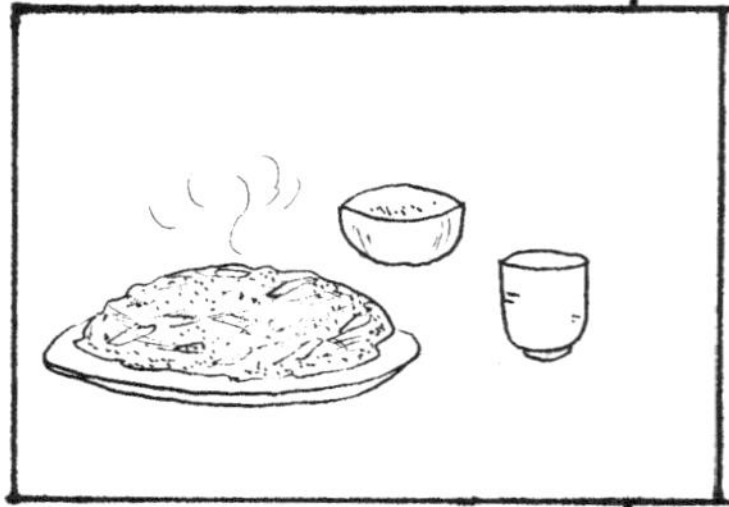

—昼—

◇お好み焼き＝全粒粉、玄米粉、キャベツ、長ねぎ、ニラ、長芋、干しえび、スルメイカ、卵（三人分で１〜２個）すりゴマ醤油で食べる
◇はと麦茶

—夜—

◇ご飯＝胚芽米、雑穀
◇みそ汁＝大根、人参、玉ねぎ、油揚げ、小松菜、長ねぎ
◇カレイの煮付（二人で一切れ）
◇海鮮サラダ＝イカ刺し、ホタテ、わかめ、玉ねぎ、人参、キュウリ、水菜、トマト、ブロッコリー、ゴマドレッシング
◇大豆煮物
◇ジャガイモ炒め＝ジャガイモ、玉ねぎ、人参、冷凍コーン
◇小松菜おひたし

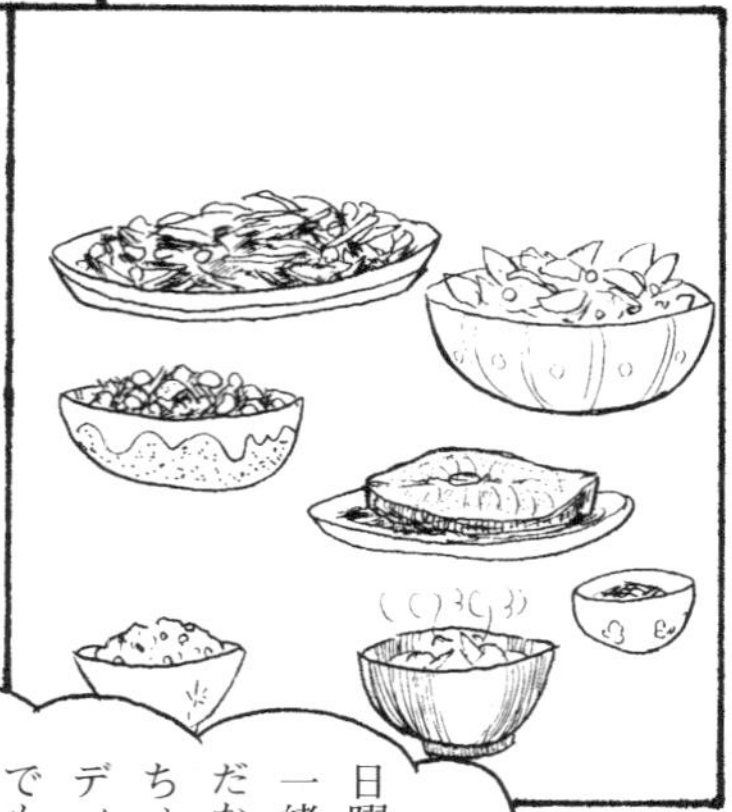

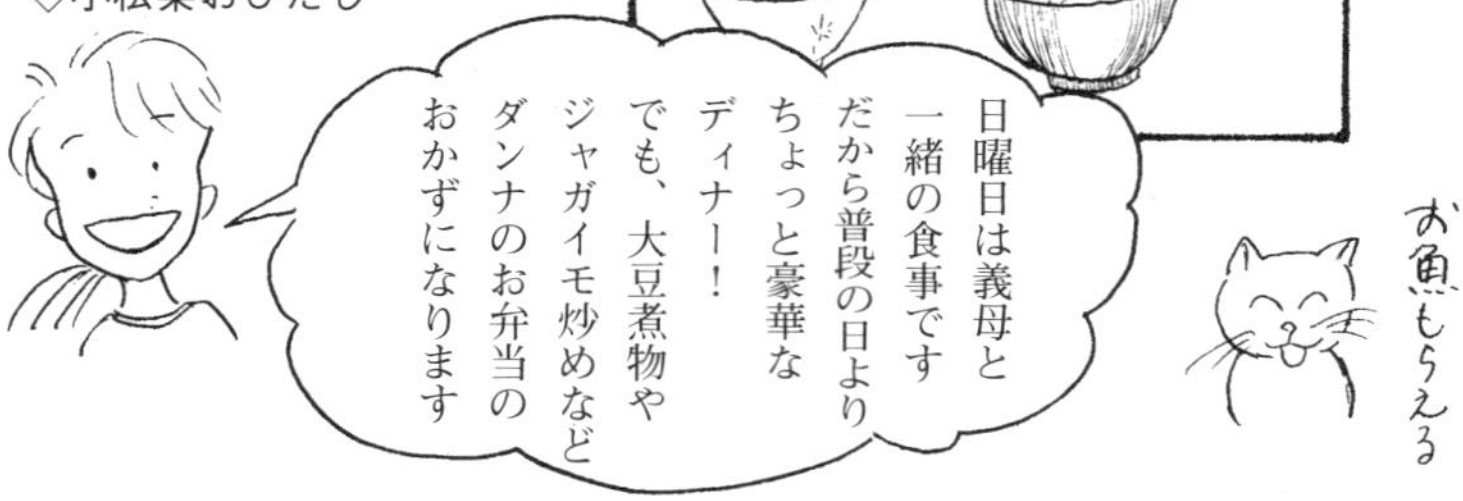
日曜日は義母と一緒の食事です
だから普段の日よりちょっと豪華なディナー！
でも、大豆煮物やジャガイモ炒めなどダンナのお弁当のおかずになります
お魚もらえる

《火曜日のレシピ》

けんちん汁の作り方

①ごま油を引いたお鍋に豆腐をつぶし入れ、形がなくなるまでよく炒める。

②大根、人参（いちょう切り）ささがきごぼう（アク抜きなし)、玉ねぎ、里芋を入れ火が通るまで炒める。

③水３～４カップ、日本酒⅓カップを入れる

④沸いてきたら油揚げ、きのこ類、細かく刻んだ大根葉、長ねぎを入れ煮えたらお味噌を入れて出来上がり。

根菜きんぴらの作り方

①レンコン約 300 ｇ、ゴボウ１本、人参１本、コンニャク一枚、鶏ササミ３枚をごま油を引いた大きめのフライパンでよくいためる。

②日本酒、ハチミツまたは精白していない砂糖、醤油で味付けし汁気がなくなったら出来上がり。

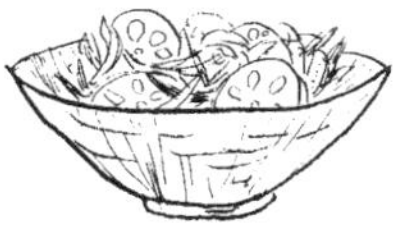

《水曜日のレシピ》

豆腐ステーキの作り方

①切った豆腐をごま油を引いたフライパンで焦げ目が付くまで弱火でゆっくり焼く。

②火を強くしてみじん切りのニンニク、細く刻んだ人参、スライスした玉ねぎをフライパンの空いている所に入れ、炒めながら醤油を全体に回しかける。

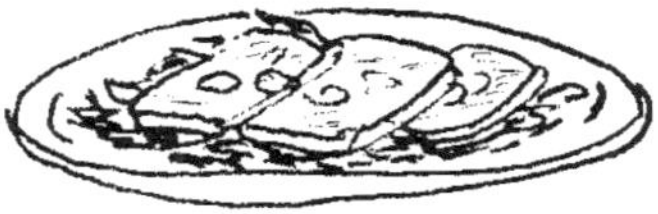

＜青野菜の茹で方＞

おひたし、ごま和えの下ごしらえ

※ほうれん草、小松菜、春菊、菜の花、ブロッコリー、絹さやなどを茹でる際に、お湯の中に溶け出るビタミン、ミネラルをできるだけ少なくしましょう。

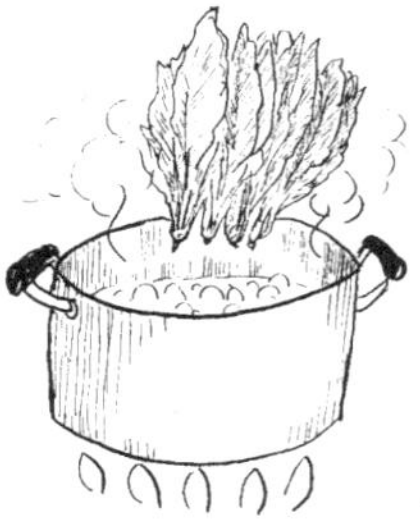

①青菜を入れるときに、温度が下がらないように、たっぷりのお湯で茹でる。

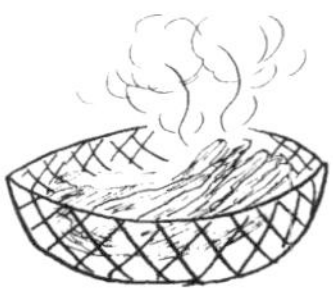

②再沸騰して5～10秒で湯から上げる。

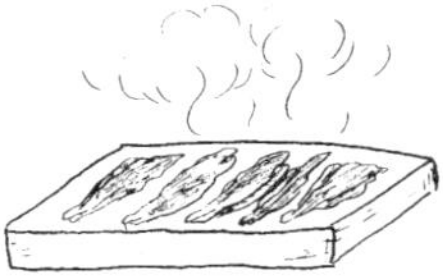

③まな板の上やざるなどに広げて冷ます。冷水に取らなくても、色は変わりません。

《木曜日のレシピ》

炒り豆腐の作り方

①玉ねぎ½個、人参½本、椎茸3～4個、舞茸1パックをみじん切りにし、ごま油を熱したフライパンで炒める。

②ハチミツ少々、味醂大さじ1、醤油大さじ3で味付け。

③豆腐1丁を崩しいれて炒め、水分が少なくなったら卵（平飼い有精卵）を入れ一煮立ち、味見をして足りないようなら調味料をたす。

④細かく刻んだ小ねぎ½把を入れかき混ぜ火を止める。

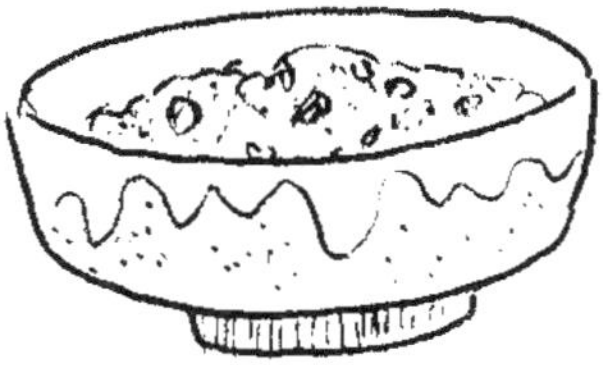

ゴマドレッシングの作り方

①練りゴマ（国産100%）大さじ3、酢大さじ3、醤油大さじ2、ハチミツ大さじ2。

野菜スープの作り方

①深鍋で玉ねぎ１個分、人参½本をみじん切りにしたものをごま油でよく炒める。

②鰹節または煮干のだし汁３～４カップ、塩コショウ少々。

③玉ねぎ½個、人参½本をすりおろしたものとジャガイモを皮付きのまま一口大に切り、お鍋に入れる。

④ジャガイモが軟らかくなったら、ザク切りしたキャベツを入れる。

⑤味見をして塩コショウで整え、隠し味にハチミツ少々。

※トマト、きのこ類、ほうれん草、セロリなど具をいろいろ加えても美味しい、洋食和食どちらにも合うスープです。

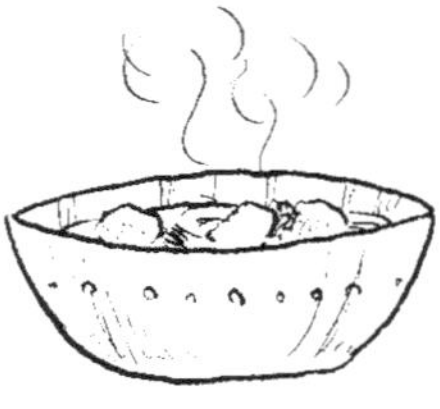

大豆煮物の作り方

①大豆２カップは水洗いして鍋に入れ、３倍の量のお湯を入れ蓋をして３～４時間置く。

②そのまま火にかける。弱火で煮てアクが多く出てきたらすくう。

③人参小１本いちょう切り、ゴボウ１本乱切り、レンコン300ｇいちょう切り、コンニャク１丁一口大、鶏胸肉200ｇ一口大、ヒジキ20ｇを水戻しして鍋に入れる。

④日本酒１カップ、ハチミツ大さじ２～３、醤油½カップ、味はお好みで調節。

⑤蓋をして弱火で汁気がなくなるまで煮る。

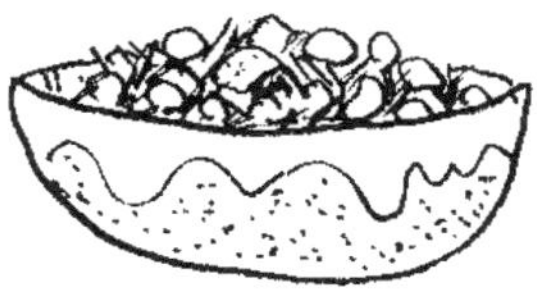

ここに書いたものだけでなく、食事には必ずぬか漬けが付きます。たとえスパゲティーなどの洋食でも。他に常備食、手作りの昆布佃煮、フキ味噌、らっきょう、ショウガ漬け、ちりめん、夕べの残りものなど。

なぜ、栄養が少ないといわれるものを食べただけで健康になれたかというと、お肉、牛乳、卵などの動物性タンパクや白米や白砂糖などの精白された食品、添加物の入った食品など現代人が常食しているものは日本人本来の正しい食べものではないことと、食品に含まれる栄養がそのまますぐに人の栄養として使えるわけではないからです。

食べものを食べると必要な栄養は骨や筋肉を作るのに使われますが、本来の正しい食べものでないものは体に入っても、消化吸収されてからすぐに分解代謝し、排出できる形にしてから体外に出されているのです。必要なものだけだったら消化吸収だけで済み普通に健康体ができるのですが、体に必要のない栄養は分解代謝と言う余計な作業が加わりその分体の負担が増えてしまうのです。また体本来の食べものでないということは、体を作るための良い材料がとても少ないので健康な体を作ることができないのです。

必要のないものを消化吸収させられていた胃腸は相当弱っていたのでしょう。だから娘はいつもお腹が痛かったのです。

動物は、栄養が多い少ない関係なく、食べたものを使って体に必要なものを体の中で作りだせる機能を備えているのです。つまり違う動物の体内で作られたカルシウムを取らなくても、良い材料さえあれば体の中で骨を作ることができるのです。

確かに牛乳が体質に合う人もいるでしょう。

けれども、ときどき耳にするウワサ。

「乳牛に与えている薬剤の影響で牛乳を飲んだ子の背が伸びる。だから丈夫な骨ができているわけではないので最近の子は骨折しやすい」

「最近の女の子が低学年で生理になる子が増えているのは牛乳のせいだ」

「乳がんが増えているのは、薬を投与された乳腺炎の牛の牛乳のせい」とか……。

もちろんどれも無責任な都市伝説的なウワサ話です。

でもこのようなウワサ話がいろいろなところから聞かれるのは、「牛乳を飲めば健康になる」という定説に対して、「なんだかおかしい」と感じる人が増えているからではないでしょうか。

牛乳は健康になるための食品ではありません。

美味しく食卓を豊かに幸せにする食品なのです。

生クリームたっぷりのケーキ、シチューやグラタンは毎日食べるものではなく特別な時のご馳走なのです。

だから本当は、牛乳は健康な牛から少量しか取れない貴重品でなくてはいけないのです。


酪農家の皆さんは安さ重視の大量生産ではなく、命ある牛のことを一番に考え、大切に手間をかけて育ててとれた牛乳はそれに見合う高い値段で売ってくれればいいのです。


「高いと売れない」と反論する人、その考えは古いです。

今求められているのは食の安全！

飼料の高騰などで将来性を感じられない酪農業界は生産の姿勢を見直すときなのではないでしょうか。

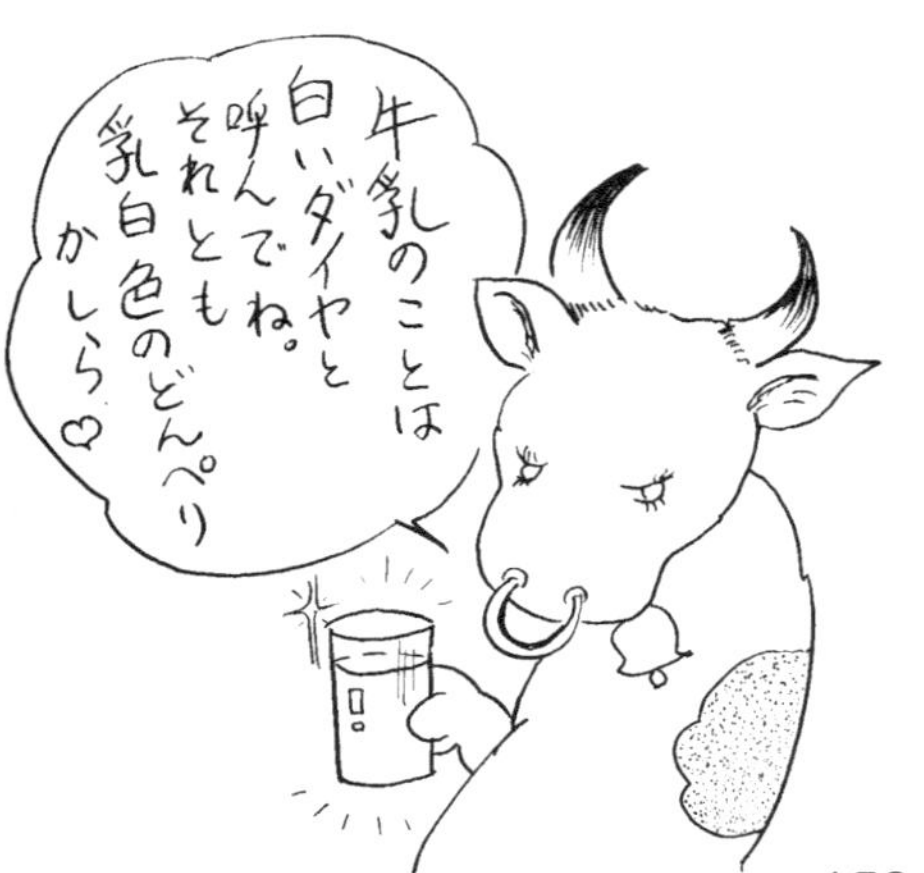
牛乳のことは
白いダイヤと
呼んでね。
それとも
乳白色のどんぺり
かしら♡

子供の手当て

子供が急にお腹を壊したら？
子供が急に熱を出したら？
小さな子供の容態は
急変しやすいもの
親としてはとても心配です

でも体内に入った毒物を
早急に出す反応が下痢
体内に侵入したウィルスを
殺すための反応が発熱です
自然療法では両者を
無理に止めることはしませんが
苦しんでいる我が子を
放っておくわけにもいきません
そのための大人にも使える
手当てを紹介します

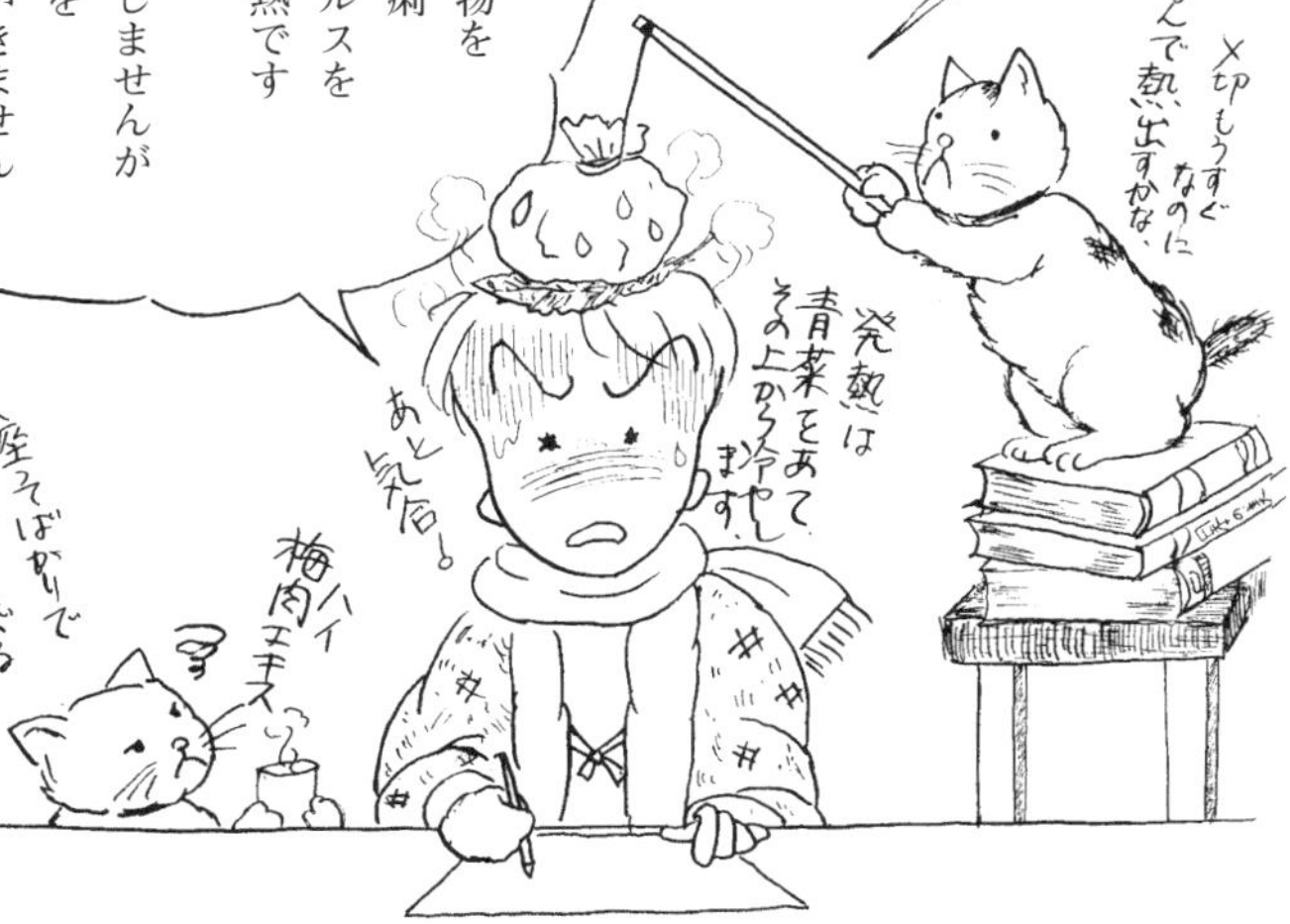
〆切もうすぐなのに
なんで熱出すかな。
発熱は青菜をあてて
その上から冷やします。
あと気合。
ハイ
梅肉エキス
座ってばかりで
悪い物食べるから…

《子供が急に熱を出したら》

・発熱時の手当て

38℃以上の高熱があり、頭が痛いときは豆腐パスタが良く効きます。体内の毒素も引き出してくれるようで、一時間ほどでパスタが乾いて色が変わります。新しいものに取り替えましょう。

熱は出切らないと下がりません。熱冷ましの薬のように、すぐに下がらないからといって効かないと思わないでください。手当てで熱が下がったときのほうが、薬で熱を下げたときより体がすっきりして、体力もすぐに戻ります。

体に抵抗力ができるのか、ぶり返すこともありませんし、その後熱やウィルスに強い体になるようです。虚弱体質だったウチの子供も、シーズン中に何度も風邪を引くということがなくなりました。

37℃台の微熱のときは、青菜（小松菜など）を二～三枚おでこに貼り、その上からタオルで冷やします。氷で冷やすと冷たすぎて、皮膚がしもやけのようにひりひりしてくることがありますが、青葉湿布ならそのようなことはなく、優しく熱を取ってくれます。

夜寝るときは、氷枕の上に少し多めに青菜を敷き、その上に頭を乗せて寝ると良いです。

※発熱時の注意

子供の容態は急変しやすいものです。この手当てなら、おでこからバスタや青葉が落ちないようにしたり、乾いたものを取り替えたりすることで、四六時中子供の様子を見ることができます。その際に、子供の呼吸や顔色をよく見てください。子供の体に異変が起きていたら、普通と違うことがわかるはずです。そのときはすぐに病院に連れて行きましょう。

ただし、特に夜間など診療時間外の場合、救急車を呼んでもなかなか診てもらえる病院が見つからないときがあります。そんなときは、あれこれ走り回るよりも、電話で病院を探している間に、豆腐バスタの手当てを続けてください。同時にお腹と肝臓にコンニャク湿布（またはショウガ湿布）をすることで、待っている間に重症化するのを少しでも防いでくれます。

・発熱時の食事

食欲がなければ無理に食べさせません。「病気のときほど栄養のあるものを」と思いこんでいる人が多いようですが、食欲がないということは、消化器官も休みたがっているのです。

熱があるときは、口当たりの良いものをほしがります。市販のプリンやゼリーなどは手軽で子供も喜びますが、添加物や白砂糖が含まれていて、体に悪いです。すりおろしりんごや手作り寒天をハチミツで味付けしたものなど、治病食を食べることをこの機会に教えてあげてください。

食欲が出てきても、すぐに一般食を食べさせてはいけません。食べられなかった期間に応じて、その分養生が必要です。最初は玄米重湯、玄米おかゆ、玄米おじや……というように、徐々に食事を戻していきましょう。

殺菌力の高い梅干しは、ウィルスと戦う体を助けてくれます。手作りの梅干し、または市販でも添加物の入っていない塩だけで漬けた天日干しのものを食べましょう。

・発熱時の飲みもの

市販のジュース、牛乳、お茶などはよくありません。ビワの実のハチミツ漬けや梅肉エキスをお湯で溶いてハチミツで味付けしたものが最適です。殺菌力があり、ミネラルも豊富な梅肉エキスは、薬より体に優しく作用します。

《鼻づまり》

鼻づまりの正体は、代謝しきれなかった動物性タンパク質と脂肪です。食事を玄米野菜食にするだけで、新陳代謝の良い子供の体なら、すぐに日常的な鼻づまりはなくなります。

風邪などでひどい鼻づまりのときは、鼻にコンニャクショウガ湿布、またはコンニャクビワの葉湿布をしてあげましょう。

・鼻の穴をふさがないように10～15分湿布します。コンニャクは市販のものを子供の顔に合わせて小さく切ると良いです。

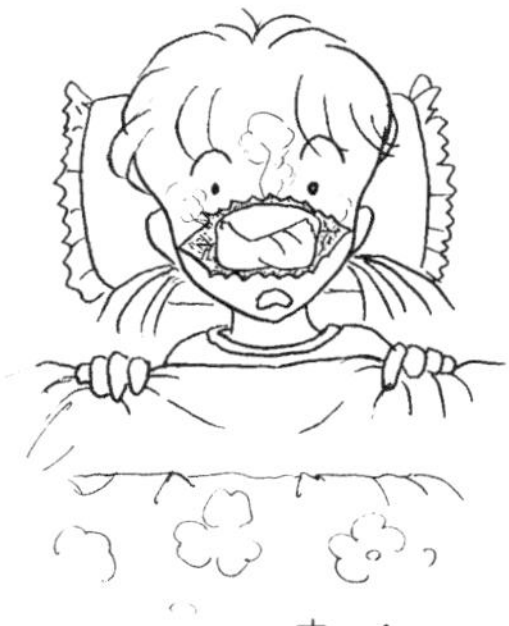

・ビワの葉エキスを鼻の中に一～二滴垂らします。

・スギナエキスで鼻の上を縁に沿ってマッサージします。左右とも上から下に10回程度。一日何回も行うと良いです。

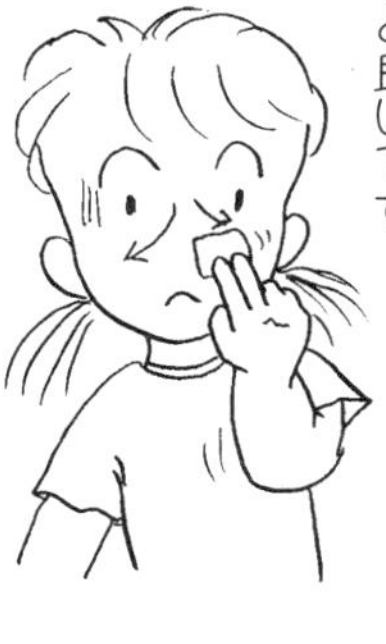

《咳やのどの痛み》

咳がひどく、呼吸ができないときは、コンニャクビワの葉湿布を胸と背中にしてあげます。肝臓、腎臓にも同様に湿布し、脾臓は冷やします。

夜中の咳がひどいときは、夜寝る前にショウガ絞り汁を背中と胸、のどによく塗ります。塗ったあと冷えないように、タオルなどを首に巻くと良いです。下着やパジャマにシミがつくことがありますが、洗えば落ちますので気にしないでください。ショウガ絞り汁は、のどの痛みにも効果があります。

飲みものさえのどを通らないくらい激しくのどが痛むときは、ショウガを多めに入れた芋パスタをのどに貼ってください。

ビワの葉エキスをのどの中に塗っても良いですが、アルコールですし、味がきついので、小さな子供に用いる場合は少量にします。

ビワの実のハチミツ漬けをおちょこ一杯、または梅肉エキスをゆっくりのど全体に染み渡るように飲んでも良いでしょう。

これらの手当てを丁寧に行った上で、番茶でうがいをすると、せきが和らぎ、のども楽になります。

《子供の下痢》

下痢は、体内の毒素を一刻も早く外に出そうとする体の正常な反応です。下痢止めなどを飲ませて無理に止めてしまうと、かえって毒素が体内に回ってしまい、とても危険です。風邪やウィルス性の下痢には、すぐに梅肉エキスをお湯で溶いて飲ませましょう。軽い下痢ならすぐに収まります。

食べ過ぎが原因の下痢は、梅肉エキスのほかに葛湯でも効果があります。しかし、市販のものは葛粉を使っていない場合があるので注意してください。やはり手作りが一番です。本葛粉をお湯で溶き、ハチミツや黒砂糖で甘みをつけます。ショウガ汁を少量入れても良いです。葛湯は、食べ過ぎが原因の高熱にも効くようです。

日頃から、甘すぎるお菓子やスナック、インスタント食品ばかり食べていると、本物の味がわからない舌になってしまいます。しかし、玄米野菜食など自然の食べものを食べている子供は、葛湯のとろりとした甘みをとてもおいしいと言い、食事代わりに欲しがります。きっと、弱った体が欲するのでしょう。

《しもやけがひどいとき》

たかがしもやけと思いがちですが、我慢できなくなるほどかゆくなったかと思えば、そのあとズキズキ痛んだりと、とてもつらいものです。

特に足にできたしもやけは、学校だと上履きを長時間履いているため血行が悪くなり、自宅よりも悪化してしまいます。

しかし、栄養状態も良く、暖房設備も整い、昔に比べるとずっと快適な現代生活で、しもやけになるとはおかしなことです。

しもやけとは、全身の血行が悪くなり、冷え体質になってしまうという危険信号です。まず、しもやけにならないように、血流を悪くする白砂糖（市販のお菓子、ジュースなど）は摂らないようにしましょう。そして、玄米野菜食にして、特に体を温める食材（根菜類、温野菜、ショウガ、海藻類など）を優先して食べることです。

また、夏場冷房の効いた部屋にばかりいると冷え体質になってしまいます。日頃から、血行が良くなるように、外で元気に遊び、太陽にあたることを心がけましょう。

それでももししもやけになってしまったときは、ショウガ湯で足湯をし、手足を良くマッサージします。ショウガ湿布も効果的です。

お風呂は、自然のものを使った薬草風呂（26ページ参照）に温めのお湯で胸までつかる半身浴で、ゆっくり温まりましょう。肩までつかると、体の芯よりも先に頭が温まってしまい、早くのぼせてしまいます。かえって、下半身だけお湯につかっている状態のほうが、温められた足の血流が全身に回っていくので、のぼせる前に体の芯まで温まるのです。

血行が悪いということは、内臓が弱っている証拠でもあります。日頃から、冷え体質にならないように、良い食事を摂り、外で元気に遊んで太陽の光をたくさん浴びる生活を心がけることが大切です。

《手当てにあたっての注意》

手当ては症状によってそのつど用意をして、終わったらきちんと片付ける、という現代の人が嫌がる手間がかかるものです。薬草風呂も、浴槽が非常に汚れてしまい掃除が大変だと行わない人がほとんどです。しかし簡単便利を追及した結果、自然からかけ離れた生活になってしまった現代社会が食の不安や地球温暖化を作り出してしまったという側面もあります。

早く簡単に症状を抑える薬も、体を自然からかけ離れた状態にしてしまうもの。しかも本当の意味での治癒にはなりません。体の内部の症状の原因を取り除くためには、自然療法で手間をかけて治さなければならないのです。

お金を稼ぐことが仕事になり、みんなが時間を惜しんで忙しく働く現代社会では、非経済的で手間のかかる行為は〝無駄なこと〟と思われがちです。しかし、子供が病気のとき、体温計で熱を測り、熱があれば薬を飲ませて一人で寝かせておく……それだけでは寂しすぎますし、容態が急変してもすぐに対応できません。忙しい家族にとって、手当てをする手間は大変なことかも知れませんが、手間を惜しむということは、愛情も惜しんでいるのと同じことなのです。

家族が病気になったときはお母さんが心を込めて、お母さんが病気になったときは家族みんなが協力して手当てをすれば、家族の絆は揺るぎないものになります。人は愛情を感じると、自然治癒力も高まるものなのです。

勉強は学校の授業だけ

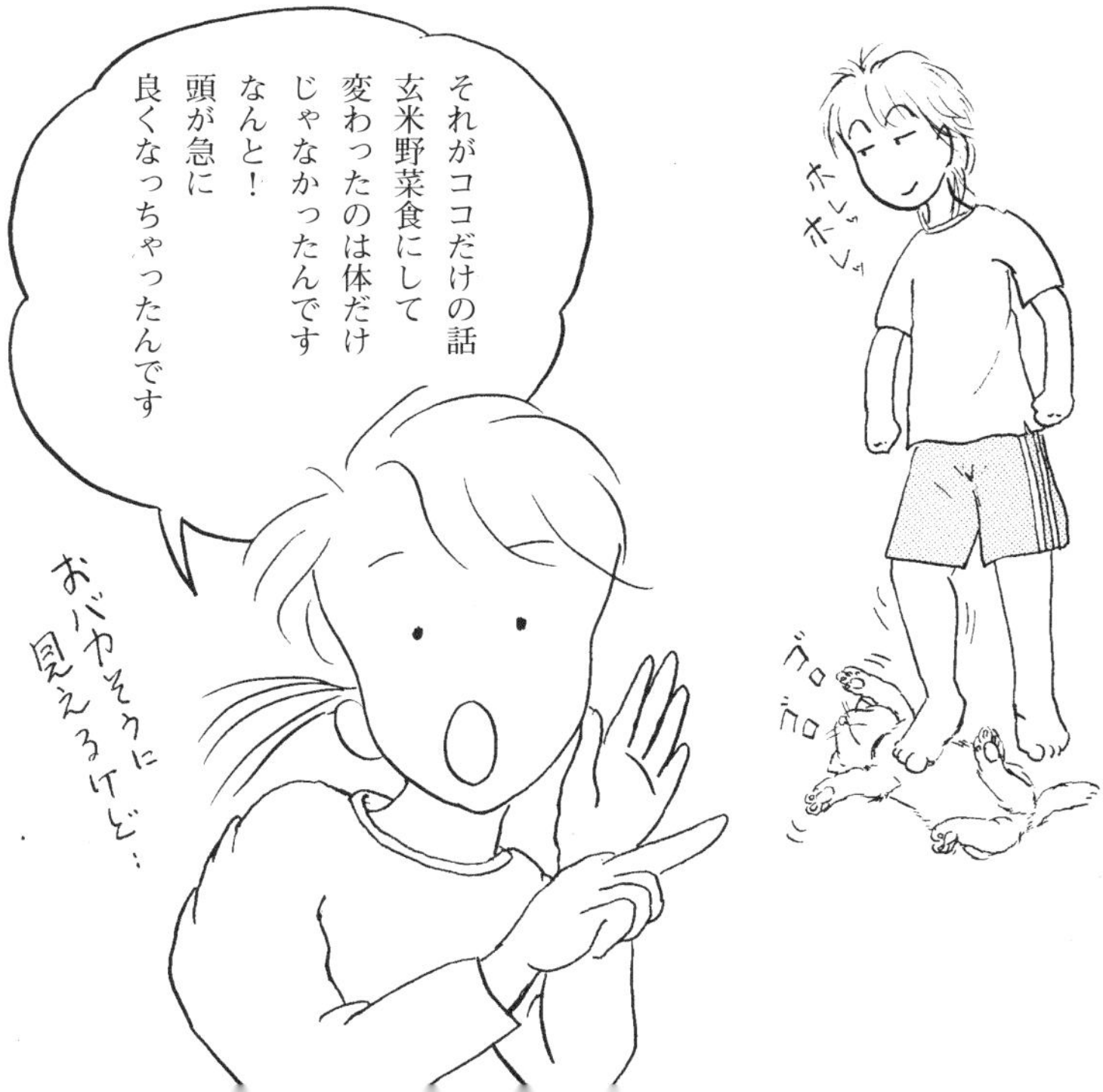
それがココだけの話
玄米野菜食にして
変わったのは体だけ
じゃなかったんです
なんと！
頭が急に
良くなっちゃったんです
ホレッ
ホレッ
ゴロ
ゴロ
おバカそうに
見えるけど・・

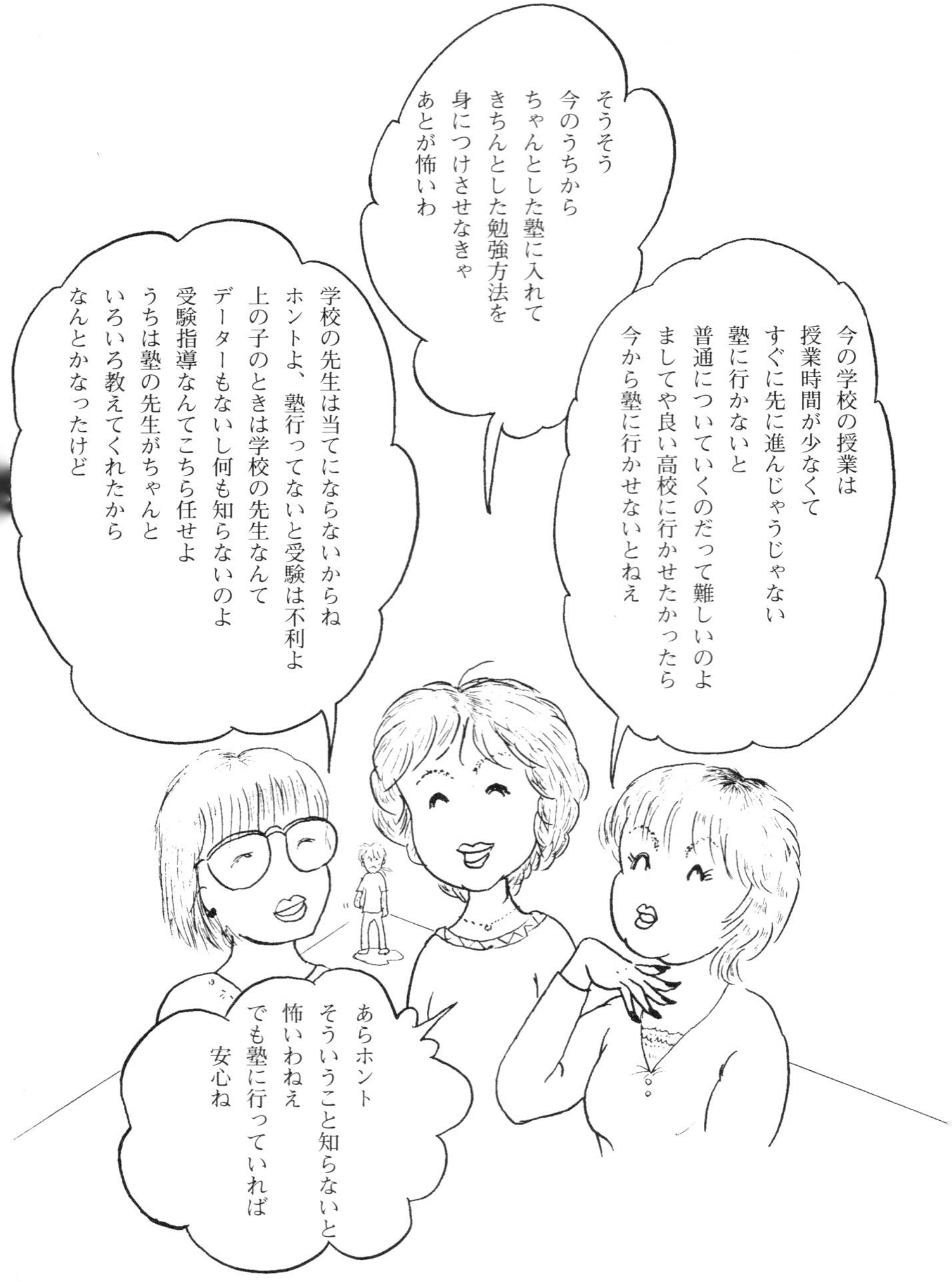
今の学校の授業は授業時間が少なくてすぐに先に進んじゃうじゃない塾に行かないと普通についていくのだって難しいのよましてや良い高校に行かせたかったら今から塾に行かせないとねぇ
そうそう今のうちからちゃんとした塾に入れてきちんとした勉強方法を身につけさせなきゃあとが怖いわ
学校の先生は当てにならないからねホントよ、塾行ってないと受験は不利よ上の子のときは学校の先生なんてデーターもないし何も知らないのよ受験指導なんてこちら任せよ うちは塾の先生がちゃんといろいろ教えてくれたからなんとかなったけど
あらホントそういうこと知らないと怖いわねえでも塾に行っていれば安心ね

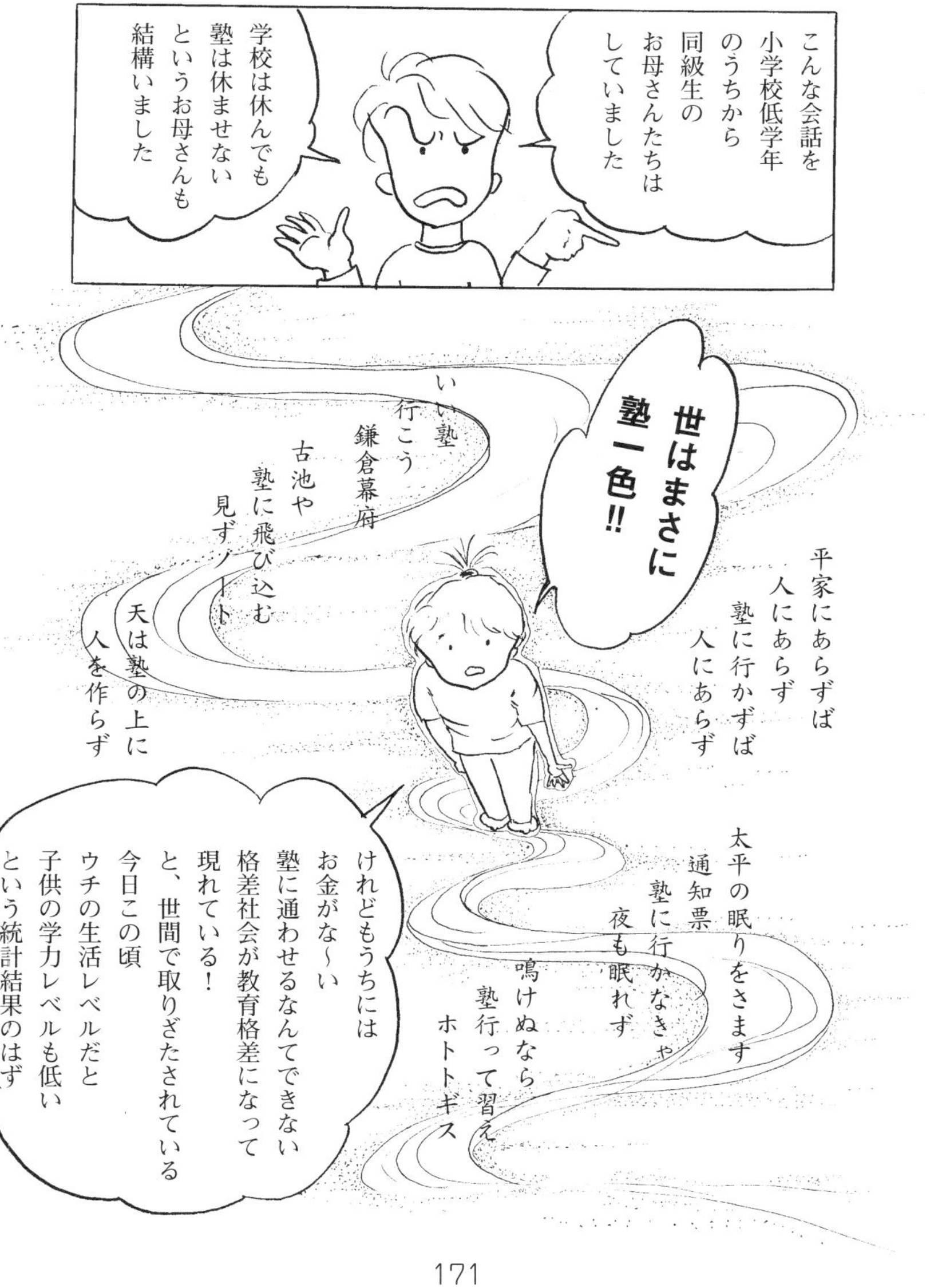
こんな会話を小学校低学年のうちから同級生のお母さんたちはしていました
学校は休んでも塾は休ませないというお母さんも結構いました
世はまさに塾一色!!
平家にあらずば人にあらず
塾に行かずば人にあらず
太平の眠りをさます通知票
塾に行かなきゃ夜も眠れず
鳴けぬなら塾行って習えホトトギス
いい塾行こう鎌倉幕府
古池や塾に飛び込む見ずノート
天は塾の上に人を作らず
けれどもうちにはお金がな～い
塾に通わせるなんてできない
格差社会が教育格差になって現れている！
と、世間で取りざたされている
今日この頃
ウチの生活レベルだと子供の学力レベルも低いという統計結果のはず

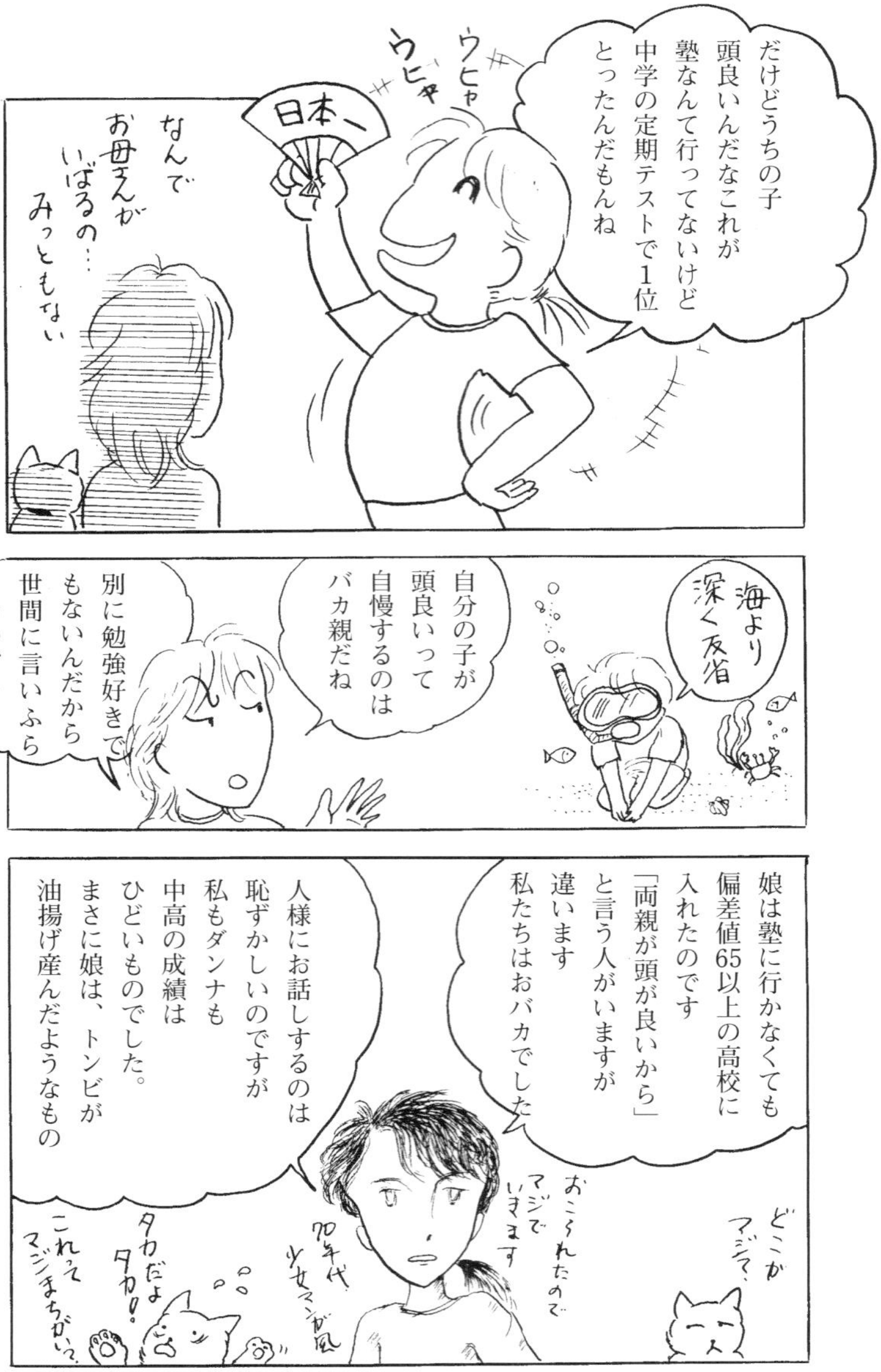
だけどうちの子頭良いんだなこれが塾なんて行ってないけど中学の定期テストで1位とったんだもんね
ウヒャウヒャ
日本一
なんでお母さんがいばるの…みっともない
海より深く反省
自分の子が頭良いって自慢するのはバカ親だね
別に勉強好きでもないんだから世間に言いふらさないでよ
娘は塾に行かなくても偏差値65以上の高校に入れたのです「両親が頭が良いから」と言う人がいますが違います私たちはおバカでした
人様にお話しするのは恥ずかしいのですが私もダンナも中高の成績はひどいものでした。まさに娘は、トンビが油揚げ産んだようなもの
どこがマジで、
おこられたのでマジでいきます
70年代少女マンガ風
タカだよタカ!
これってマジまちがい?

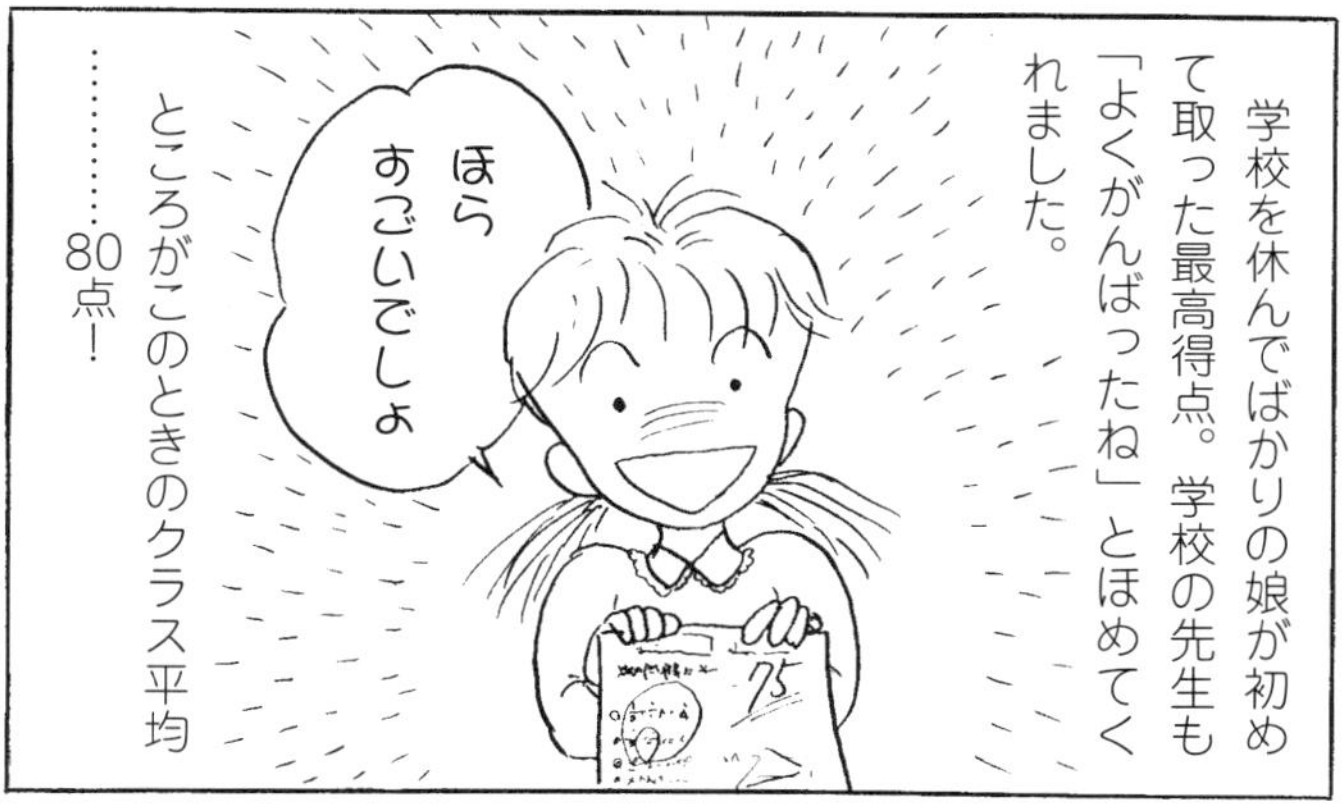
学校を休んでばかりの娘が初めて取った最高得点。学校の先生も「よくがんばったね」とほめてくれました。
ほら
すごいでしょ
75
ところがこのときのクラス平均…………80点！

娘は私とダンナの子ですから、当然できの良い子ではありませんでした。

小学三年生まで最高点は75点。１００点なんて取ったことなし。

体が弱く学校も休みがちだったので成績が悪いのは仕方がないことと諦めていました。

ところが小学四年生の秋に食事を玄米野菜食に変えたところ、五年生からはテスト１００点は当たり前になってしまったのです。

中学に入ると定期テストの順位が出ます。最初のテストは１８０人中18位だったところ、テストに慣れてくるにしたがい順位が上がっていきほとんど10位以内でした。

塾に行かず、部活の朝練のため朝6時半に家を出て、授業のあとは部活で夜7時半過ぎにならないと帰ってこられないという生活。教科書とノートは毎日持ち帰るのが重いので学校へ置きっ放し。家で勉強している姿を見たことがありません。

それなのにテストの点数がいいのです……。


自然療法には健脳食というものがあります。

玄米はじめ、大豆、黒豆、小豆、そば、麦、ゴマなど。

ビタミンB類、E、C、P、レシチン、コリン、各種ミネラル、酵素などなど他の食品からは摂りにくい多くの栄養が含まれている食品です。特に穀物の胚芽は、次の年に新しく生まれる植物の生命力と発芽のために栄養が一番多く詰まっている部分です。

しかし現代人が主に食べているものは、精白されて穀物の一番大事な胚芽もその他の微量栄養素もなくなった白米、、ラーメン、スパゲティー、食パン、白砂糖などの食品で、このようなものを摂り続けていると血液は酸性化するうえ、体内でミネラル欠乏、ビタミン欠乏を起こし、細い血管が集まる脳に栄養が充分行き渡らなくなるので活動も鈍くなるのです。

娘は雑穀を入れた玄米のご飯にすりゴマをかけて食べていたことで、脳のための栄養が簡単にたくさん摂る事ができたことと、肉、牛乳、卵を常食しなくなったので内臓の負担がなくなりスムーズに消化吸収が行われて、食べた栄養が排出されずに全て体の為に使われ頭にも栄養が行き渡るようになったのです。その結果、体も丈夫になり頭も急に良くなったのです。

正しい食事で栄養が体の隅々まで行き渡り、脳へもちゃんと栄養が行くようになれば誰にでも起こり得る変化だと思います。

娘の場合は、頭の働きが良くなったので授業時間内に内容を全て理解でき、頭に入ったことは忘れずに覚えておくことができるようになり、あえて猛勉強をしなくてもテスト前に少々おさらいをするだけで上位の点数を取れてしまう力が身に付いてしまったのです。「自然に良い点数が取れる」学校生活が中心の現代の子供にとってこんなに楽なことはありません。勉強のストレスがなくなり、勉強は学校だけで済むので他の時間は好きなことをできるのです。

子供の成績の心配が要らないことは親にとっても幸せなこと。塾の必要がないので、塾の授業料や教材費、交通費、連絡のためのケータイ代、夜食代などなどいりません。塾の為に親があくせく働かないで居られますから時間はたっぷりあり、なにげない子供の話もきちんと聞くことができます。ストレスのはけ口にもなってあげられます。

しかし、今の中学校は子供たちにとってとても大変な世界のようです。

みんなと同じように行動しないと嫌がられるのに、個性尊重、個性発揮と大人から押し付けられてしまう。すると意地の悪い子、暴力的な子がそれを自分の個性であると主張して大手を振って活躍してしまうことも。子供は親のカガミ、大人社会で行われていることがそのまま子供の社会でも行われているのです。学校は大人社会より閉鎖された空間である分、生きにくい独特の社会になっています。

そこに受験が加わるのですから何倍も大変です。

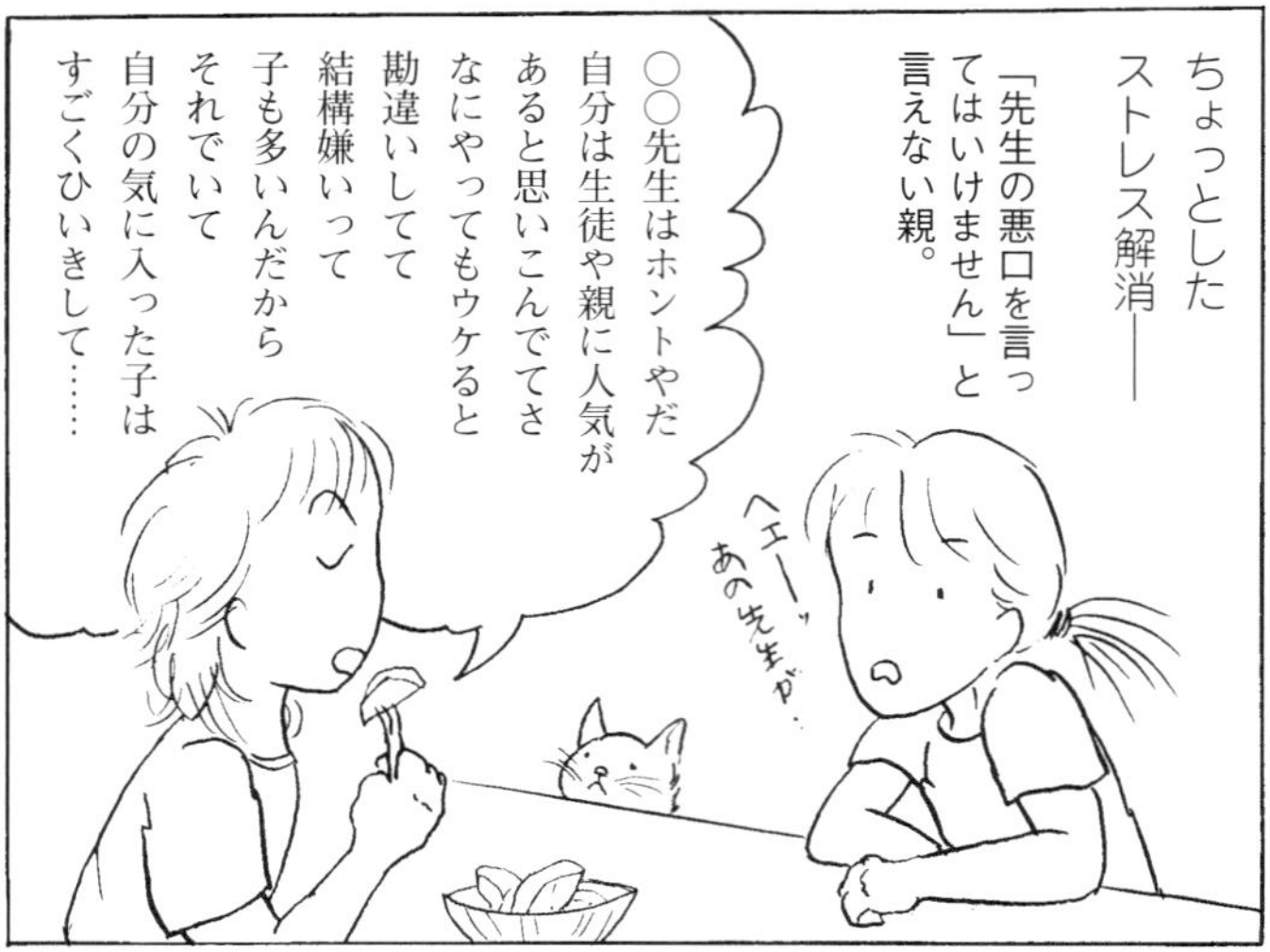
ちょっとしたストレス解消――
「先生の悪口を言ってはいけません」と言えない親。
○○先生はホントやだ 自分は生徒や親に人気があると思いこんでてさ なにやってもウケると勘違いしてて 結構嫌いって子も多いんだから それでいて 自分の気に入った子はすごくひいきして……
ヘエーッ あの先生が‥

受験は普段頭が良くても、試験当日に具合が悪くなれば失敗してしまうこともあるのです。

「もし落ちたら」という不安は15歳の心に相当のプレッシャーを与えていたようです。うちの娘も余裕がありそうに見えても、実は受験中は妙にピリピリして生理が不順になってしまいました。円形脱毛症になった同級生もいました。

〝ゆとり教育〟などと掲げていても受験があるだけで子供にゆとりはできないし、ストレスもなくなりません。昔より今のほうが高校全入時代になったおかげで、あるレベル以上の高校へ絶対入らないといけない、という回りからの圧力は大きく、子供が感じるストレスも大きくなっています。

日本中で学校というものの意味を考えて変えていかないと、子供にゆとりが生まれることはない、と中学生の親は誰でも思っているのではないでしょうか。

【脳に栄養を与え、脳の病気、精神の病気にならないようにする】

政府の「障害者白書」で、平成19年に精神障害を持つ人の数は300万人を超えたとあります。躁鬱病などの気分（感情）障害が33・3％で最も多く、高齢化に伴うアルツハイマー病の増加も精神障害の急増に拍車をかけています。

精神の病気も、昔は「心も風邪を引く」などと言われていましたが、現代では神経伝達物質のセロトニンやノルアドレナリンなどの異常な減少、増加によるもの、養育環境、ストレスを感じやすい性格などが挙げられます。脳の病気には、神経細胞の減少に伴う脳機能の低下、脳血流の悪化と共に生活習慣による血管の弱りなどが挙げられますが、現代医学ではまだまだわからないことも多く、治療は対症療法しかありません。

しかし自然療法の本には、食事が精白された穀物と動物性タンパク質中心になると脳、精神の病気が増えるとあります。精神の病気は、世界のニュースや事件、また日本の最近の事件を思い返すと養育環境やストレスだけでは片付けられないことが多く、食べものが脳をも作っていると考えると納得できるのではないでしょうか。年間の自殺者が増え続けていること、非常に残酷な非人間的な事件が多く発生していることは、食事の欧米化に伴って増えてきています。これは自然療法の本に出ている、肉食のネズミグループはほとんどが病気になったうえ共食い（殺し合い）を始めてしまったのに対し、自然食のネズミグループでは健康に育ったという実験結果とも一致します。脳内のホルモンや分泌物もタンパク質からできています。肉などの間違ったタンパク質を摂り続けていれば、間違った脳内物質が発生してしまい、脳機能は低下してしまうため、人間の生存本能からはずれた行動、自殺、殺人などを犯してしまう、ということも考えられます。

脳細胞の萎縮、脳血流の悪化、脳内物質の異状など全ての脳機能低下は、間違った食生活によって人間本来の栄養が不足してしまったうえに老廃物が溜まって排出できなくなったために健康な脳細胞が作られなくなった結果起こります。栄養をつけなくてはとあれこれたくさん食べても健康な脳細胞は作られないし、かえって体に毒素を溜め込むことになるのです。

自然療法には健脳食というものがあります。そば、麦、胡桃、黒ゴマ、大豆、黒豆、小豆などです。脳の病気が心配な方、頭が良くなりたい子、ボケが心配なおじさんおばさん、鬱々として仕事にやる気の起きない人、いつもイライラしてすぐカッとなり暴力を振ってしまう人、玄米野菜食にこのような健脳食を組み合わせていただきましょう。小食にしてよく噛むこと、体に良いものでも食べ過ぎないこと、便通を良くし体内の排泄機能を高めること、化学物質などの脳に溜まりやすい毒素は体内に入れないような生活を心がけること、など自然に沿った生活を行えば脳機能も自然な状態に戻ることができると思います。

お医者さんから「もう治りません」と宣告された方もどうぞ諦めずに今までの食生活を改め、玄米野菜食に健脳食を組み合わせて自然療法を行ってください。三カ月で細胞は入れ替わるといわれています。脳細胞も新しい細胞に生まれ変われば病気も良い方向に向かうはずです。ただし長い年月の食生活が今の体を作ってしまったのです。細胞だっていっぺんに入れ替われるものでないということを踏まえて長く続けてください。

頭の良さと勉強好きは
比例しない

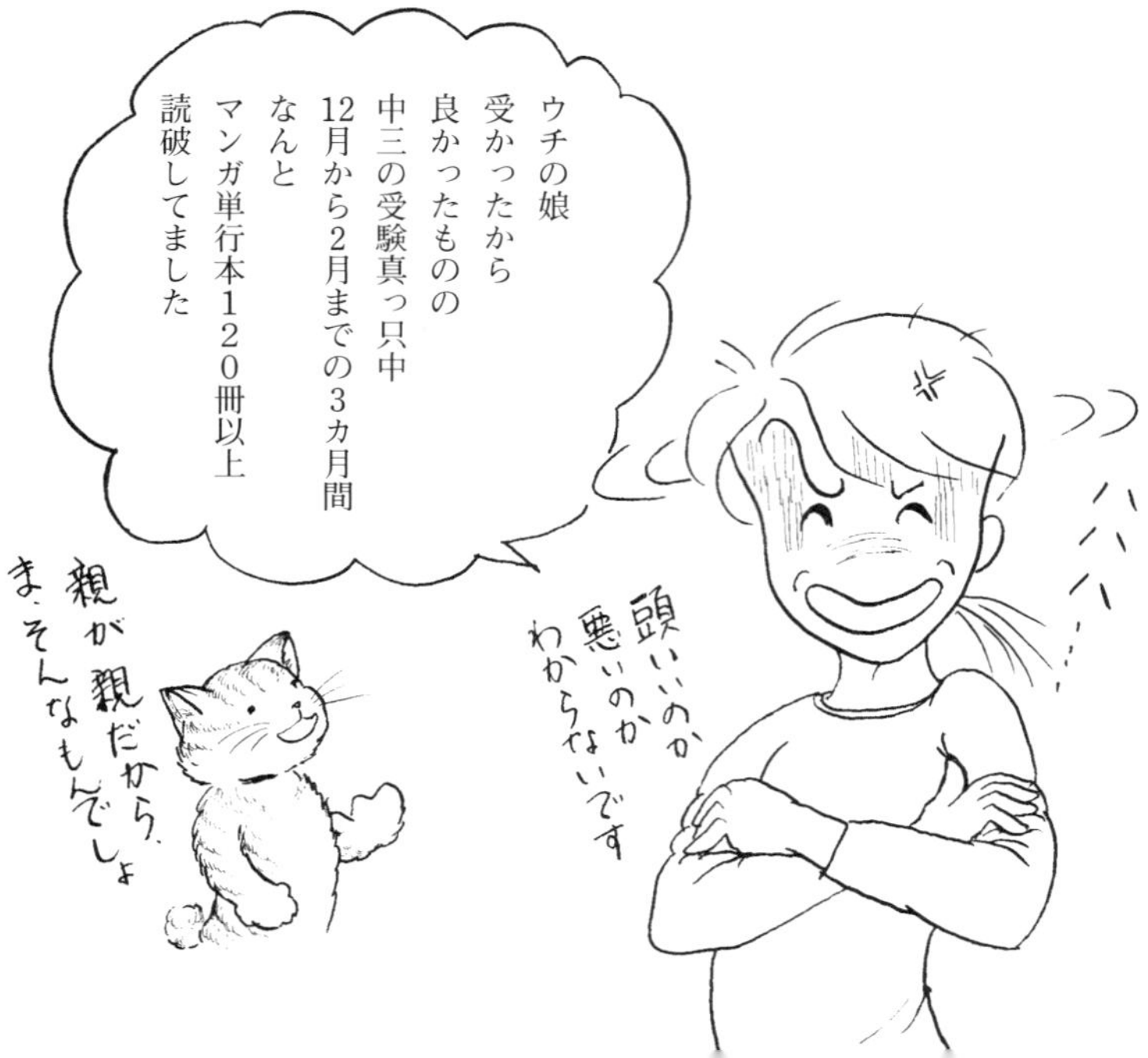
ウチの娘
受かったから
良かったものの
中三の受験真っ只中
12月から2月までの3カ月間
なんと
マンガ単行本120冊以上
読破してました
ハハハ…
頭いいのか
悪いのか
わからないです
親が親だから、
ま、そんなもんでしょ

さていくら成績が良いといってもやはり毎日家で勉強をしなければどうなるのか。

中学三年になると、同級生みんなが勉強に本気になり始めて、今までのようにテスト前にちょっとおさらいする程度では良い順位が取れなくなってきました。中二の三学期末テストで2位だったものが、中三の一学期中間テストで10位以下に落ち、期末で20位以下。それでもちゃんとやればもっと良い成績が取れるはずだからとゼンゼン気にせず。7月で部活を引退したあとは、体育祭の応援団の活動で夏休み中も学校通い。

体育祭が終わった二学期中間テストでは、本人としては今まで以上にがんばったつもりでも結果38位以下になってしまいました。合計点数は10位以内のときと変わらず取れているのに……全体の学力が上がってテスト前にちょっとやったぐらいでは追いつけなくなっていたのです。そうなって初めてあせるのが人間。

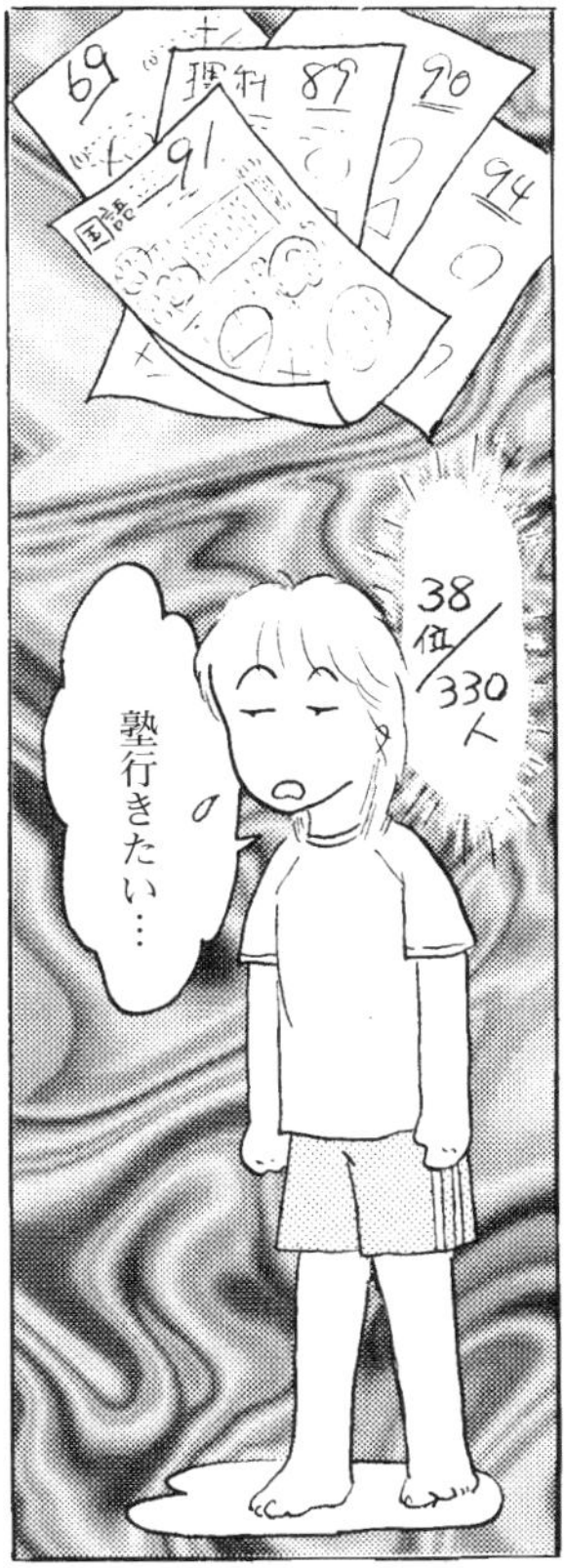

しかし今さら塾へ行ったからといって成績が上がる保障はありません。塾の授業が子供に合う内容かどうかもわからないし、

夜遅く外出する習慣が中学生から身に付くのも好ましくないし……。

ということで子供との話し合い。

中三の二学期半ば過ぎから週二、三日塾に行ったとしても、丁寧な三年分の復習ができるとは思えません。

そもそも受験勉強といっても特別なことは必要ないはず。中学三年間の学習内容が身についていればいいのです。それには、三年分の勉強の復習が大事なのだから今からでも毎日こつこつやるしかない！

そこで一日に問題集を3ページ以上、土日も休まずやること、と親の考えを伝えたところ……。

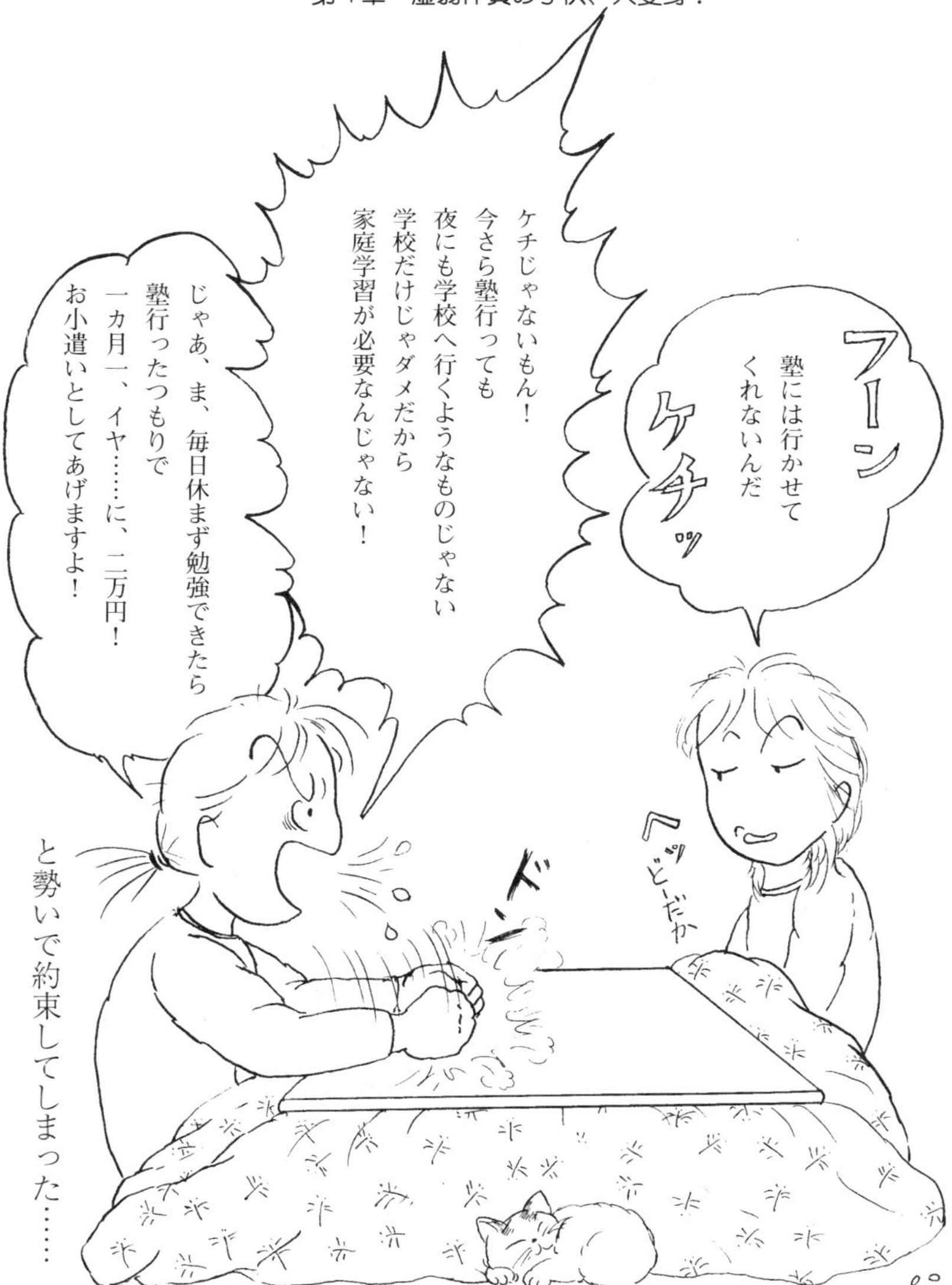
フーン
塾には行かせてくれないんだ
ケチッ
ケチじゃないもん！
今さら塾行っても
夜にも学校へ行くようなものじゃない
学校だけじゃダメだから
家庭学習が必要なんじゃない！
じゃあ、ま、毎日休まず勉強できたら
塾行ったつもりで
一カ月一、イヤ……に、二万円！
お小遣いとしてあげますよ！
ペッどーだか
ドン
ネコが欲しがるので9月末にコタツ…

と勢いで約束してしまった……

塾なんぞにお金を使うより、直接子供のために使ったほうがはるかに有意義。

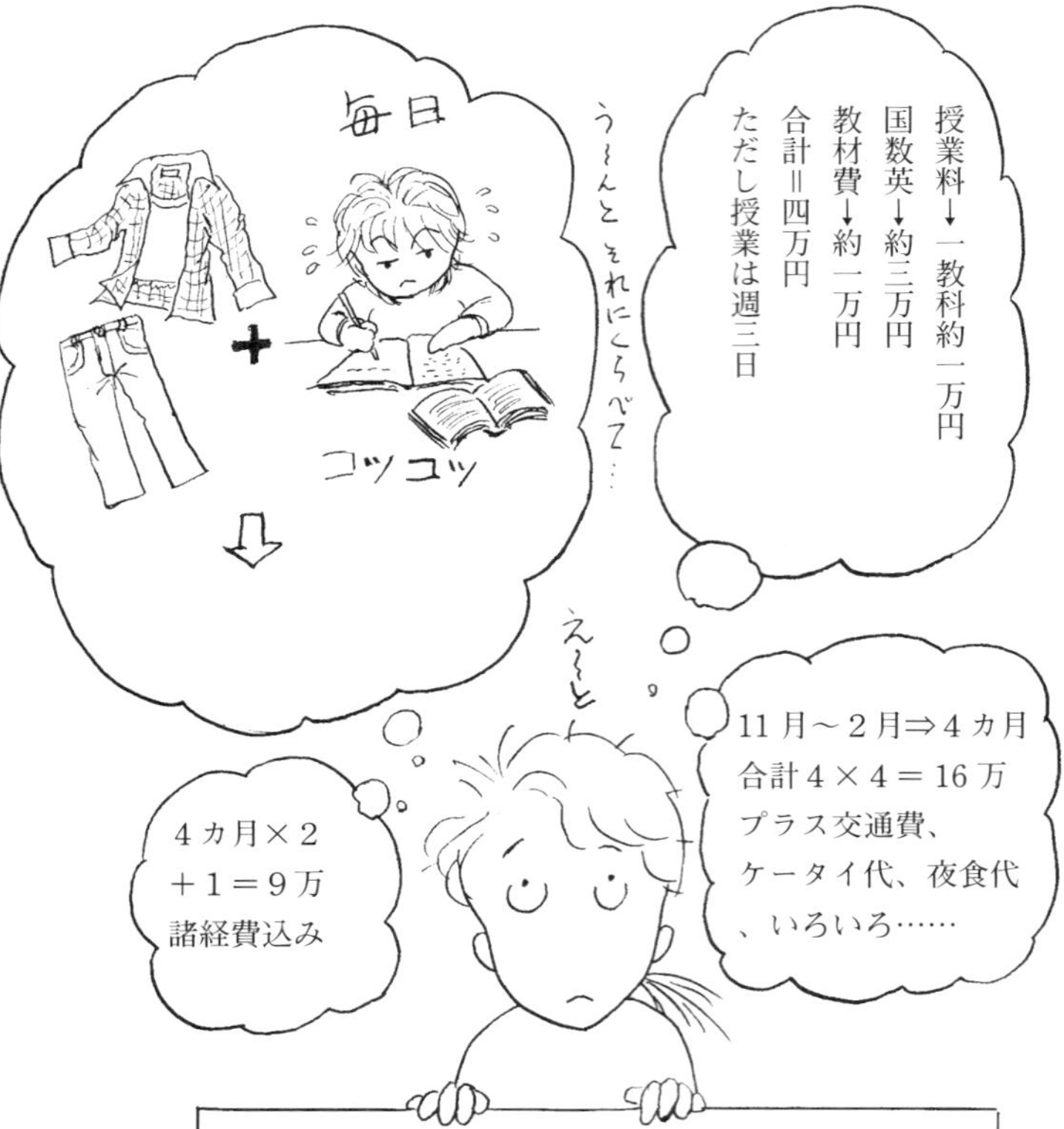
授業料↓一教科約一万円
国数英↓約三万円
教材費↓約一万円
合計＝四万円
ただし授業は週三日
う〜んと それにくらべて…
毎日
コツコツ
え〜と
11月〜２月⇒４カ月
合計４×４＝16万
プラス交通費、
ケータイ代、夜食代
、いろいろ……
４カ月×２
＋１＝９万
諸経費込み

—約束—

①毎日3ページ以上やれば一カ月お小遣い二万円。やったページは必ず見せる。

②一日休むと半額、二日休むとその半額というように休むごとに½づつ減らす。

③6ページやって次の日休むのはなし。一日に何ページやろうと、休めば半額。

④受験生に正月無し。ただし年末年始も休まずやれば1月分は三万円！（お年玉込み）

「お小遣い一カ月二万！」につられて、娘は中学三年分の問題集をやり始めました。一日3ページというページ数も無理なくこなせる量で、やる気を出せた理由でしょう。

一週間続けると、今度はここまでやったのに、たった一日やらなかっただけで半額になってしまうのは惜しいので休めなくなり、土日も関係なくがんばりました。

11月末、二万円を手にするとうれしくなり、12月も休まず勉強を続けました。人間ご褒美があるほうが力を発揮できます。

このように毎日のコツコツができるようになったところ、なんと、二学期の期末テストで前回38位から、いきなり1位を取ってしまったのです!!

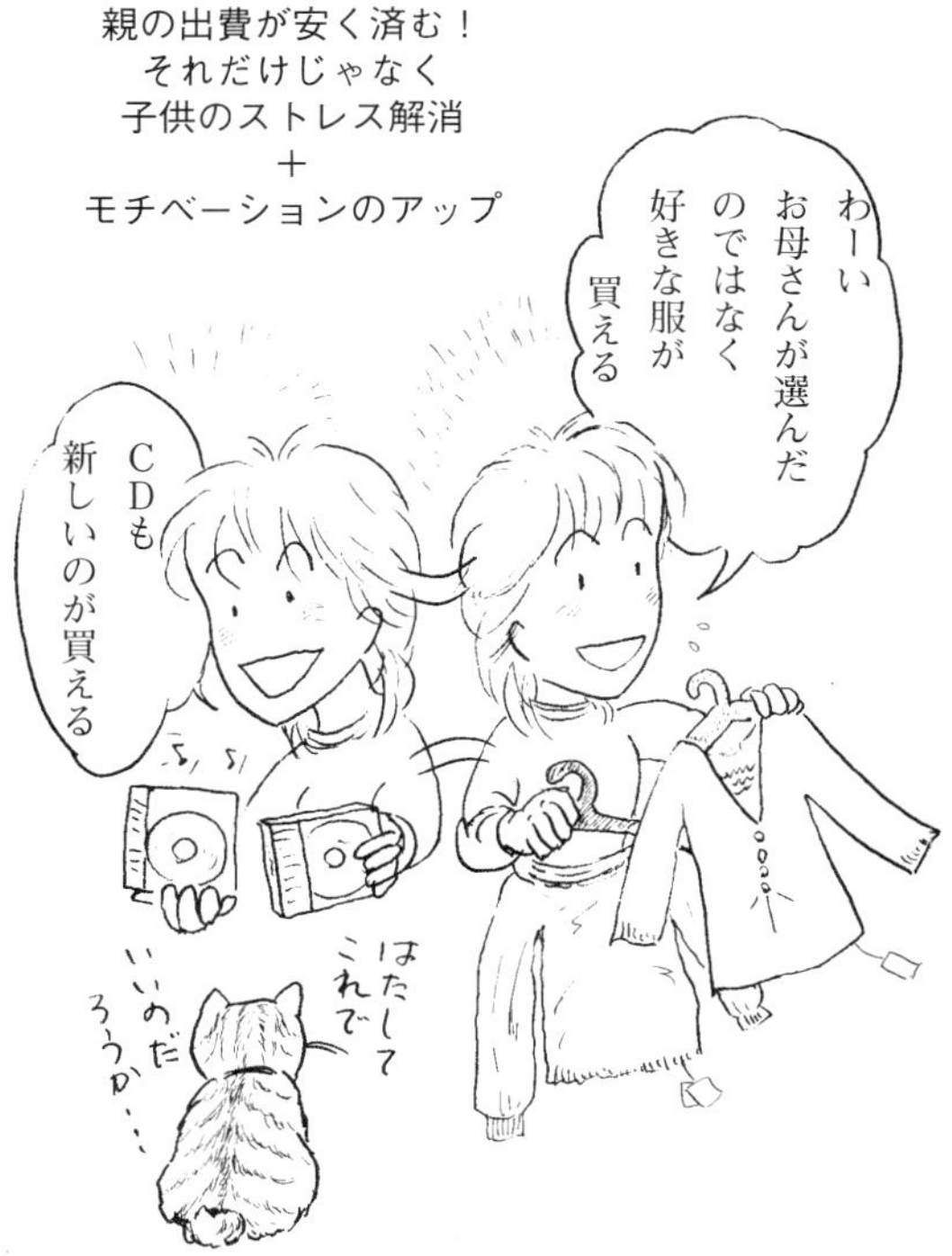
親の出費が安く済む！
それだけじゃなく
子供のストレス解消
＋
モチベーションのアップ
わーい お母さんが選んだのではなく好きな服が買える
CDも新しいのが買える
はたしてこれでいいのだろうか・・・

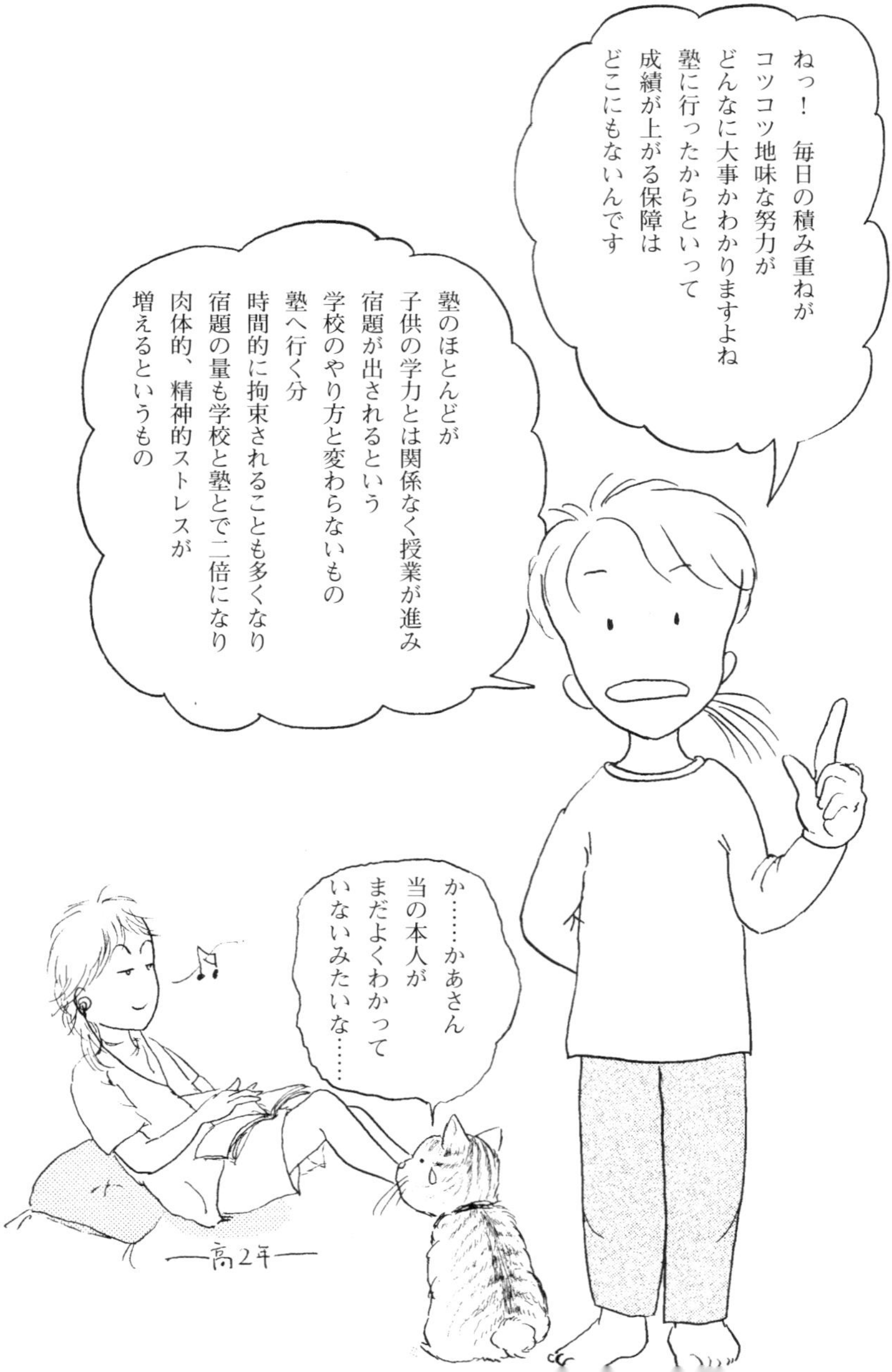
ねっ！　毎日の積み重ねが
コツコツ地味な努力が
どんなに大事かわかりますよね
塾に行ったからといって
成績が上がる保障は
どこにもないんです
塾のほとんどが
子供の学力とは関係なく授業が進み
宿題が出されるという
学校のやり方と変わらないもの
塾へ行く分
時間的に拘束されることも多くなり
宿題の量も学校と塾とで二倍になり
肉体的、精神的ストレスが
増えるというもの
か……かあさん
当の本人が
まだよくわかって
いないみたいな……
—高2年—

学年1位‼なんて取ってしまうと親としては舞い上がり有頂天になってしまうもの。子供が望みもしないのに、「この分なら超難関校もいける！」と欲を出し……。

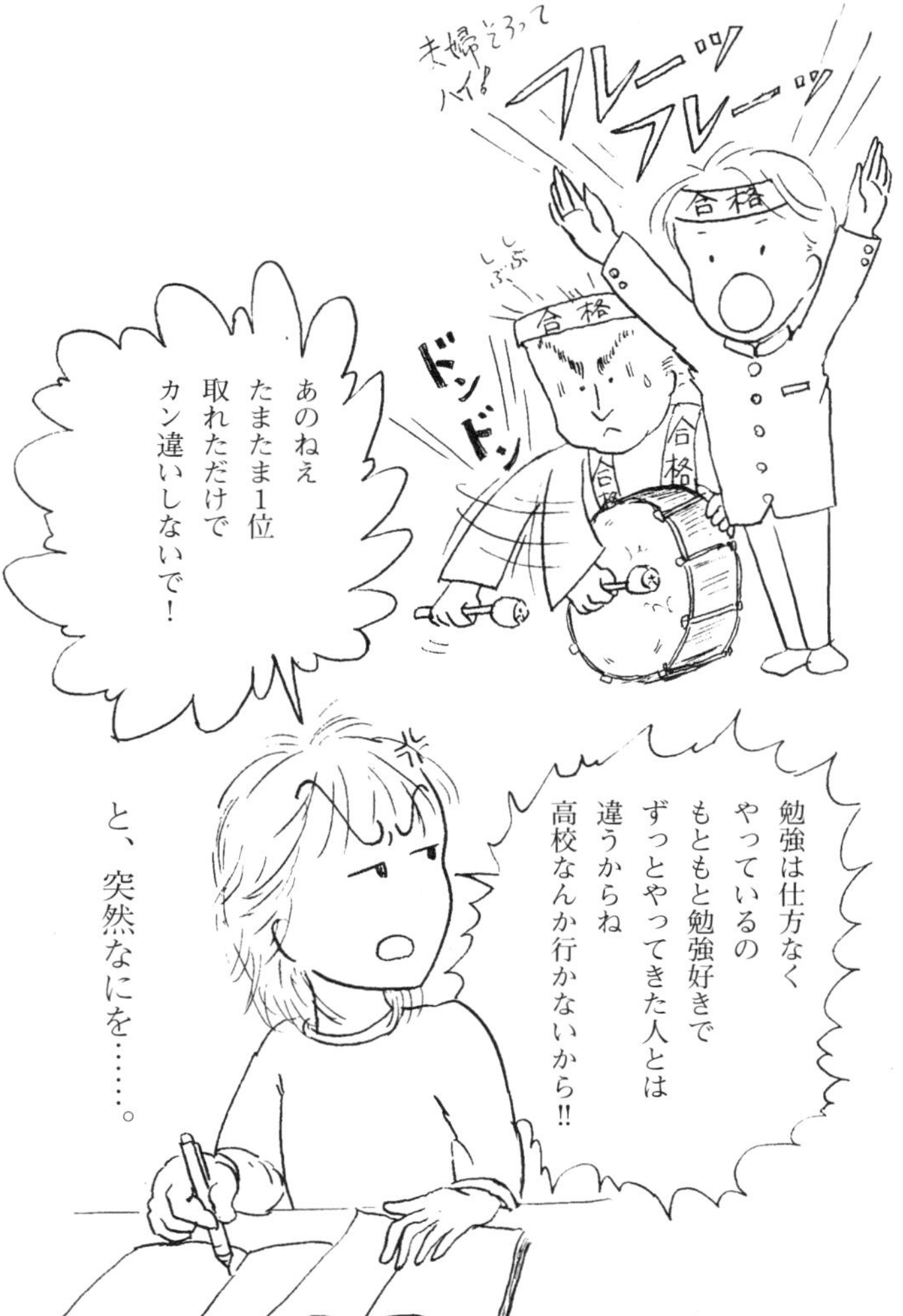
フレーッ
フレーッ
夫婦そろってハイ!
合格
合格
しぶしぶ
ドンドン
あのねえ
たまたま1位
取れただけで
カン違いしないで！
勉強は仕方なく
やっているの
もともと勉強好きで
ずっとやってきた人とは
違うからね
高校なんか行かないから‼
と、突然なにを……。

この時期の親の過度の期待はストレスを増やすだけ。

本人曰く、

「毎回トップを取っているような人は一年生のときからちゃんと毎日予習復習を続けていた人。自分はそんな努力はしてこなかったし、これからもできるわけがない。今は期限が決められているからできるだけのこと。そんな人と同じ高校へ行って、同じ勉強ができるとは思えない」

毎日のコツコツが大事と、本人が一番解っていたみたいです。

しかしこれには親も納得。志望校は一ランク下げることにしました。

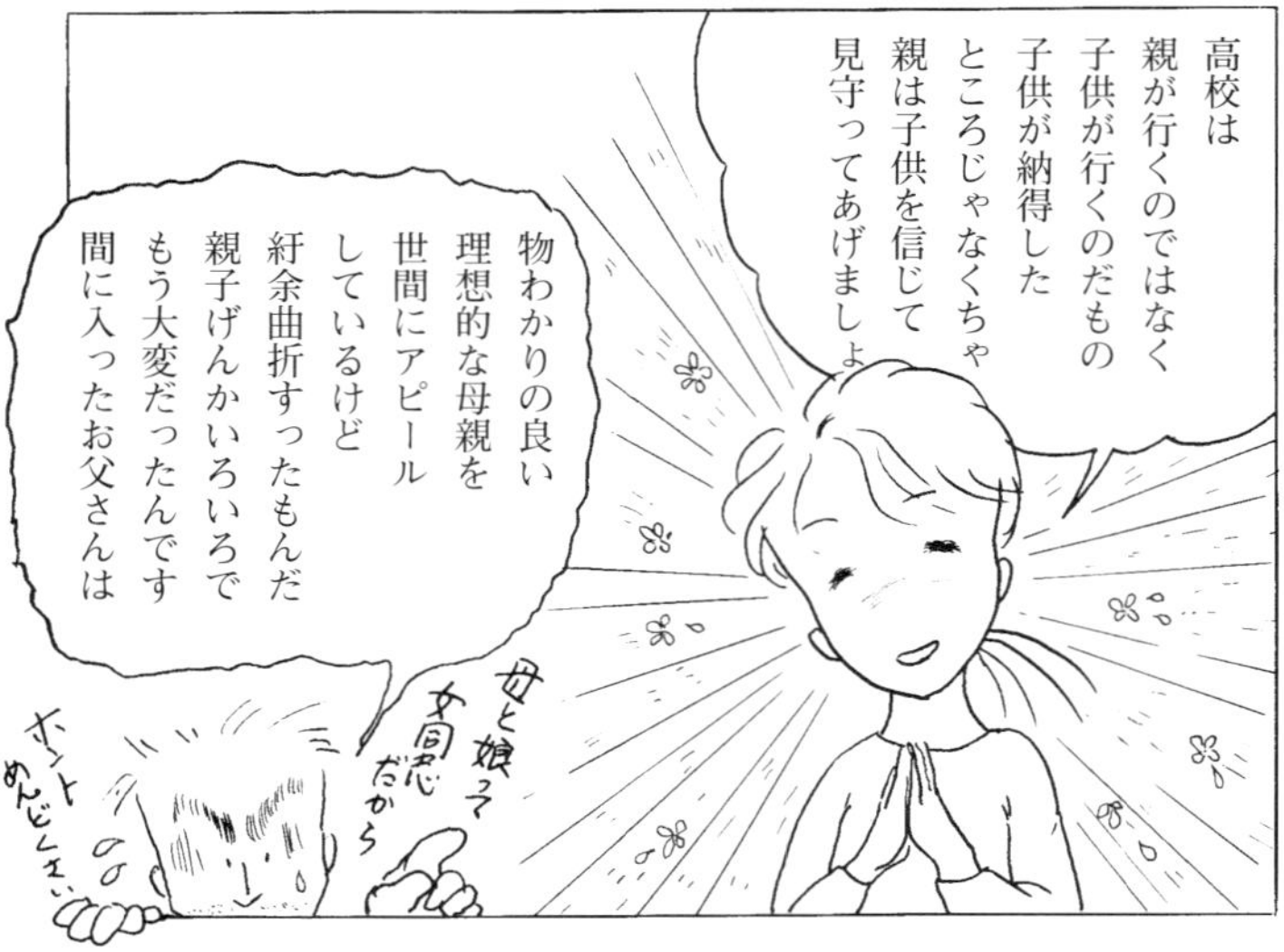
高校は
親が行くのではなく
子供が行くのだもの
子供が納得した
ところじゃなくちゃ
親は子供を信じて
見守ってあげましょ
物わかりの良い
理想的な母親を
世間にアピール
しているけど
紆余曲折すったもんだ
親子げんかいろいろで
もう大変だったんです
間に入ったお父さんは
母と娘って
女同志だから
ホント
めんどくさい

すると、1位を取った余裕なのか、受験のストレス発散なのか、急にマンガを読み始めたのです。その数、私が確認しただけで、12月から2月の三カ月間で単行本１２０冊以上！

そして高校第一希望見事合格！

さて晴れて高校生になった娘。のんびりマイペースの生活を送っていると、やっぱり周りから出てくるこんな意見。

「やればできるのだからもったいない」

「ちゃんとやればもっと良い成績取れるのに」……。

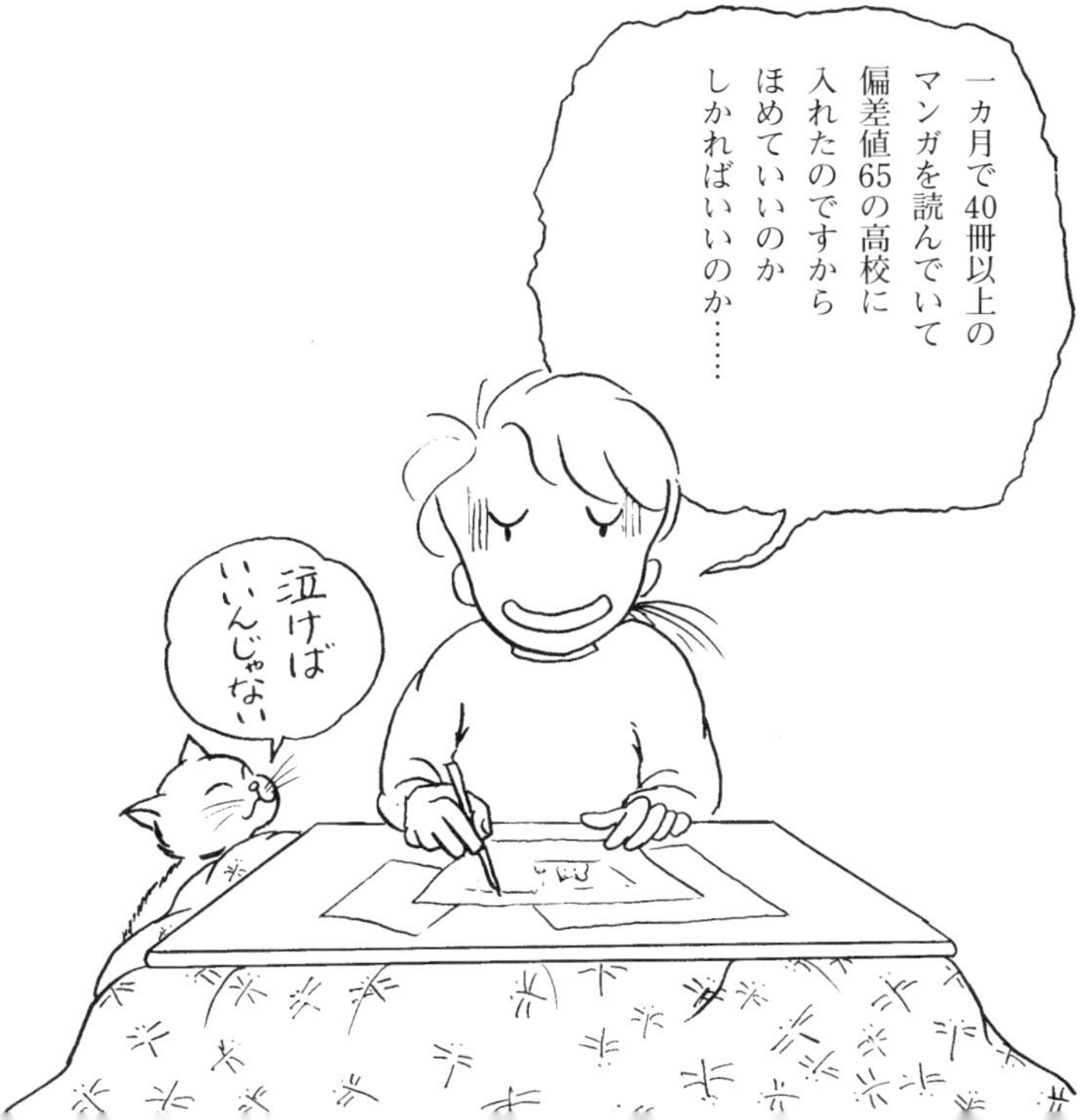
一カ月で40冊以上のマンガを読んでいて偏差値65の高校に入れたのですからほめていいのかしかればいいのか……
泣けばいいんじゃない

とうとう……キレた。

勉強はやればできるかもしれないけど
やろうとは思わないから
ていうか、やろうと思わないってことは
実は勉強ができないってことだから
わかる？　そこんところ。
勉強がホントにできる人って
勉強好きな人を言うの
そういう人は勉強をやりたくてやった結果
すんごく頭の良い大学へ簡単に入れるし
将来的にもエライ人になってお金儲けすると思うよ
でもね、私はそんなエライ人にはなれないし
なりたくないしィ
つま、やりたいことがあるから
今はそのための勉強はするけど
それ以上はやらないから！　絶対。

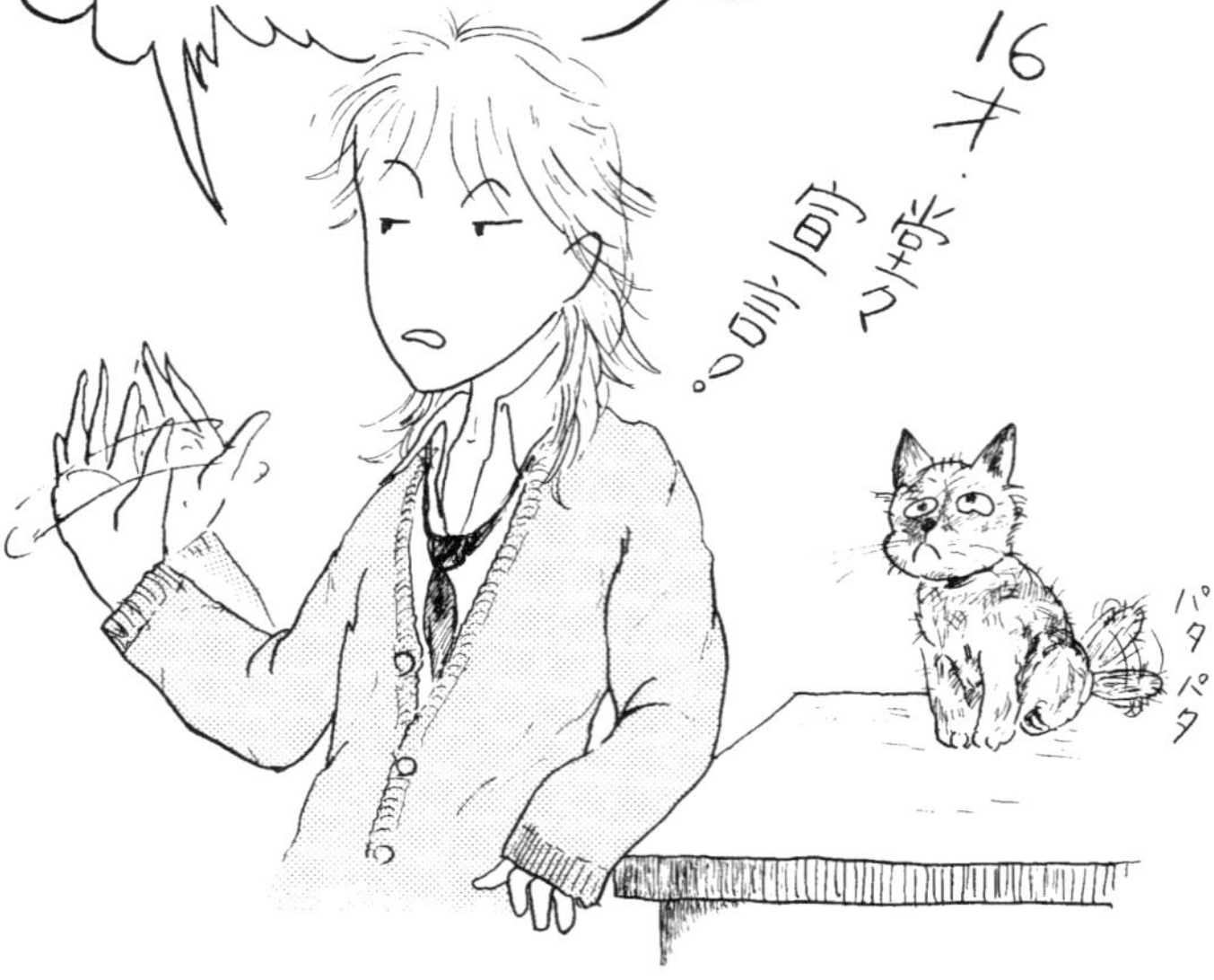

な、生意気だ……
でもあたってる。

確かに、超一流大学を出てお金儲けしか考えられない人にはなって欲しくはありません。目的のない勉強は身に付かないものかもしれません。

子供だ子供だと思っていても、自分の将来、そのために必要なことは何か、子供は子供なりにきちんと考えることができているようです。

子供の人生は子供のもの。親がこうしなさいと言って、そうなるものではない、と若かった頃の自分のことを振り返ればよくわかるはず。

親は人として生きていくルールをきちんと身につけさせたら、あとは子供の人生に口出しせず、まず自分自身の人生をしっかり生きて行かなくてはいけませんでした。

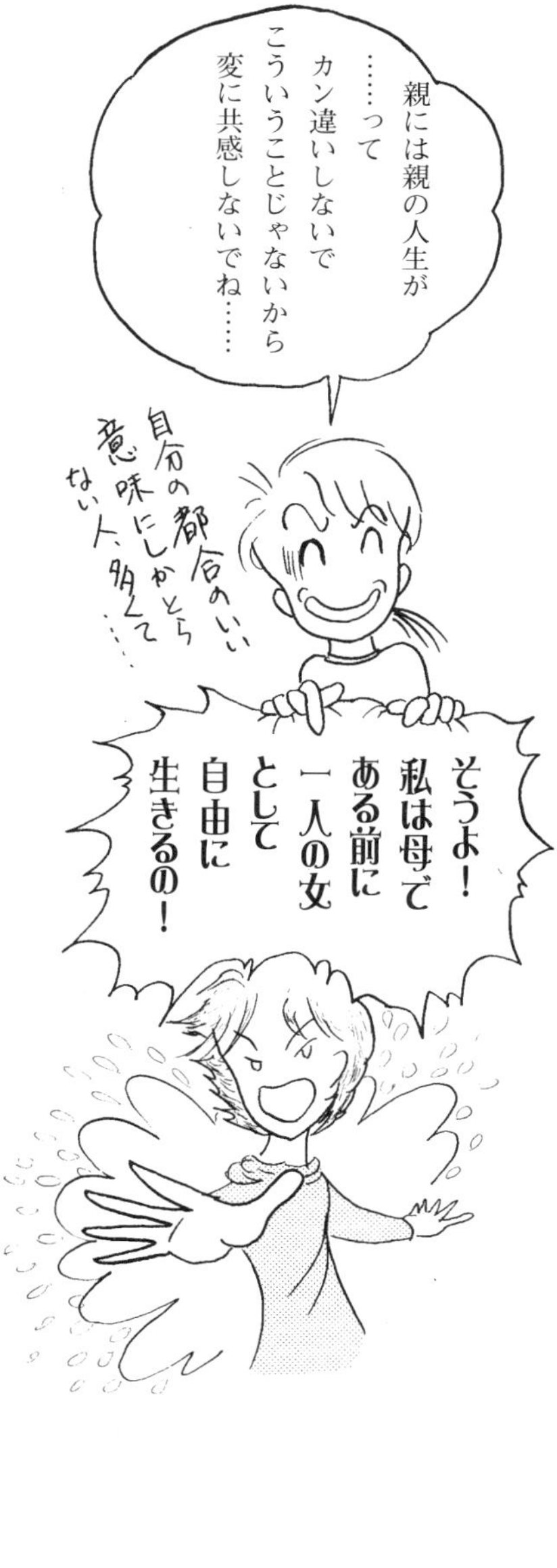

親には親の人生が
……って
カン違いしないで
こういうことじゃないから
変に共感しないでね……
自分の都合のいい
意味にしかとら
ない人、多くて……
そうよ！
私は母で
ある前に
一人の女
として
自由に
生きるの！

親としてやるべきことをやる。それも親となった自分の人生を全うすること。

親としてやるべきことの一つは、子供の好きなものだけを食べさせるのではなく、子供にとって一番良い食べものを選び与えることです。良い食べものが良い体を作り、良い頭を作り、そして社会に良い人間を送り出すことになるのですから。

親としてはもちろん、人として自分の人生を、恥ずかしくないもの、うそのないものにしなくてはいけませんね。子育てにはお金がかかる、教育にはお金がかかるからといって、お金を得ることだけが生活の中心になってしまったり、良い家に住む、良い会社で働いているなどという社会的地位を保つことだけが目的になった生き方ではどうでしょう。

お金がなくても、何か派手な輝かしいことなんかなくてもいいから、毎日毎日を丁寧に正しく過ごすことができれば。それが美しい生き方だと思うのです。

親が美しく生きていれば、子も自然に人として立派に育つ、といいんですけど……。

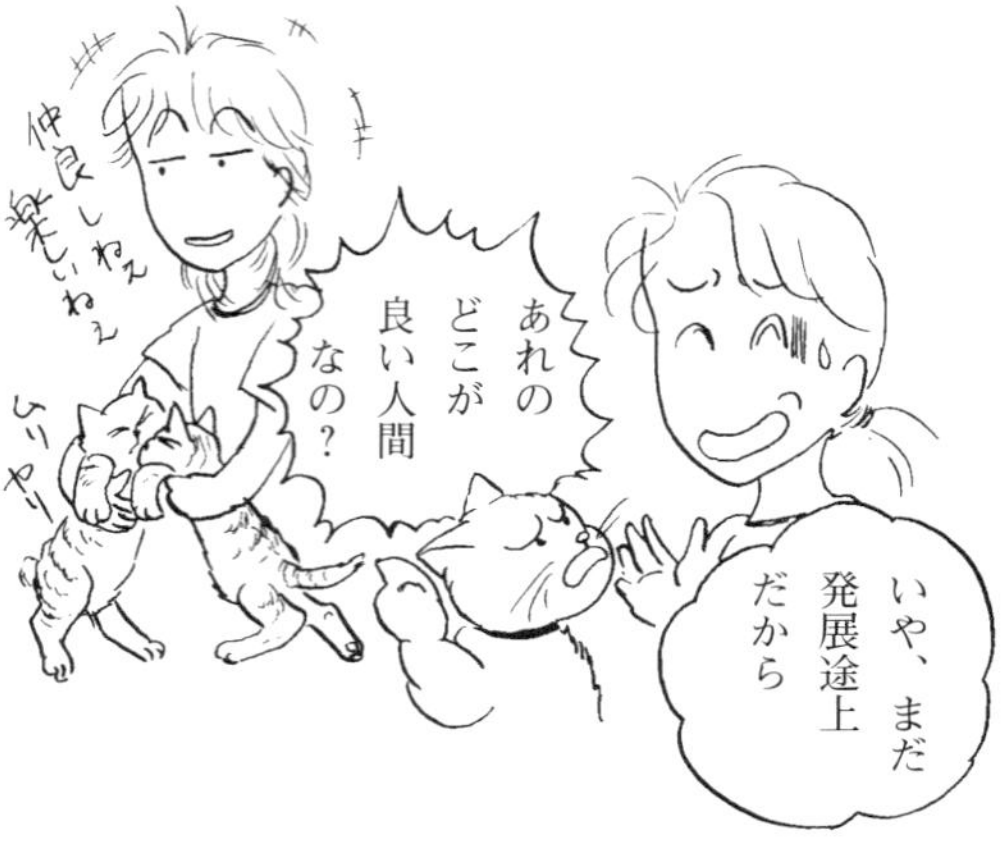
仲良しねぇ
楽しいねぇ
あれのどこが良い人間なの？
いや、まだ発展途上だから

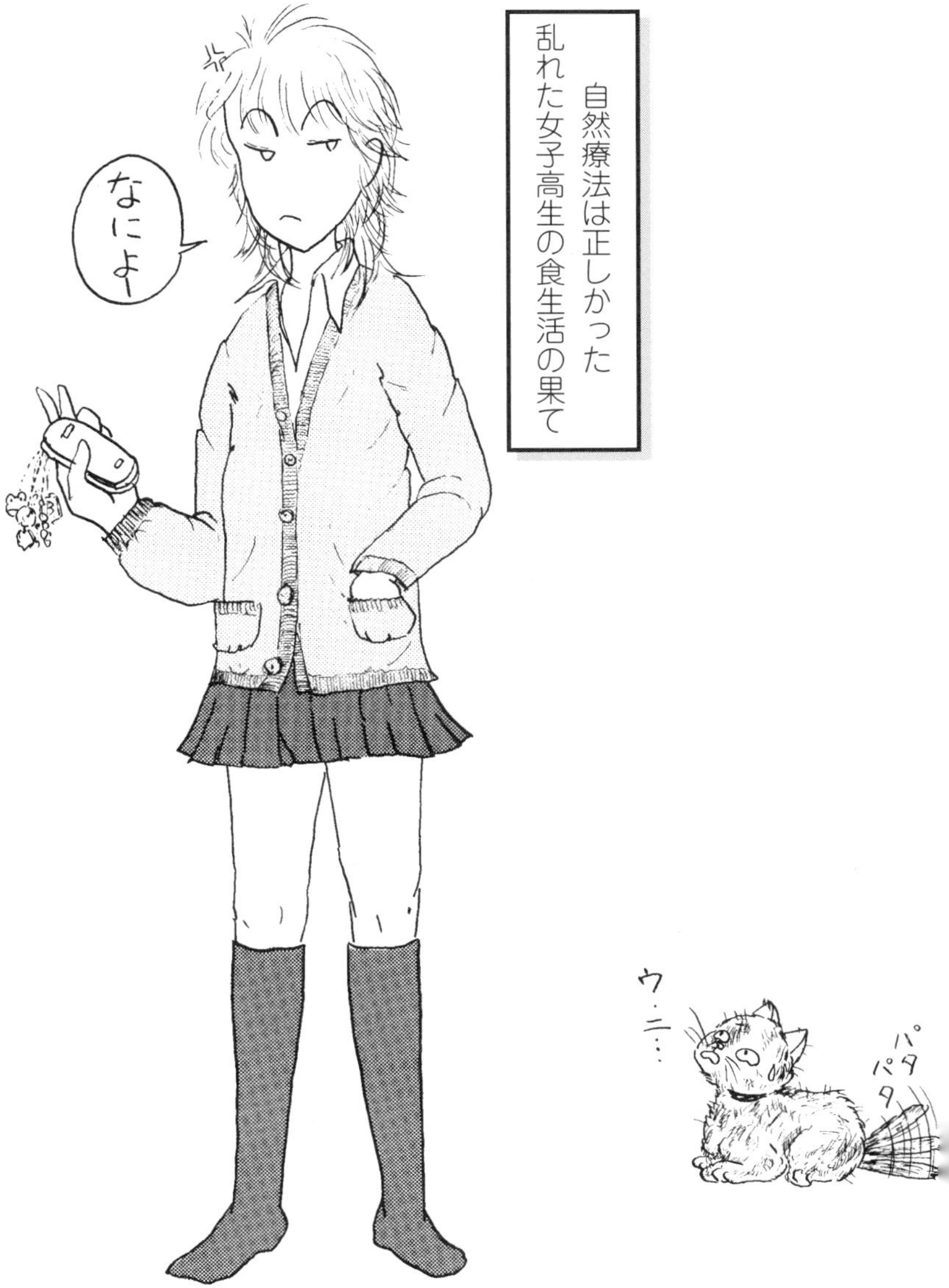
自然療法は正しかった
乱れた女子高生の食生活の果て
なによー
ウ・ニ・・・
パタパタ

さてそんな娘の高校生活はというと、高校自体勉強好きというより学校好きな生徒の集まりで、合唱祭や文化祭などの行事に学校中で盛り上がり、また行事が多くても落ち着いていて自由な良い雰囲気の学校で、部活中心だった中学時代とは違い、すっかりのびのび感を身に付けてしまいました。

　中学まで体に悪いものはほとんど食べなかったのに、その反動なのか、すぐ買える環境になったせいなのか、食生活は悪化の一途をたどり……。

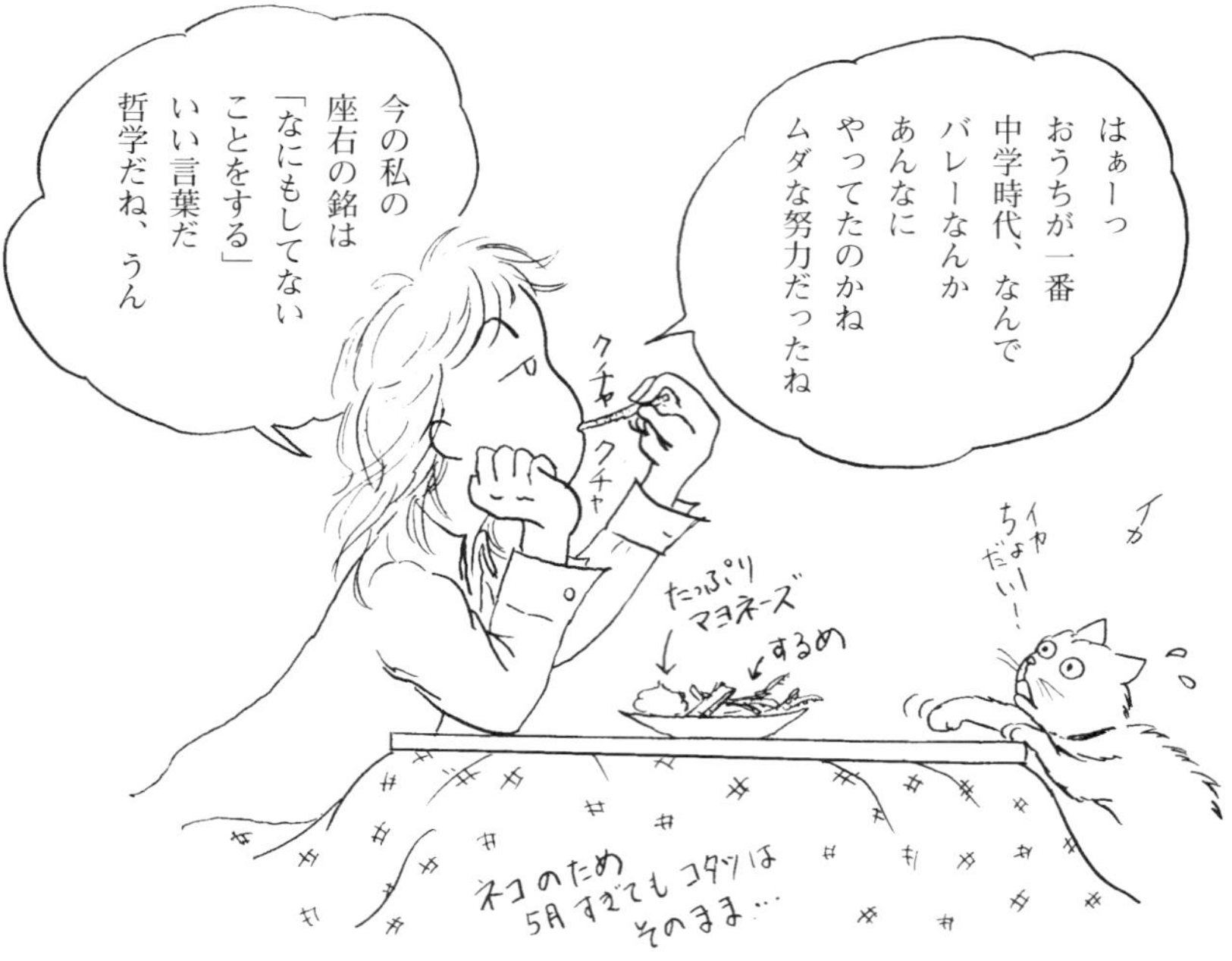
はぁーっ
おうちが一番
中学時代、なんで
バレーなんか
あんなに
やってたのかね
ムダな努力だったね
今の私
座右の銘は
「なにもしてない
ことをする」
いい言葉だ
哲学だね、うん
クチャ
クチャ
たっぷり
マヨネーズ
するめ
イカ
イカ
ちょーだい!
ネコのため
5月すぎてもコタツは
そのまま…

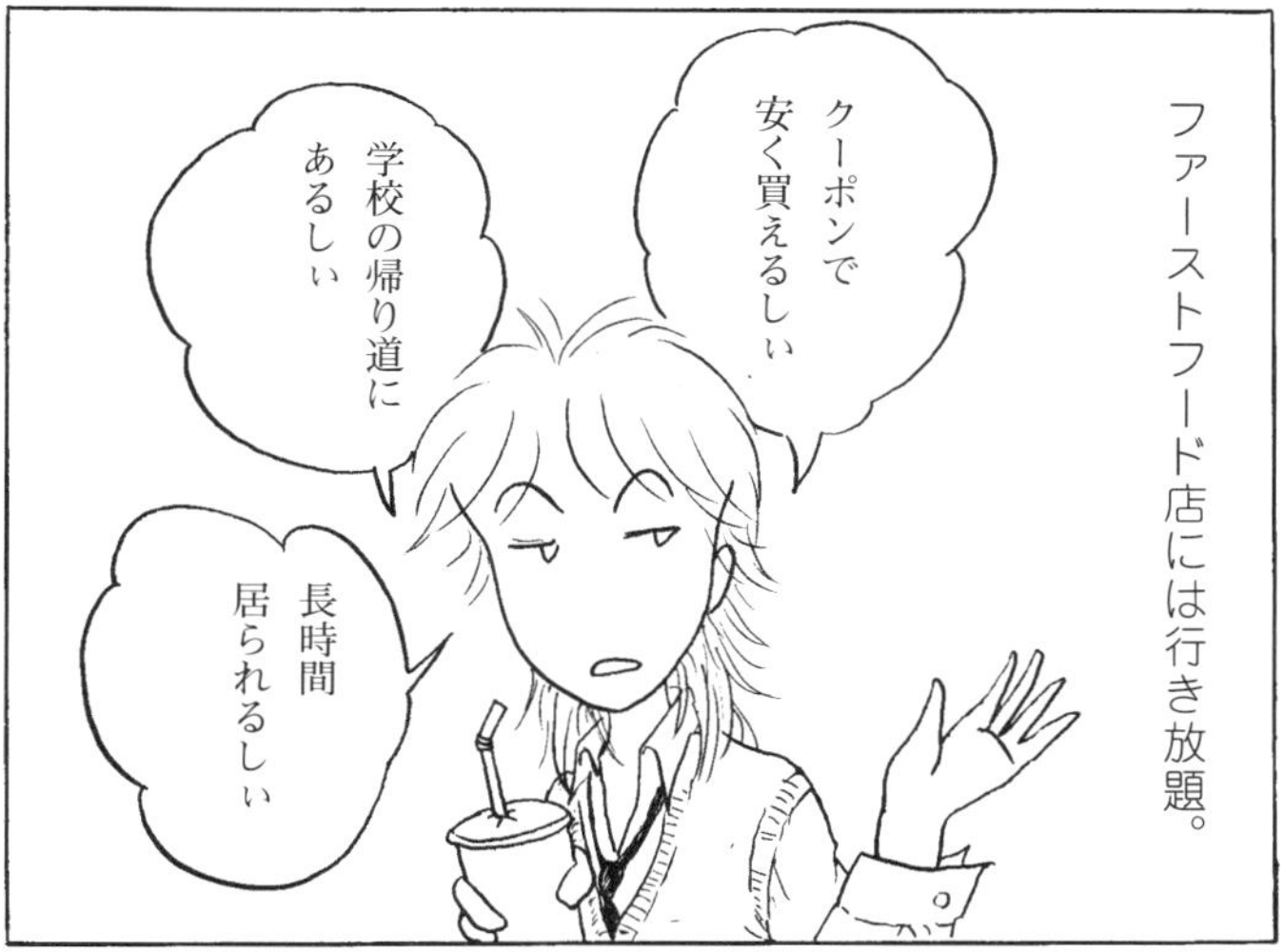
ファーストフード店には行き放題。
クーポンで安く買えるしぃ
学校の帰り道にあるしぃ
長時間居られるしぃ

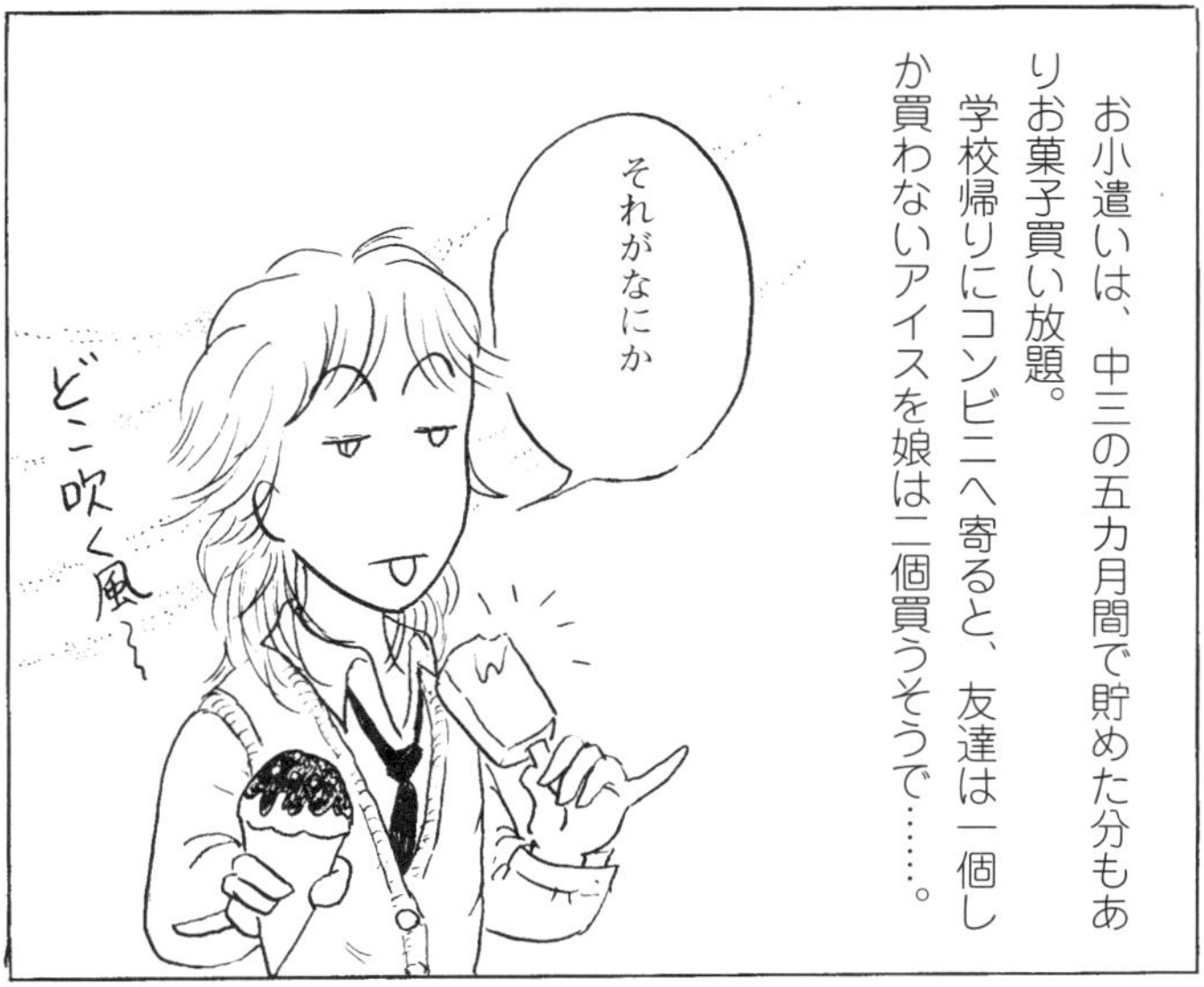
お小遣いは、中三の五カ月間で貯めた分もありお菓子買い放題。学校帰りにコンビニへ寄ると、友達は一個しか買わないアイスを娘は二個買うそうで……。
それがなにか
どこ吹く風～

女子コーセーが立ち食いそば！

乗換駅のホームのおそば屋さんは〝裸の放浪画家〟が働いていたことでも有名で、駅じゅういい匂い！　学校帰りの小腹が空いた高校生に我慢しろと言うほうが無理。

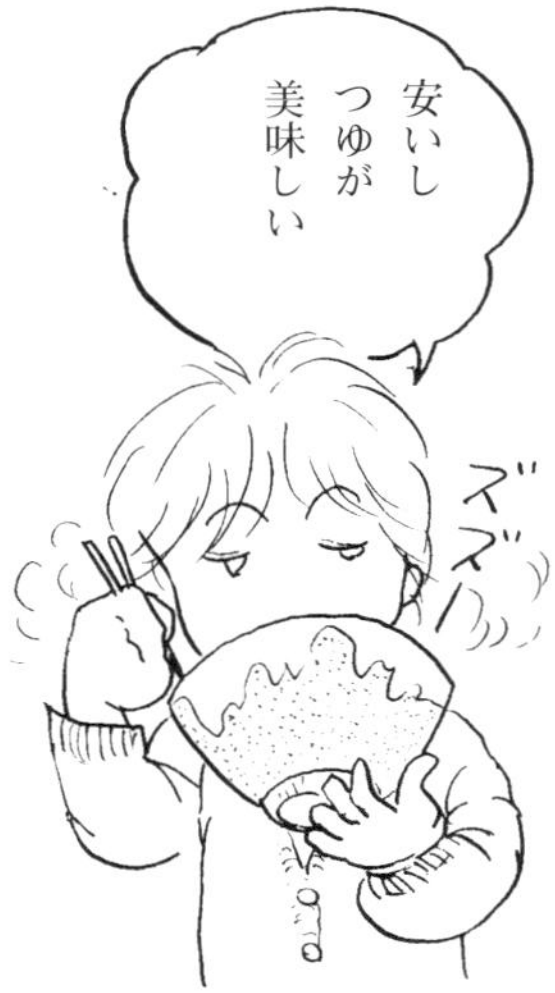
安いし
つゆが
美味しい
ズズ

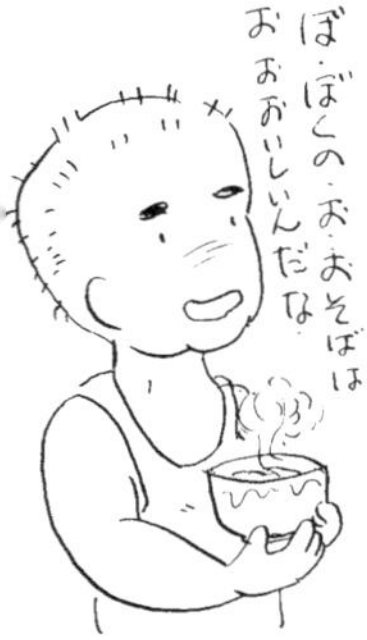
ぼ、ぼくの、お、おそばは
おぉおいしいんだな

しかし食べているのはコレ
からあげ一杯 80 円

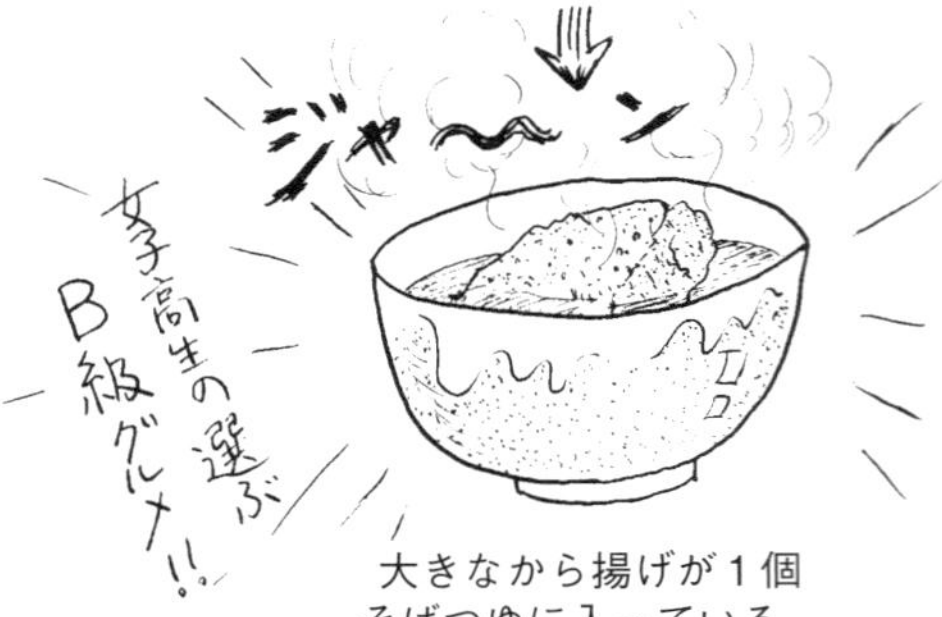
ジャ〜〜ン
女子高生の選ぶ
B級グルメ!!

大きなから揚げが 1 個
そばつゆに入っている。
おそばなら多少は健康的
なのに…

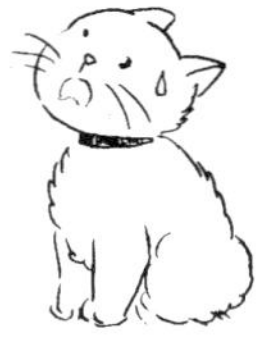

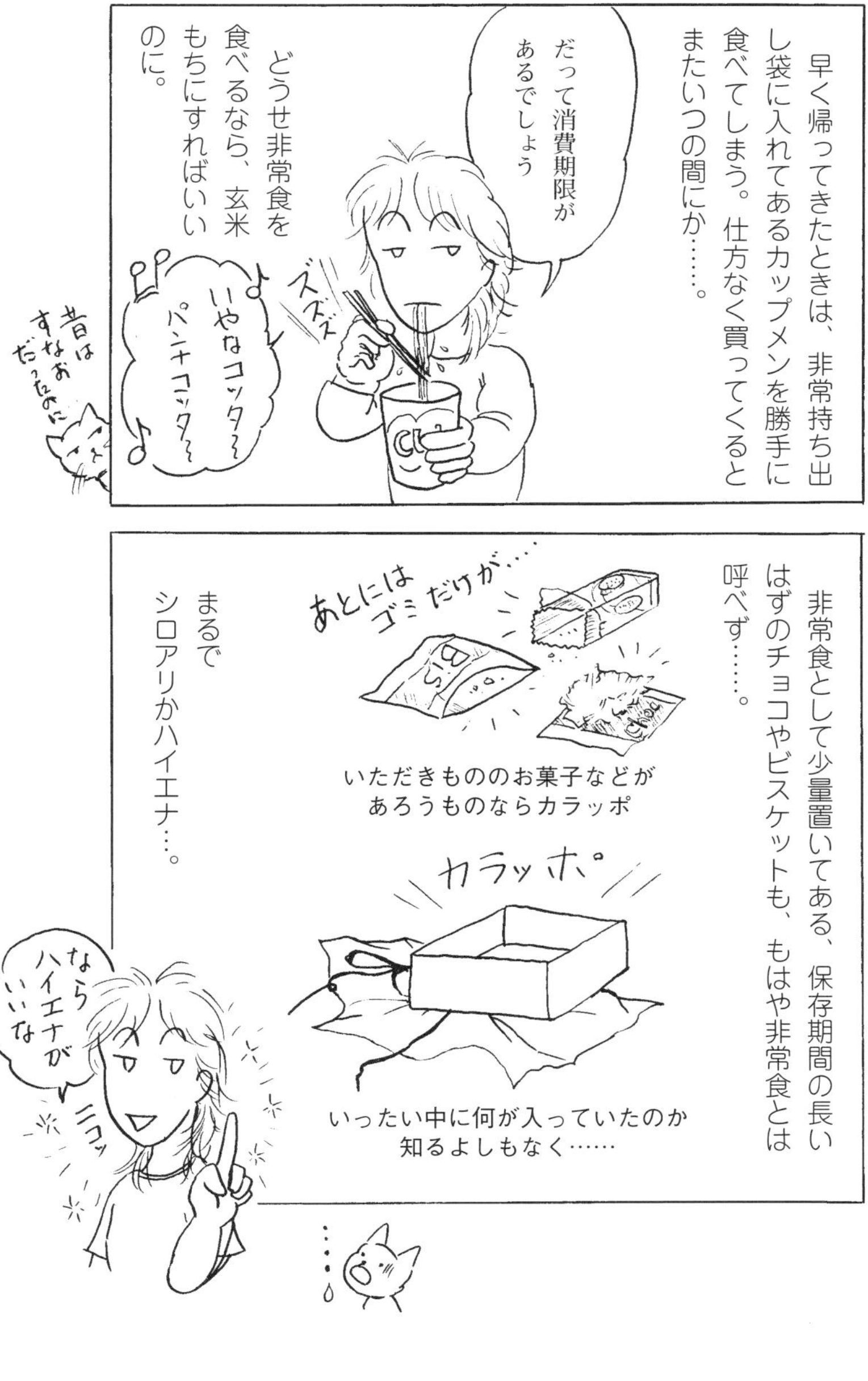
早く帰ってきたときは、非常持ち出し袋に入れてあるカップメンを勝手に食べてしまう。仕方なく買ってくるとまたいつの間にか……。
だって消費期限があるでしょう
ズズズ
どうせ非常食を食べるなら、玄米もちにすればいいのに。
いやなコッタ～ パンナコッタ～
昔はすなおだったのに
非常食として少量置いてある、保存期間の長いはずのチョコやビスケットも、もはや非常食とは呼べず……。
あとにはゴミだけが……
いただきもののお菓子などがあろうものならカラッポ
カラッポ
いったい中に何が入っていたのか知るよしもなく……
まるでシロアリかハイエナ…。
ならハイエナがいいな
ニコッ
……

朝、昼（お弁当）、晩の食事は今まで通りの玄米野菜食のつもりでしたが、中学卒業と高校入学とお祝い気分が抜けず、子供の望むままに焼肉やハンバーグ、グラタンに、ピザ、ケーキなどを、以前より食べる機会が多くなっていたようです。

そしてそんな食生活が半年以上続くと……。

やっぱり！　高一の秋ぐらいから具合の悪くなることが多くなり……。

風邪を引いて熱が38℃。小学生以来の高熱。

生理痛が突然襲う。お腹が痛くて学校を休む。

疲れやすい。便秘になる。ニキビができる。無駄に太る。成績が下がる（コレは勉強やらないから当然だけど…）

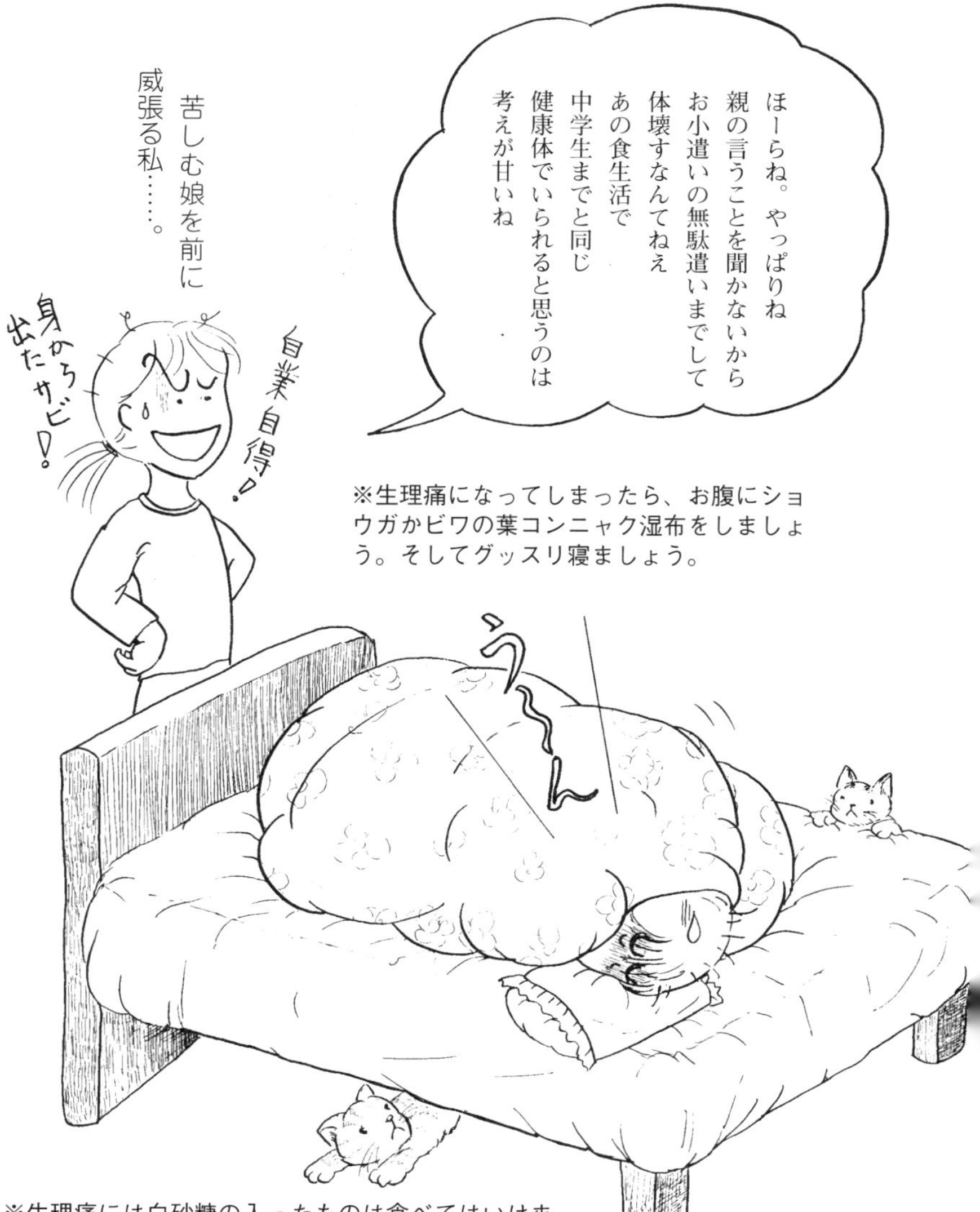
ほーらね。やっぱりね
親の言うことを聞かないから
お小遣いの無駄遣いまでして
体壊すなんてねえ
あの食生活で
中学生までと同じ
健康体でいられると思うのは
考えが甘いね
苦しむ娘を前に
威張る私……。
自業自得!
身から出たサビ!
う〜〜ん

※生理痛になってしまったら、お腹にショウガかビワの葉コンニャク湿布をしましょう。そしてグッスリ寝ましょう。

※生理痛には白砂糖の入ったものは食べてはいけません。納豆、お豆腐など大豆製品を食べましょう。
※天日干しした大根葉、スギナなどを入れたお風呂に日頃から入るようにしましょう。

間違った食生活が半年も続くとこのように体調にすぐ表れるのです。一つ一つの症状は、この年代の人なら誰にでも起こるごく普通の症状と思われるでしょう。でもホントは普通のことじゃなくて、現代人の体は間違った食事で弱くなっているということなのです。誰にでも起こることと気軽に考えないで、体の危険信号と思ってください。娘の場合は、今まで全くなかった症状が突然出てきたのです。

これは高校に入ってから急に体質が変わったということで、原因として考えられることといえば食べものしかありません。体は食べもので作られることを体感したわけです。

でもだからといって全く食べないでいられるかというと、そうもいかず……。

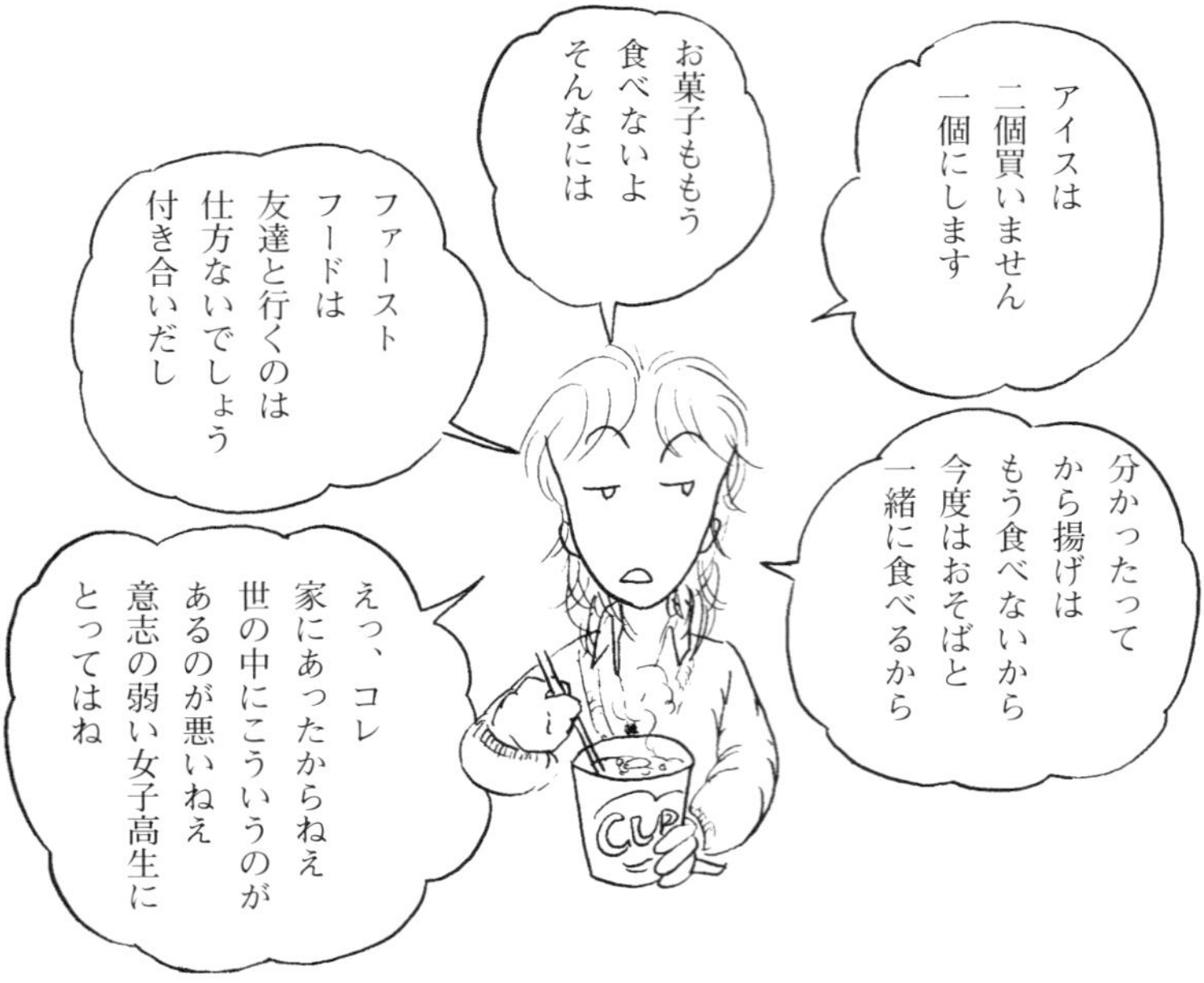
アイスは二個買いません一個にします
お菓子ももう食べないよそんなには
ファーストフードは友達と行くのは仕方ないでしょう付き合いだし
分かったってから揚げはもう食べないから今度はおそばと一緒に食べるから
えっ、コレ家にあったからねえ世の中にこういうのがあるのが悪いねえ意志の弱い女子高生にとってはね高カロリー、高タンパクの食べものを「おいしい」と認識、記憶し、「おいしい」ものをまた欲しくなるのは人間の脳に備わった、生きていくために必要な機能なのです。目の前にある「おいしい」ものを食べないということは人間の生存本能に逆らうことで、ある意味修行を積んだ人の行為と同じようなレベルの行い。だから今まで食べていたものを急にガマンするというのは、なかなか難しいことなのです。

周りの友達が食べていれば余計でしょう。

しかし実際に〝痛み〟〝苦しみ〟を体感すると、食べものと体の関係を考えないわけにはいかなくなります。何も考えずに食べるより、意識して食べたり、わかって食べていればそのうちにもっと大人になり、一人暮らしをしたり結婚してお母さんになったときに、きっと本物の食生活が身に付くのではないかと思います。

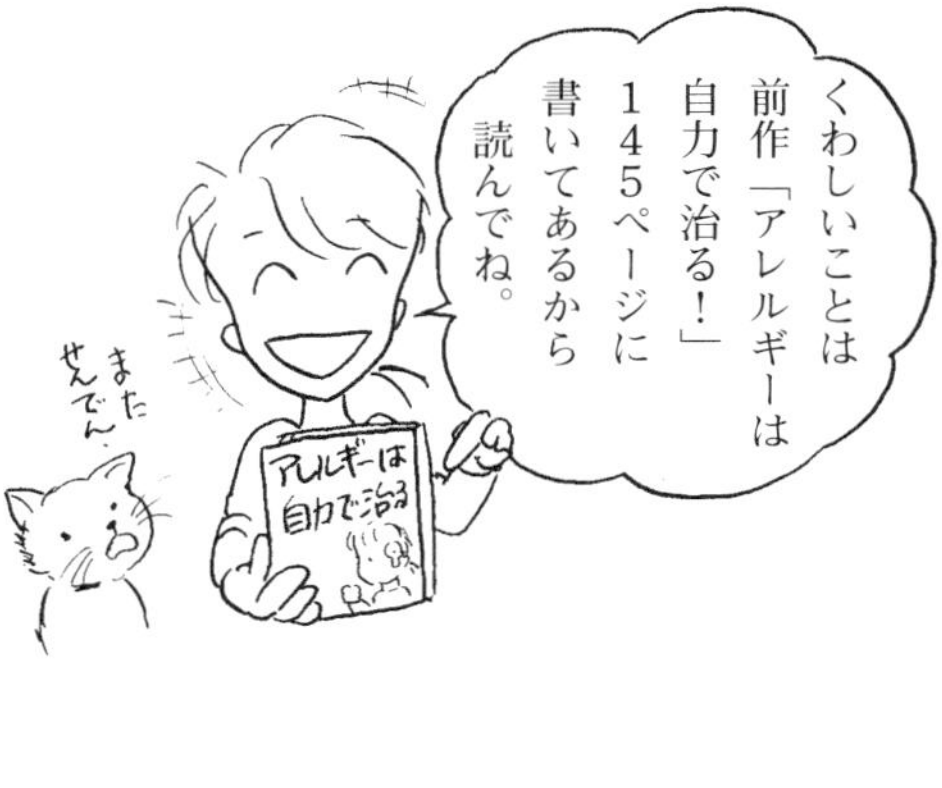
くわしいことは
前作「アレルギーは
自力で治る！」
１４５ページに
書いてあるから
読んでね。
アレルギーは
自力で治る
また
せんでん…

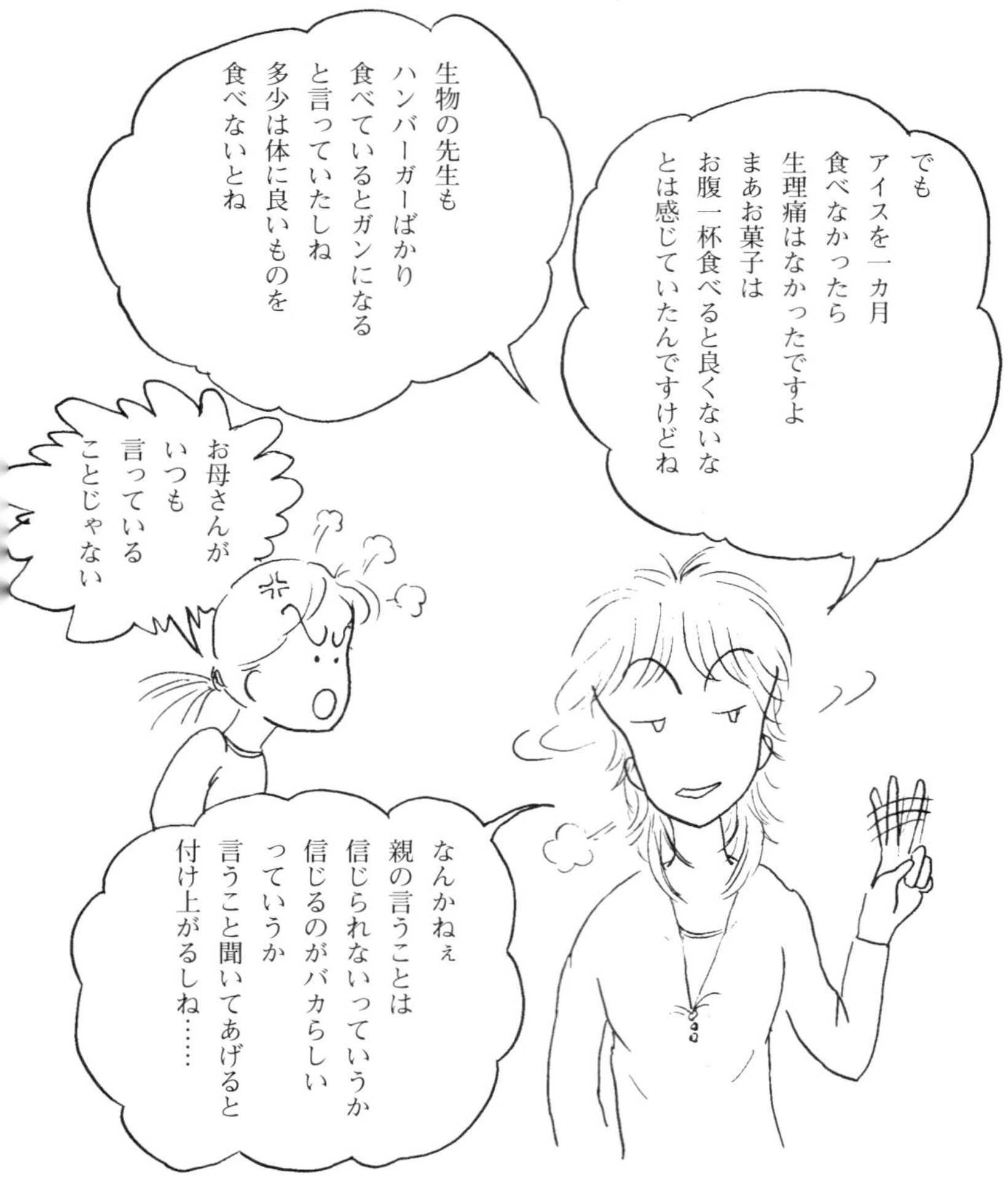
でもアイスを一カ月食べなかったら生理痛はなかったですよまあお菓子はお腹一杯食べると良くないなとは感じていたんですけどね
生物の先生もハンバーガーばかり食べているとガンになると言っていたしね多少は体に良いものを食べないとね
お母さんがいつも言っていることじゃない
なんかねぇ親の言うことは信じられないっていうか信じるのがバカらしいっていうか言うこと聞いてあげると付け上がるしね……

第5章

DJ市くんのお便りコーナー

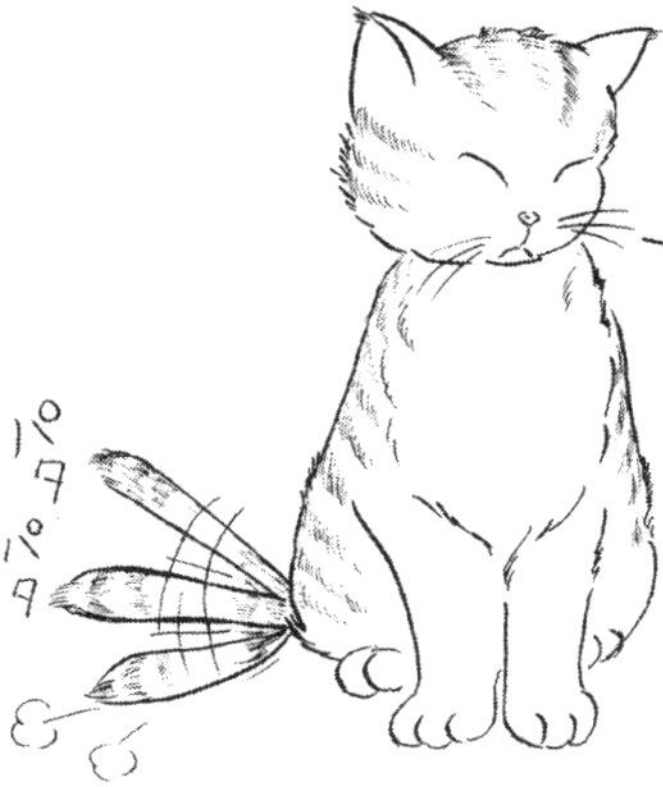

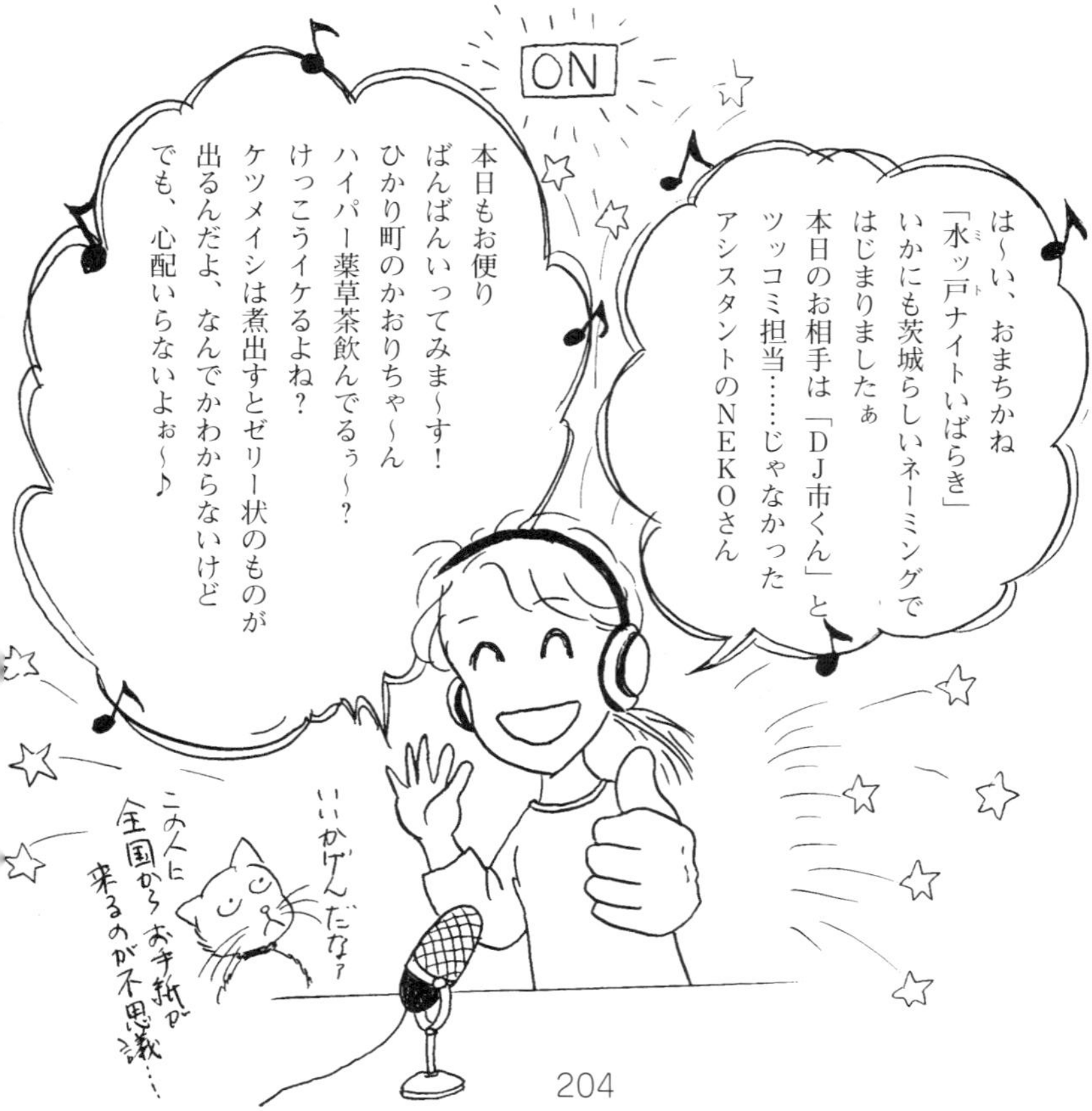
ON
は〜い、おまちかね
「水《ミ》ッ戸《ト》ナイトいばらき」
いかにも茨城らしいネーミングで
はじまりましたぁ
本日のお相手は「DJ市くん」と
ツッコミ担当……じゃなかった
アシスタントのNEKOさん
本日もお便り
ばんばんいってみま〜す！
ひかり町のかおりちゃ〜ん
ハイパー薬草茶飲んでるぅ〜？
けっこうイケるよね？
ケツメイシは煮出すとゼリー状のものが
出るんだよ、なんでかわからないけど
でも、心配いらないよぉ〜♪
いいかげんだなァ
この人に
全国からお手紙が
来るのが不思議……

①自然療法はお金持ちでないとできない？

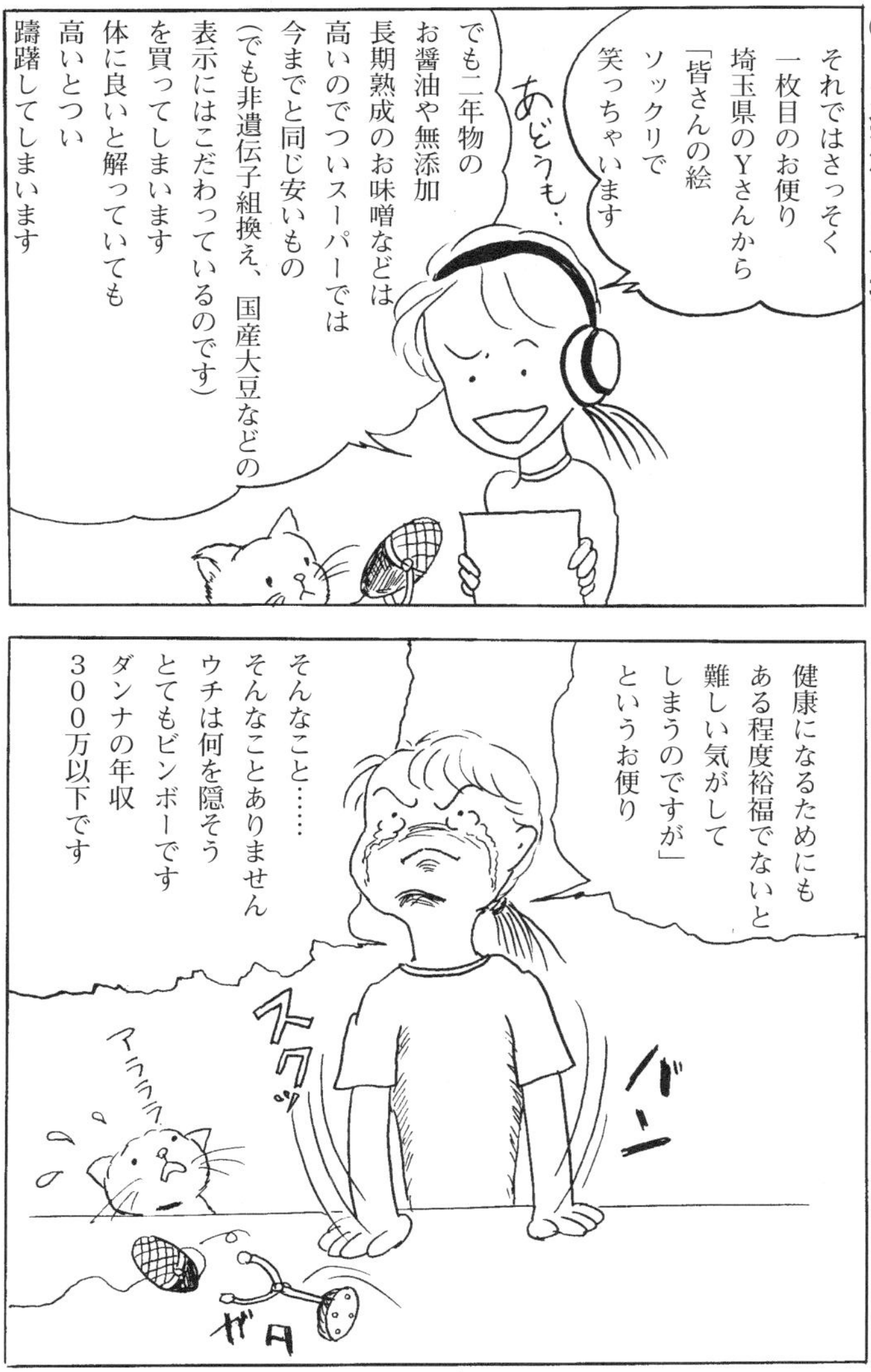
それではさっそく
一枚目のお便り
埼玉県のＹさんから
「皆さんの絵
ソックリで
笑っちゃいます
あどうも…
でも二年物の
お醤油や無添加
長期熟成のお味噌などは
高いのでついスーパーでは
今までと同じ安いもの
（でも非遺伝子組換え、国産大豆などの
表示にはこだわっているのです）
を買ってしまいます
体に良いと解っていても
高いとつい
躊躇してしまいます
健康になるためにも
ある程度裕福でないと
難しい気がして
しまうのですが」
というお便り
そんなこと……
そんなことありません
ウチは何を隠そう
とてもビンボーです
ダンナの年収
３００万以下です
スクッ
バーン
アラララ
ガタ

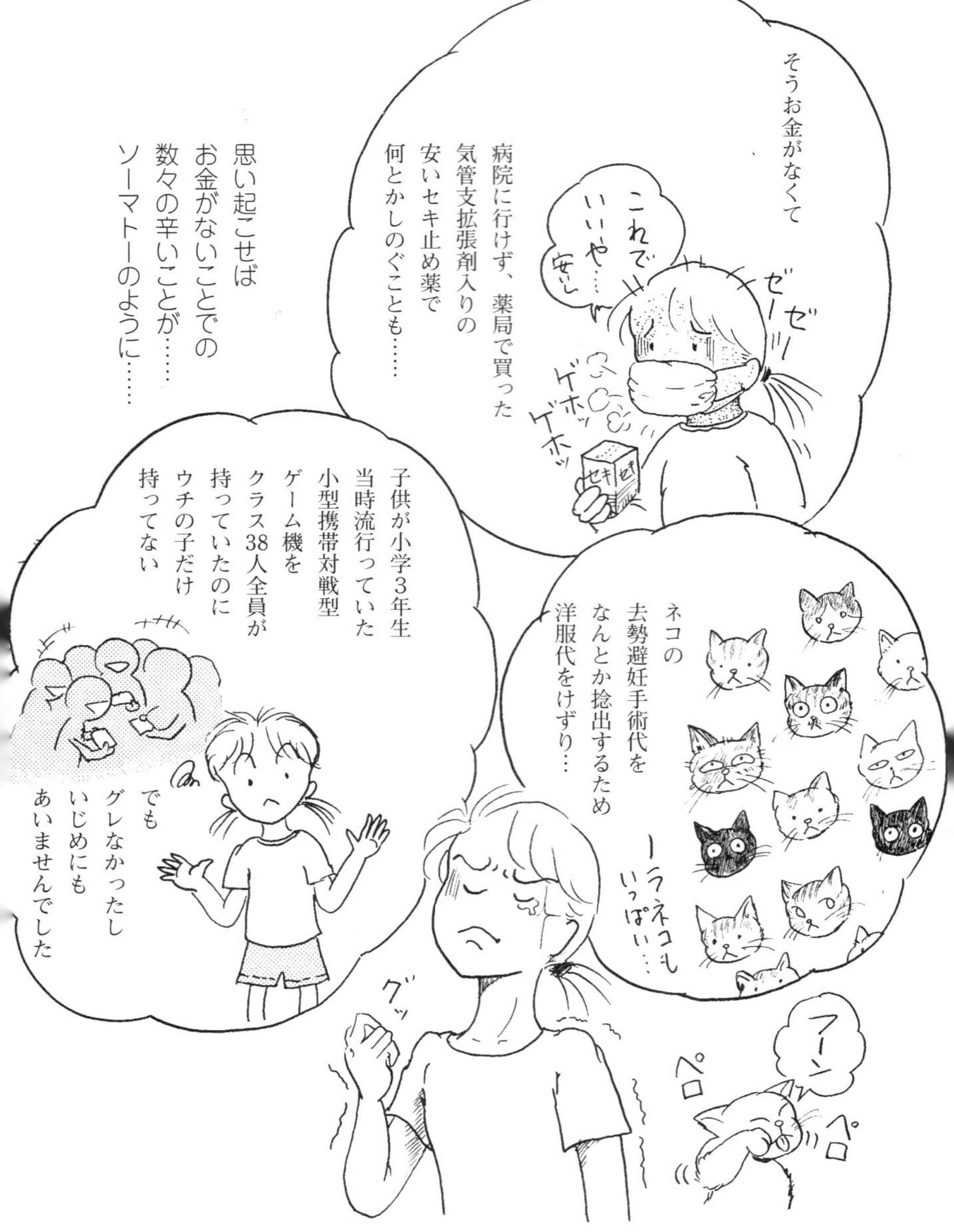
そうお金がなくて
病院に行けず、薬局で買った
気管支拡張剤入りの
安いセキ止め薬で
何とかしのぐことも……
これでいいや……安いし
ゼーゼー
ゲホッゲホッ
セキ
思い起こせば
お金がないことでの
数々の辛いことが……
ソーマトーのように……
ネコの
去勢避妊手術代を
なんとか捻出するため
洋服代をけずり…
ノラネコもいっぱい…
子供が小学3年生
当時流行っていた
小型携帯対戦型
ゲーム機を
クラス38人全員が
持っていたのに
ウチの子だけ
持ってない
でも
グレなかったし
いじめにも
あいませんでした
グッ
フーン
ペロ
ペロ

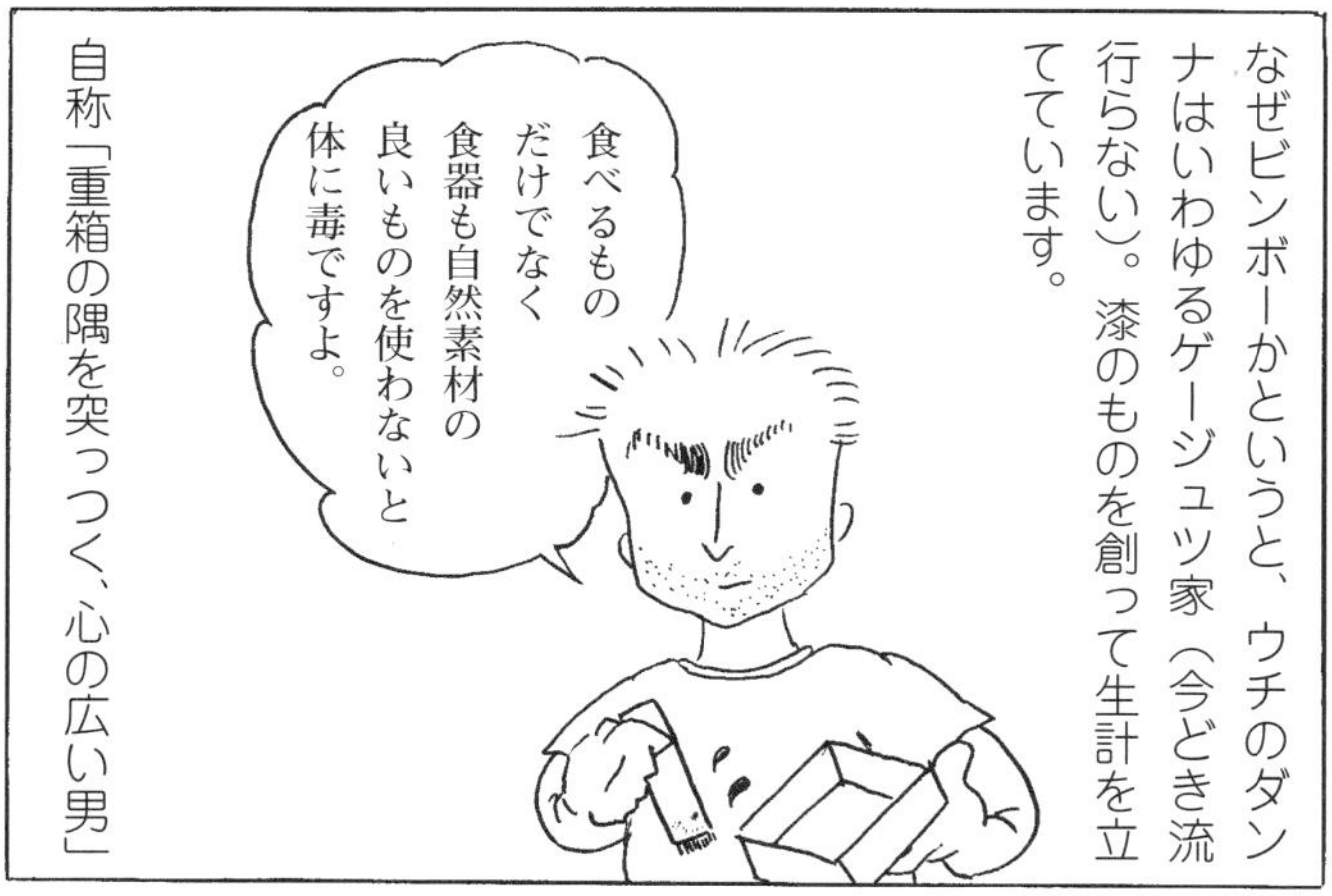
なぜビンボーかというと、ウチのダンナはいわゆるゲージュツ家（今どき流行らない）。漆のものを創って生計を立てています。
食べるものだけでなく食器も自然素材の良いものを使わないと体に毒ですよ。
自称「重箱の隅を突っつく、心の広い男」

家で自分で仕事をしているから、時間は家族に合わせることができます。

朝食も夕食も家族全員で食べられます。

子供ともよく話ができます。

好きなことをしているので仕事のストレスはありません。トラブルが起きても話し合う時間がタップリあり家族はみんな仲良し。

でも、ビンボー！

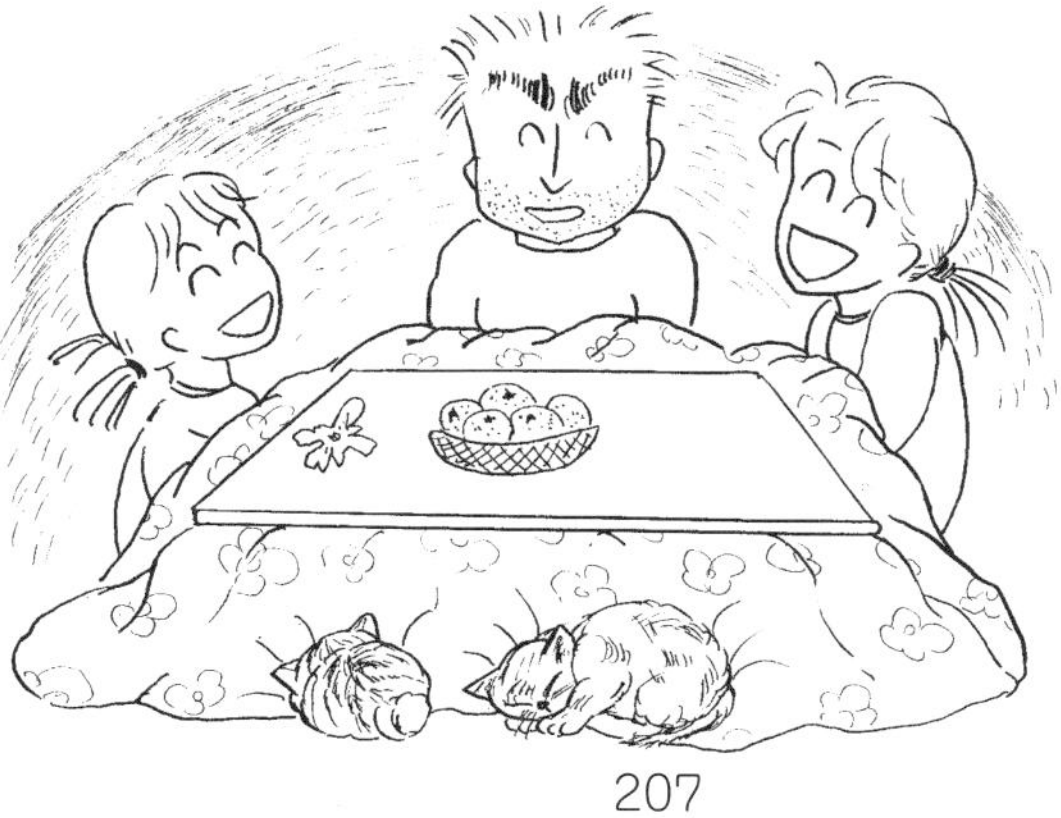

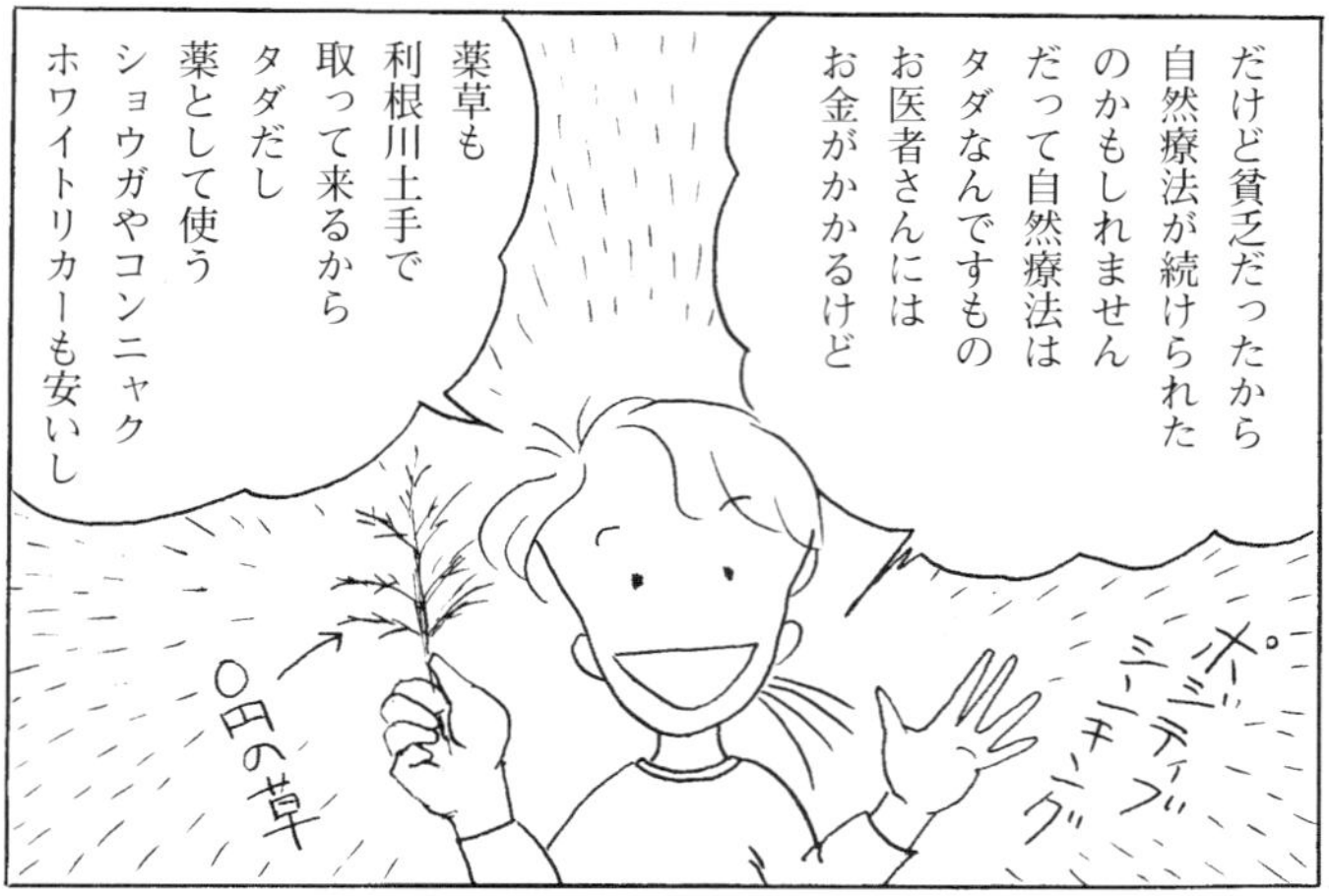
だけど貧乏だったから
自然療法が続けられた
のかもしれません
だって自然療法は
タダなんですもの
お医者さんには
お金がかかるけど
ポジティブシンキング
薬草も
利根川土手で
取って来るから
タダだし
薬として使う
ショウガやコンニャク
ホワイトリカーも安いし
0円の草

肉、卵、高級魚、牛乳↓いらない

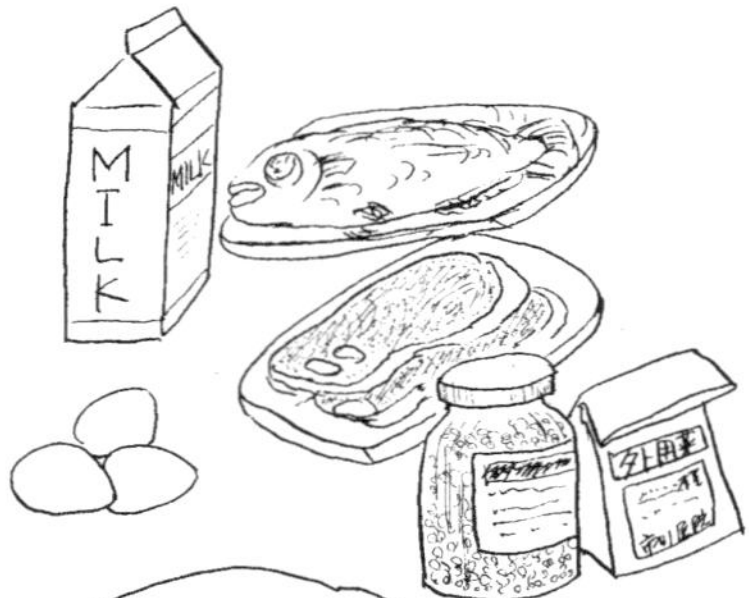
MILK
MILK

お医者さん↓行かない
薬↓使わない

生活の中で様々な〝便利なもの〟が必要なくなります。

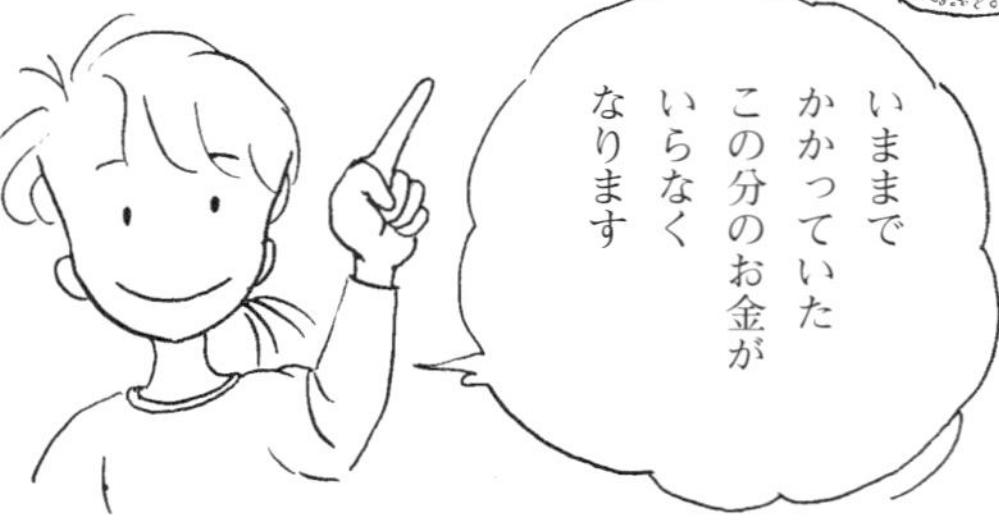
いままで
かかっていた
この分のお金が
いらなく
なります

お父さんは加齢臭がしません。年頃の娘も「お父さん臭い」と言ったことはありません。

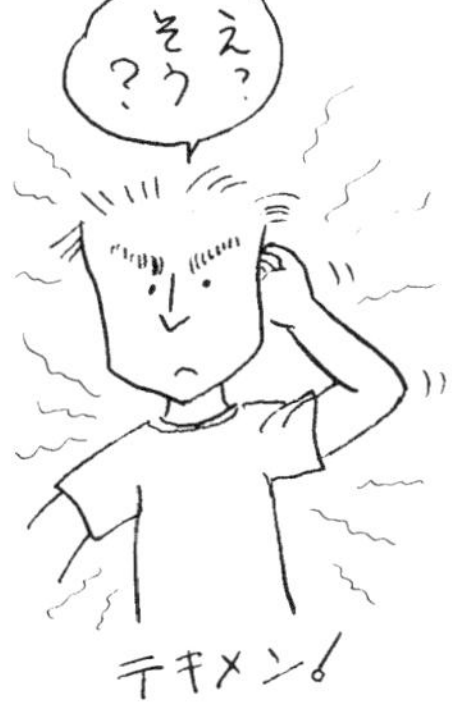
え？
そう？
テキメン！

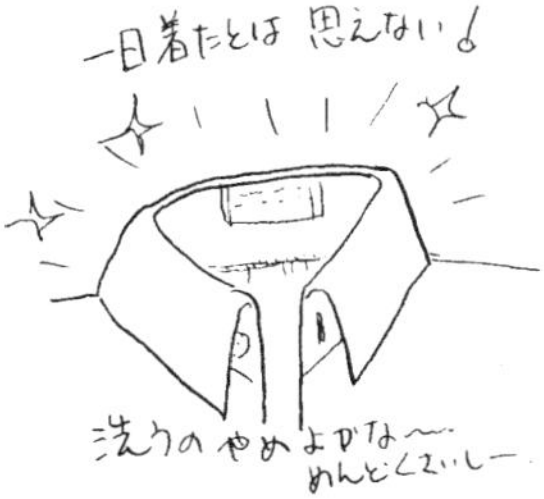
一日着たとは思えない！
洗うのやめよかな〜
めんどくさいし〜

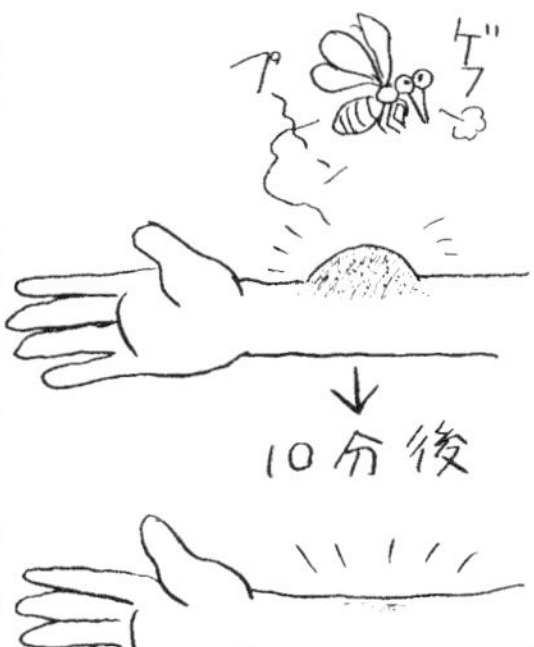

ただし、外で動物性タンパク質を食べてお酒を飲んできた次の日にはちょっと臭う。

洋服の襟が汚れない。体からベタベタした悪い油が出なくなったのです。

蚊に刺されてもすぐ痒みが引きます。

だから、殺虫剤、芳香剤、強力洗剤、殺菌剤などなど体や環境に害のある化学薬品は生活の中でほとんど必要がなくなります。

子供の成績も良くなるので塾も必要ないし、ネコが六匹いてもケガや病気も自然療法で何とかなります。

それに自然療法で健康になったら、
暑さに負けなくなったのです。

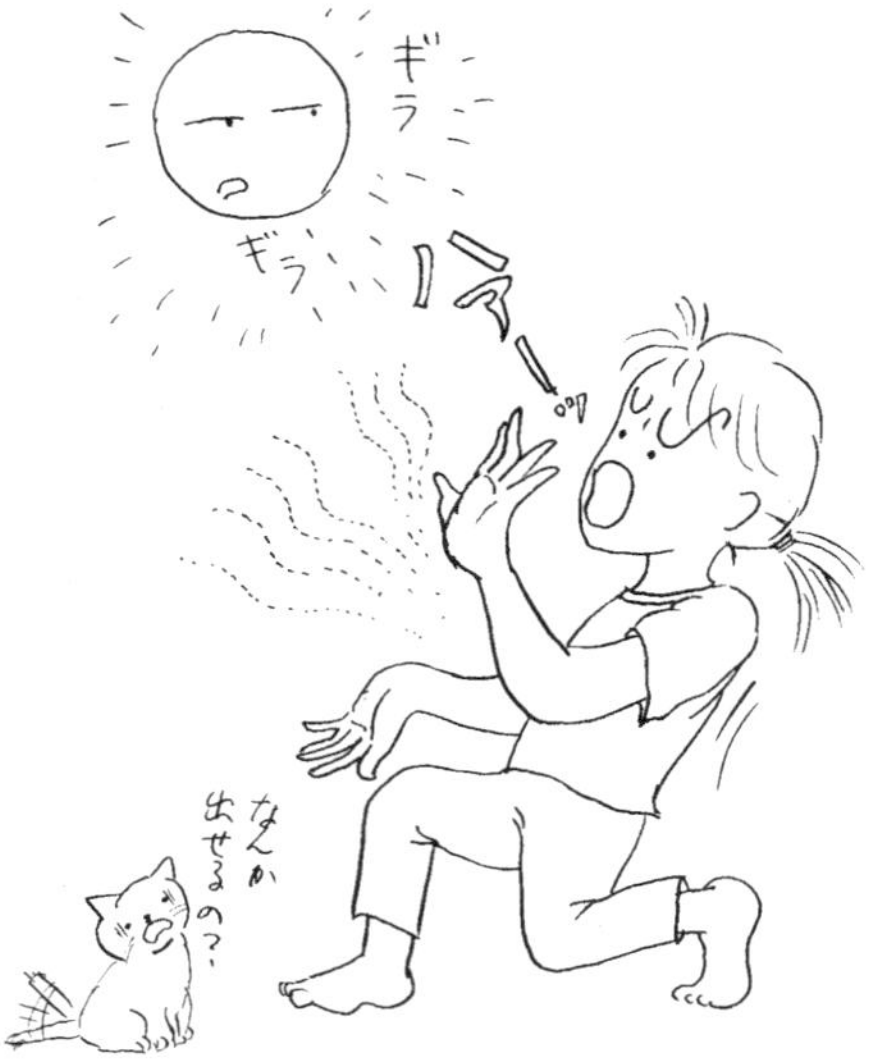

以前は初夏の前日より急に気温が上がった日には、息苦しく立っていられなくなり、一日中寝て過ごさなくてはならないことがしょっちゅうでした。たぶん熱中症になっていたのでしょう。

そのくせクーラーも苦手。ゼンソクは出るし、アトピーの皮膚は乾いてツッパるし、体が冷えて鼻が詰まるし。

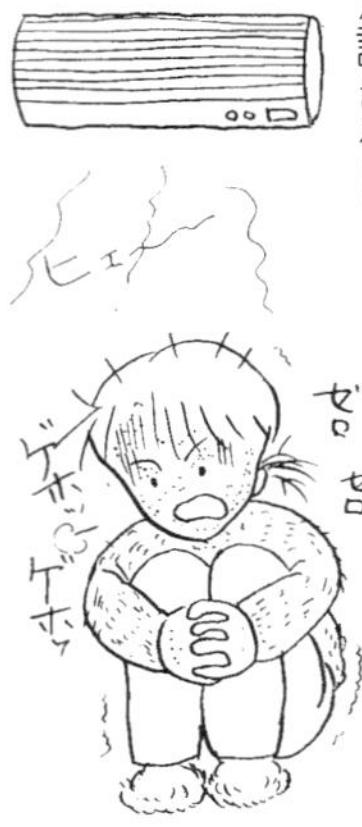

しっかり着込んでクーラーをつけるという矛盾した生活を送らざるを得なかった。
ところが体が健康になったら
クーラーの電気代がかかりません。

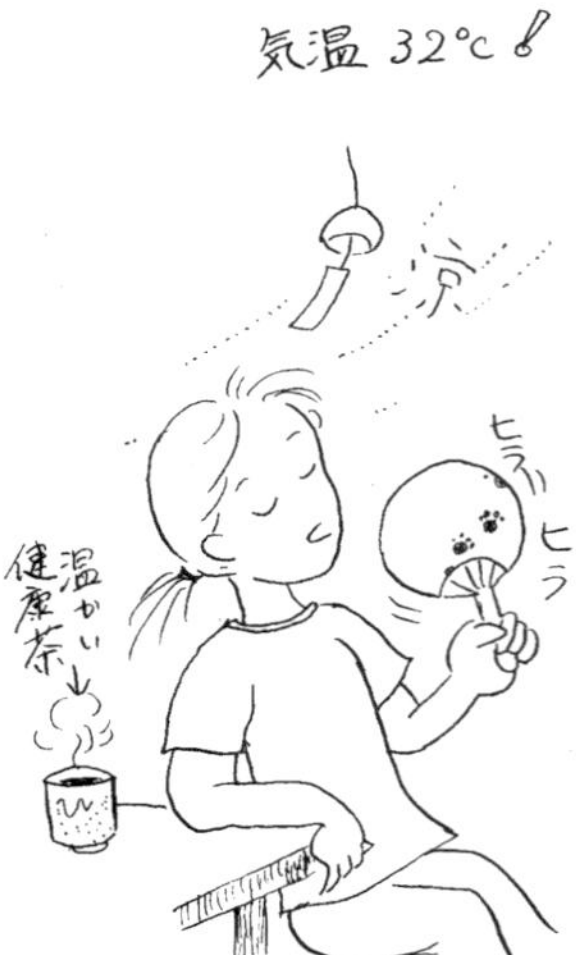

以前に比べ生活費がかからなくなったのです。
健康な生活と、病院通いの生活、比べてみよう。

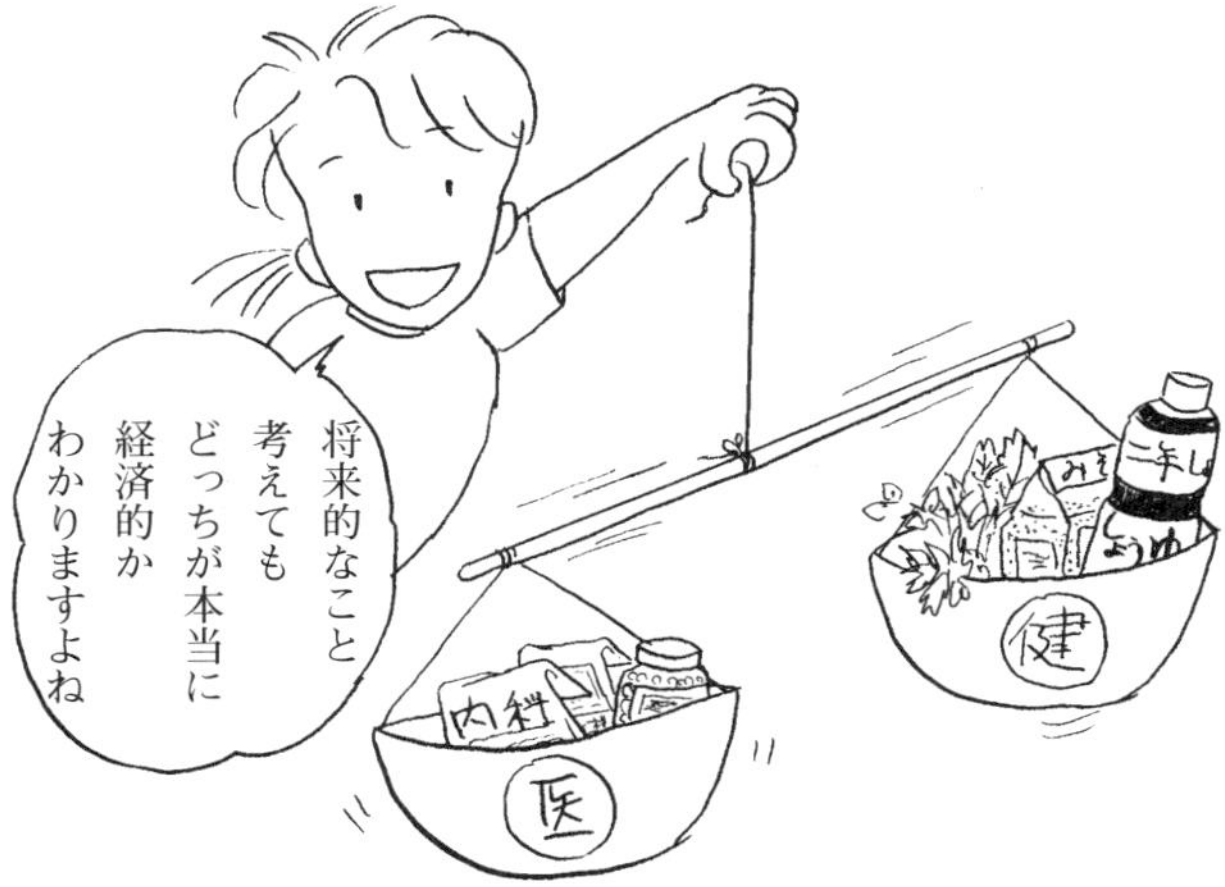
将来的なこと
考えても
どっちが本当に
経済的か
わかりますよね
内科
医
健
みそ

それに、高いお醤油を使うと、もったいないので小皿にたくさん出しすぎることがなくなり使いすぎません。たとえ出しすぎても煮物に入れるなど無駄にしません。

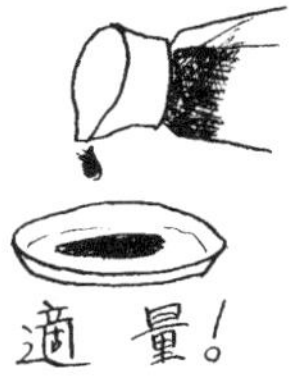
適量！

煮物の汁が残っても、その煮汁でもう一度コンニャクと油揚げを煮たり。少量なら糠みそに入れてしまいます。糠漬けの味がアップします。

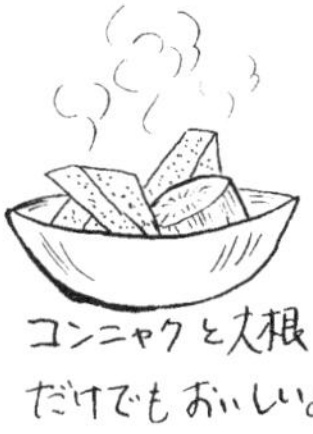
コンニャクと大根
だけでもおいしい♪

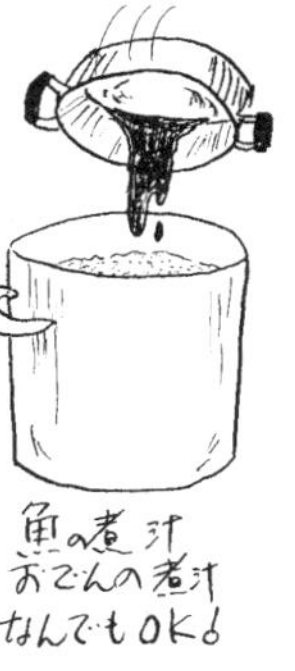
魚の煮汁
おでんの煮汁
なんでもOK♪

お醤油を節約するということは、排水の汚れが減るということ。環境にも良い！

それに良い調味料には天然の旨味成分がたくさん含まれているので、これを使うだけでおいしい料理ができてしまうのです。反対に大量生産の味噌、醤油で野菜だけを煮たり炒めたりしても物足りない味になってしまい、動物性タンパク質がないとおいしく感じられず、本来必要のない旨味調味料も使いたくなってしまうのです。キャベツ、玉ねぎ、人参の野菜炒めを二年熟成のお醤油で味付けすると、これだけでとってもおいしいおかずが出来上がってしまいます。一度食べ比べてみてください。とても良く解ります。

また国産無農薬の野菜は高いというイメージがありますが、大型スーパーなどではブランド化して商品価値を上げています。でも団体購入や契約農家に依頼したり、また良心的な商店など、探せば必ず身の回りで家計を圧迫するほどではない良いお野菜が手に入る方法があるはずです。

ただし農作物は天候に左右されるもの。長雨などで今まで買っていた野菜の価格が上がっても、安いスーパーで買い換えるようなことはしてはいけません。そのような行為は国内の農業を衰えさせてしまいます。日本の農業の衰えは国土の荒廃を招きます。今、農業では生活できない地方の農村で、元は田や畑だったのでしょう、草ぼうぼうの荒れ果てた土地が目立っています。このような状態がもっともっと広がってしまったら日本はどうなるのでしょう。米作り、野菜作りを大量生産の工業品と同じ価格競争のある経済だけで考えてはいけないのではないでしょうか。

悪天候で収穫が悪くなりそうなときには、農家の人は普段よりいっそう手間をかけ育てているのです。国産の良い野菜を、それを作ってくれた農家の方の労働に見合う対価を払うことが、日本の農業を守ることになります。そして日本の農業を守ることは日本の国土を守ることになり、日本の国土を守ることは土地の保水、治水につながり、温暖化防止の緑化につながり、めぐり巡って自分たちの生活を守ることにつながって行くのです。目先の〝安さ〟だけにとびつくことがどれだけ日本の伝統的な生活や産業をこわしてきたか。安さだけにとらわれたことが食の安全を脅かし、化学薬品を蔓延させ、知らないうちに健康を損なう生活スタイルを作り出してきました。

「安いから良い」という考え方を変えましょう。

年収３００万以下の貧乏な我が家でも、築30年の中古住宅のローンを月七万円払って、健康保険や年金、税金もちゃんと払って、そのうえネコ六匹も飼っていても、高い調味料や良い野菜が買えたのです。皆さんも工夫してみてください。

②人間はお肉も食べる雑食性動物？

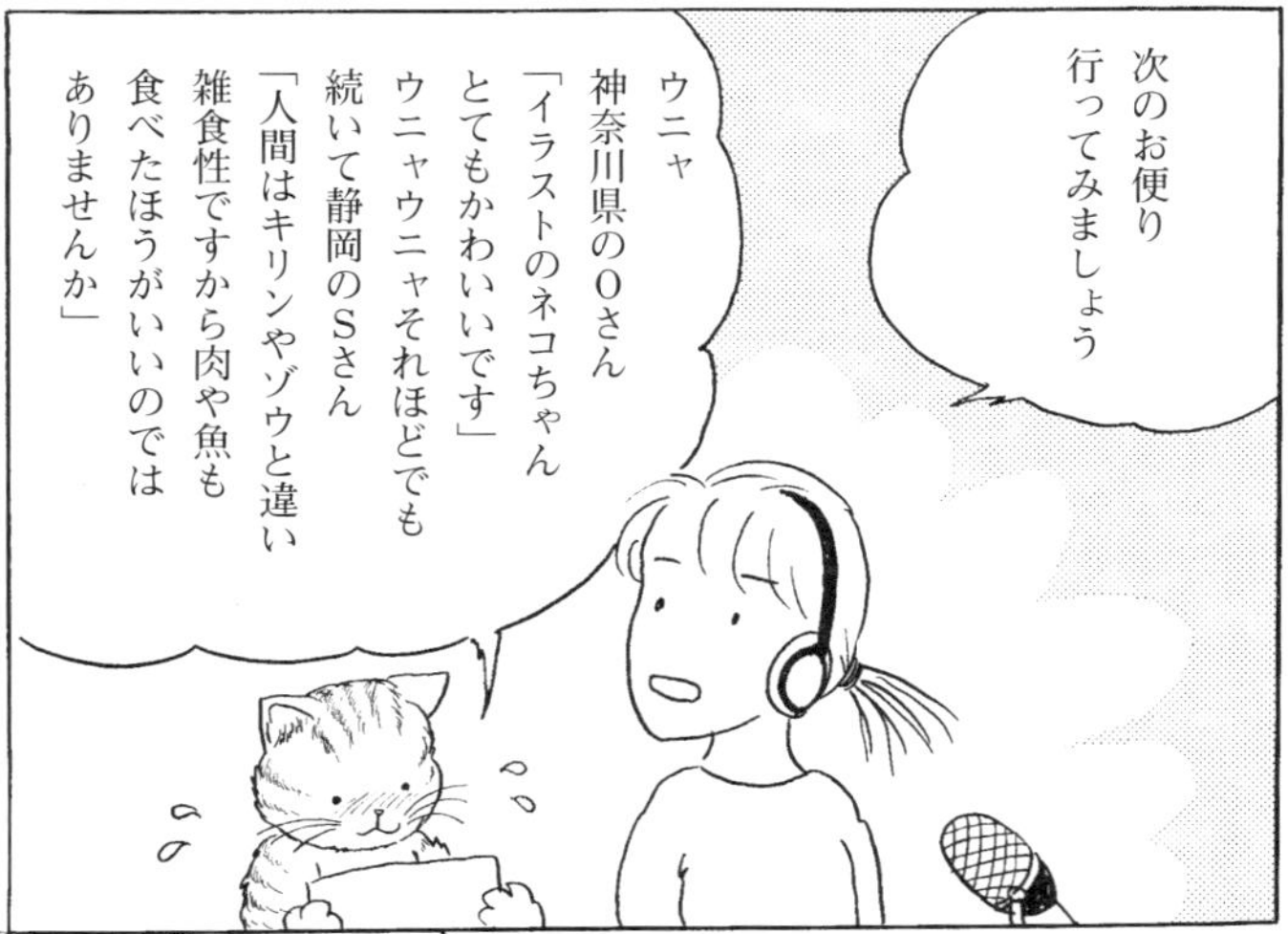

次のお便り
行ってみましょう
ウニャ
神奈川県のOさん
「イラストのネコちゃん
とてもかわいいです」
ウニャウニャそれほどでも
続いて静岡のSさん
「人間はキリンやゾウと違い
雑食性ですから肉や魚も
食べたほうがいいのでは
ありませんか」

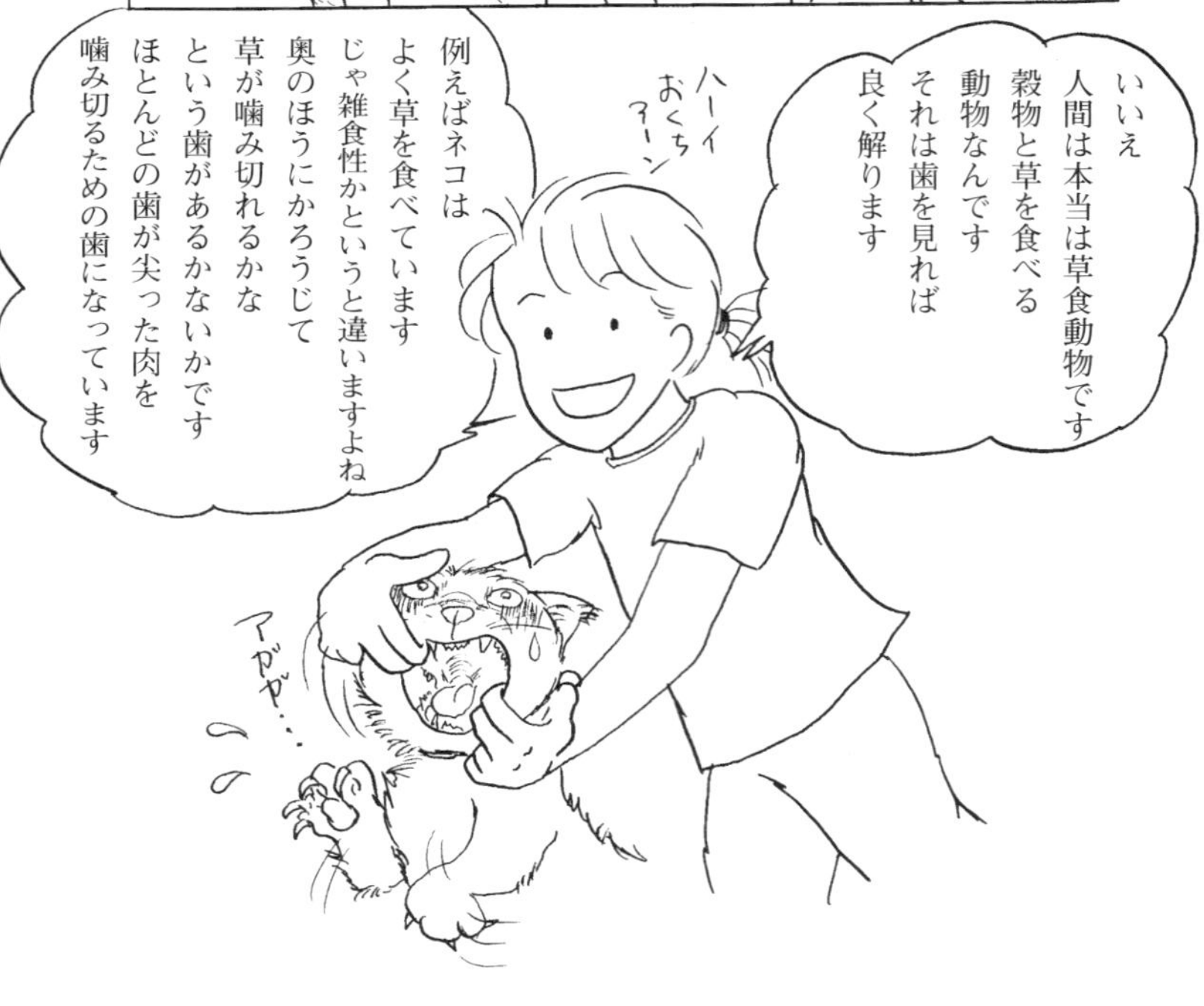

いいえ
人間は本当は草食動物です
穀物と草を食べる
動物なんです
それは歯を見れば
良く解ります
ハーイ
おくち
アーン
例えばネコは
よく草を食べています
じゃ雑食性かというと違いますよね
奥のほうにかろうじて
草が噛み切れるかな
という歯があるかないかです
ほとんどの歯が尖った肉を
噛み切るための歯になっています
アガガ…

ネコの歯は肉食動物の歯です。草をよく食べているからと、エサに草ばかり与えては栄養失調になってしまうでしょう。

では人間の歯はどうなっているかというと、奥歯（親知らず含）は16本、臼歯で穀物をすり潰す歯です。前歯は12本、平たい包丁のような歯で草を噛み切るための歯です。肉を食べるための歯、犬歯は上下２本づつしかありません。32本中の４本ですから食事の中でのお肉の割合は一割にもならないということになります。

歯から判断すると、ネコが草を食べるからといっても雑食性動物ではなく肉食動物であり、人間は肉も食べられるからといっても雑食性ではなく穀物と草を食べる草食動物であるということが解ります。もともとの人間の食性が植物ですから、お肉や魚を食べないと栄養が摂れないという心配は全く無用のこととなります。お肉は食事全体の一割以下、たまにご馳走として食べるのがちょうどよいのです。

動物にとって食性はとても大事です。食性に合わないエサでは動物は育ちません。

畜産関係者の間に、「病畜は草に戻せ」という言葉があるそうです。

太らせるためや乳をたくさん出させるために動物性タンパクも入った穀物中心の人工飼料では、牛は病気になってしまいます。そこで病気になった牛は、小屋から出して広い牧草地に放しておけば治ってしまうということです。草食動物の牛の食性を元に戻して、さらに牛本来の生きていた状態に戻せば、自然治癒力が働き、いつのまにか病気はなくなるのです（大量生産、大量飼育の農場では薬を投与するだけのようですが）。

人間も同じです。

自然療法とは、食性を元に戻すこと。そして自然な人間らしい生活を取り戻し、本来誰もが持っている生きる力をつけることなんです。

人間は肉も食べられますが、実は草食動物です。現代社会で言われている常識が本当に正しいことばかりとは限りません。

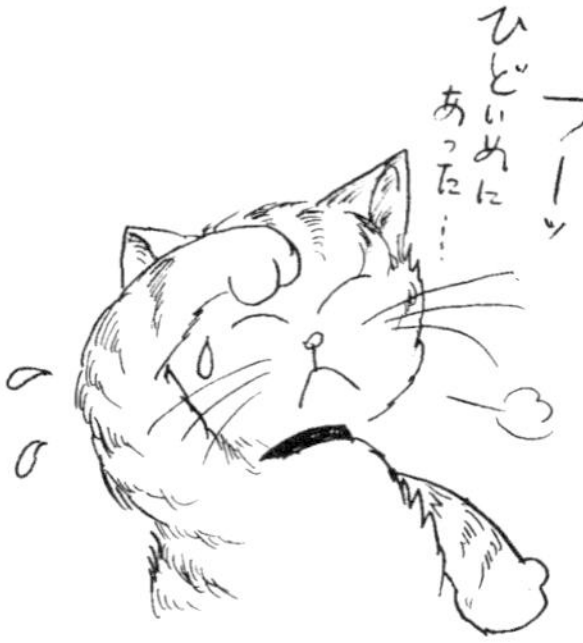

③玄米野菜食は減塩になってない!?

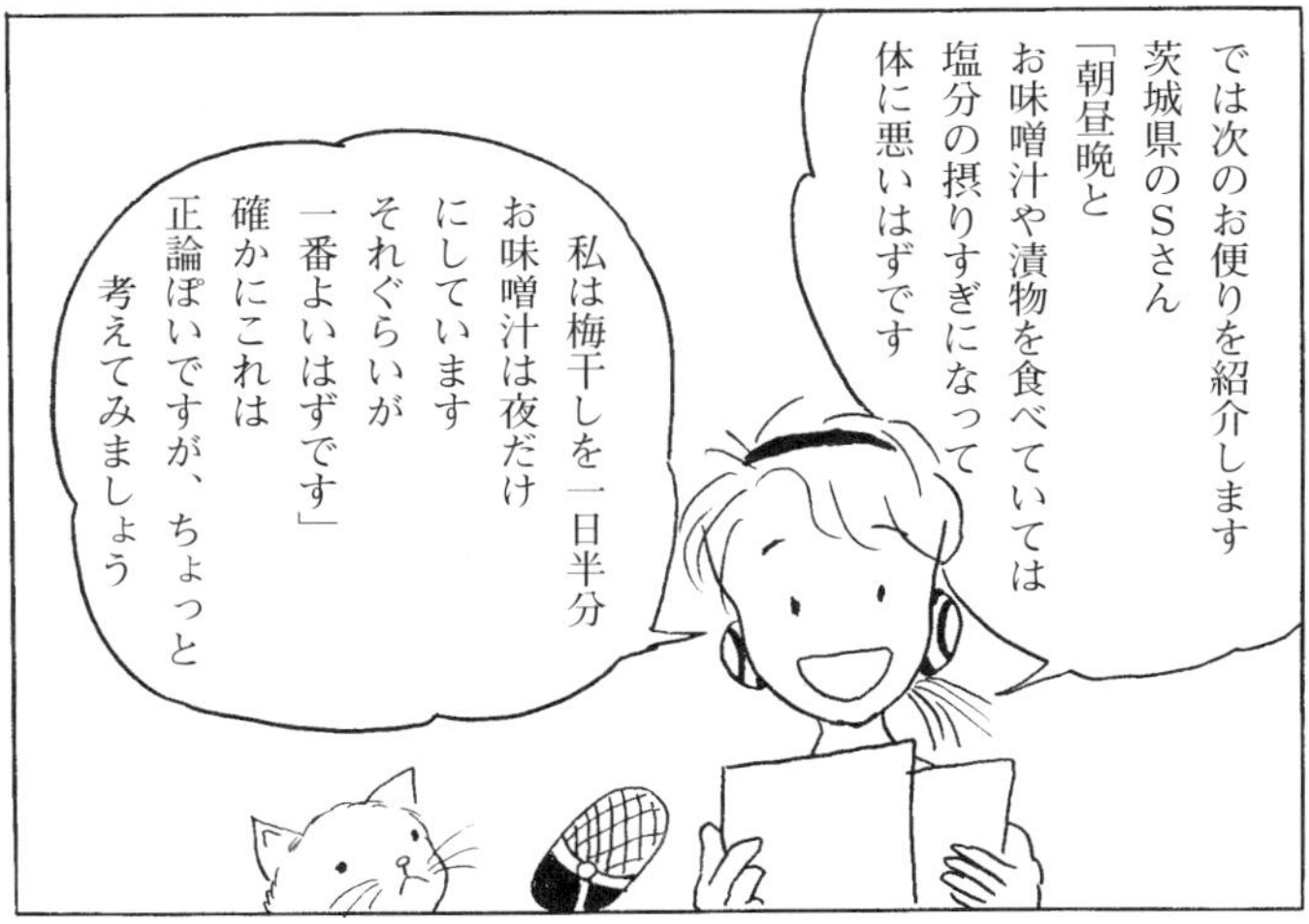
では次のお便りを紹介します
茨城県のＳさん
「朝昼晩と
お味噌汁や漬物を食べていては
塩分の摂りすぎになって
体に悪いはずです
私は梅干しを一日半分
お味噌汁は夜だけ
にしています
それぐらいが
一番よいはずです」
確かにこれは
正論ぽいですが、ちょっと
考えてみましょう

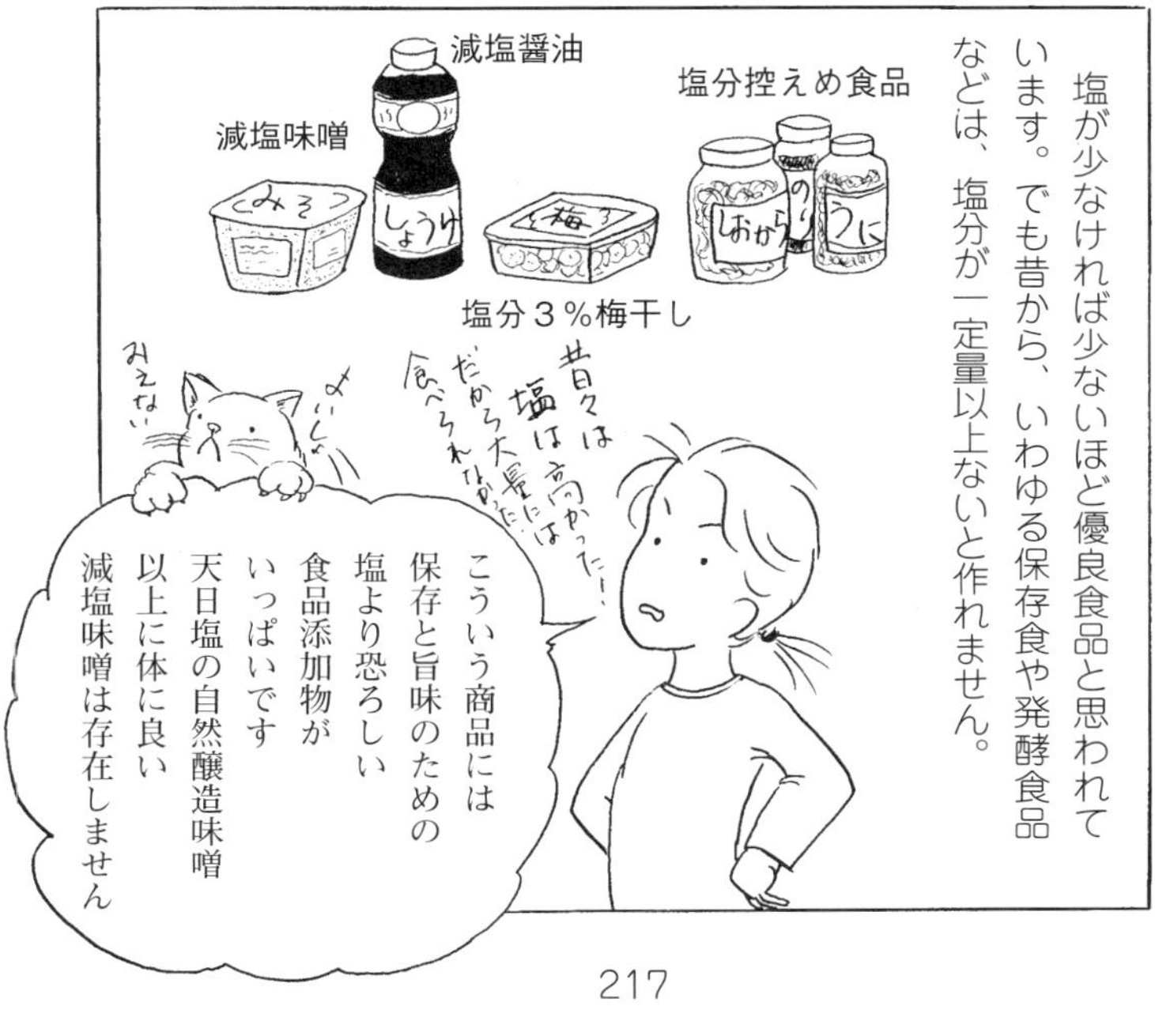
塩が少なければ少ないほど優良食品と思われています。でも昔から、いわゆる保存食や発酵食品などは、塩分が一定量以上ないと作れません。
減塩醤油
しょうゆ
塩分控えめ食品
しおから
のり
うに
減塩味噌
みそ
梅
塩分３％梅干し
昔々は
塩は高かった!!
だから大量には
食べられなかった
めいしん
みえない
こういう商品には
保存と旨味のための
塩より恐ろしい
食品添加物が
いっぱいです
天日塩の自然醸造味噌
以上に体に良い
減塩味噌は存在しません

冷蔵庫がなく保存を塩に頼っていた時代には、子供のころから塩辛いものを食べ続けて辛い味付けに慣れてしまっていたので、結果塩分を摂りすぎてしまい健康を害するケースも多かったでしょう。しかしそれには、ミネラルを全く含まない化学的に作られた安いナトリウム塩を大量に使えるようになったことも原因にあると思います。海水を天日干ししたものや、岩塩などの自然塩と違い、化学精製されたナトリウム塩は体に毒です。

減塩を言うのなら、昔から言われている「塩を摂らないと生きていけない」ということも思い出してください。塩は体内で血液の濃度を高め、細胞を引き締める働きがあるそうです。あまりにも世間で減塩が良いと言われているので塩分を極力控え、それでいてドロドロ血液の予防になるからと水分をたくさん摂っていると、体内の水分バランス、ミネラルバランスがおかしくなる危険性もあります。特に夏の暑い日などには塩分を控えると、汗で塩分が出てしまって体内の塩分が少なくなると、今度は汗をかけなくなり体内の温度調節ができなくなって熱中症になる、ということも考えられます。

科学的に作られたナトリウム塩は体に毒で、確かに病気の原因になります。でも梅干しや自然醸造の調味料に含まれる塩分はナトリウムとは全く別物、体に必要な塩分です。また野菜に含まれるカリウムには、体内のナトリウムを排出する働きがあります。玄米野菜食にした場合は体内で自然に塩分量の調節ができるので、塩分の摂りすぎを心配する必要はありません。

お味噌汁も、梅干しも自然の健康食品です。気にせず食べましょう。玄米野菜食はお肉がなくて物足りないと思うより、しっかり味付けして美味しく食べてください。

ただし口に入れて辛いと感じるものは食べるのはやめましょう。人間の感覚は身体を守るためにあり、体が傷つくことを避けるため痛さを感じ、味覚もあまりにも辛いものは体に害になるので、食べると不味く感じるようにできているのです。玄米野菜食を続けていると舌の細胞が発達し、味覚も正しく働くようになります。自然の自己防衛力が発揮できるというわけです。

ちなみにお肉には、味覚では感じにくいナトリウムが含まれています。お肉を常食していると塩分の摂り過ぎになってしまうということは知っておいてください。

④朝食をしっかり食べない子は成績が悪いはずでは……?

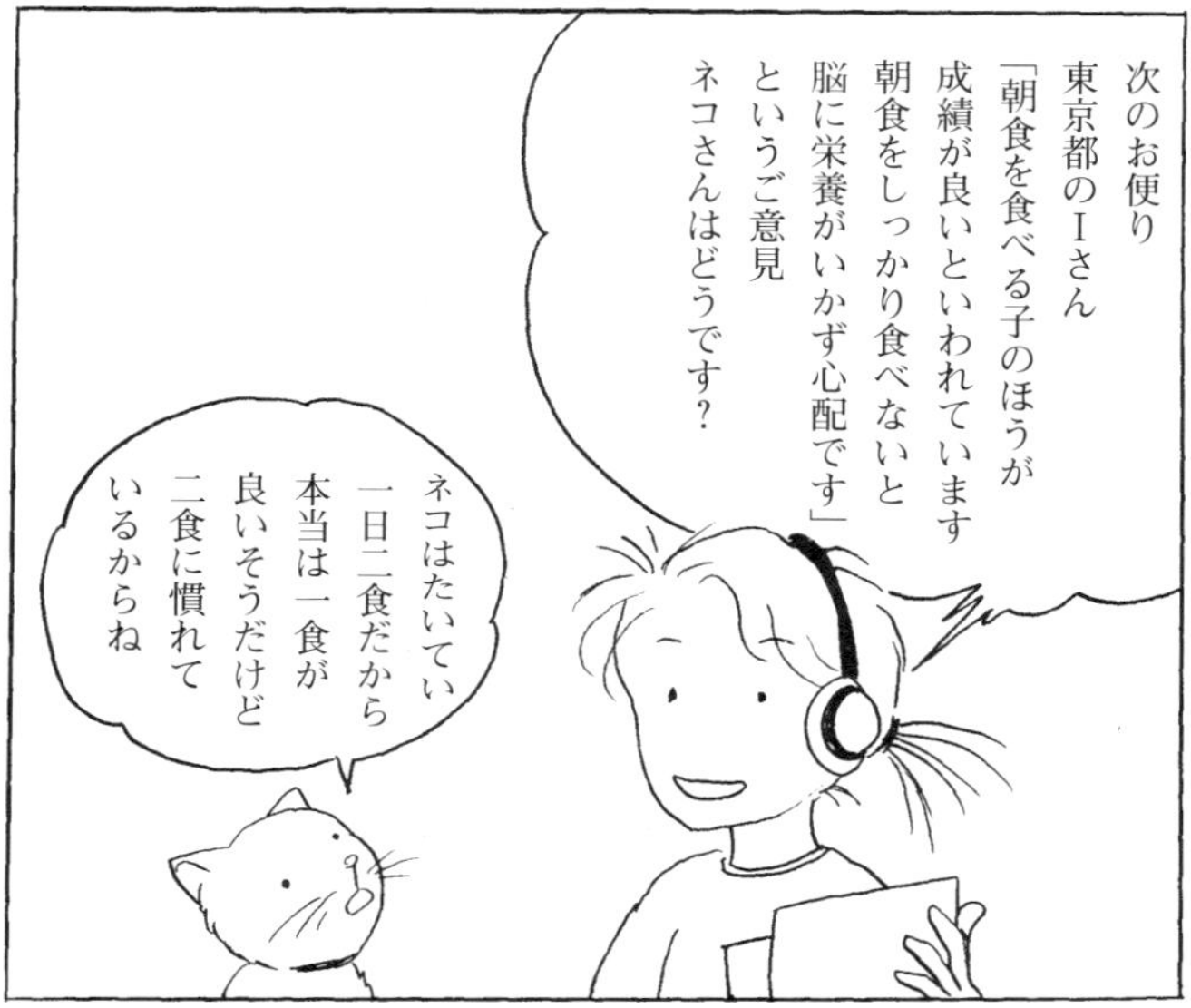
次のお便り
東京都のIさん
「朝食を食べる子のほうが
成績が良いといわれています
朝食をしっかり食べないと
脳に栄養がいかず心配です」
というご意見
ネコさんはどうです?
ネコはたいてい
一日二食だから
本当は一食が
良いそうだけど
二食に慣れて
いるからね

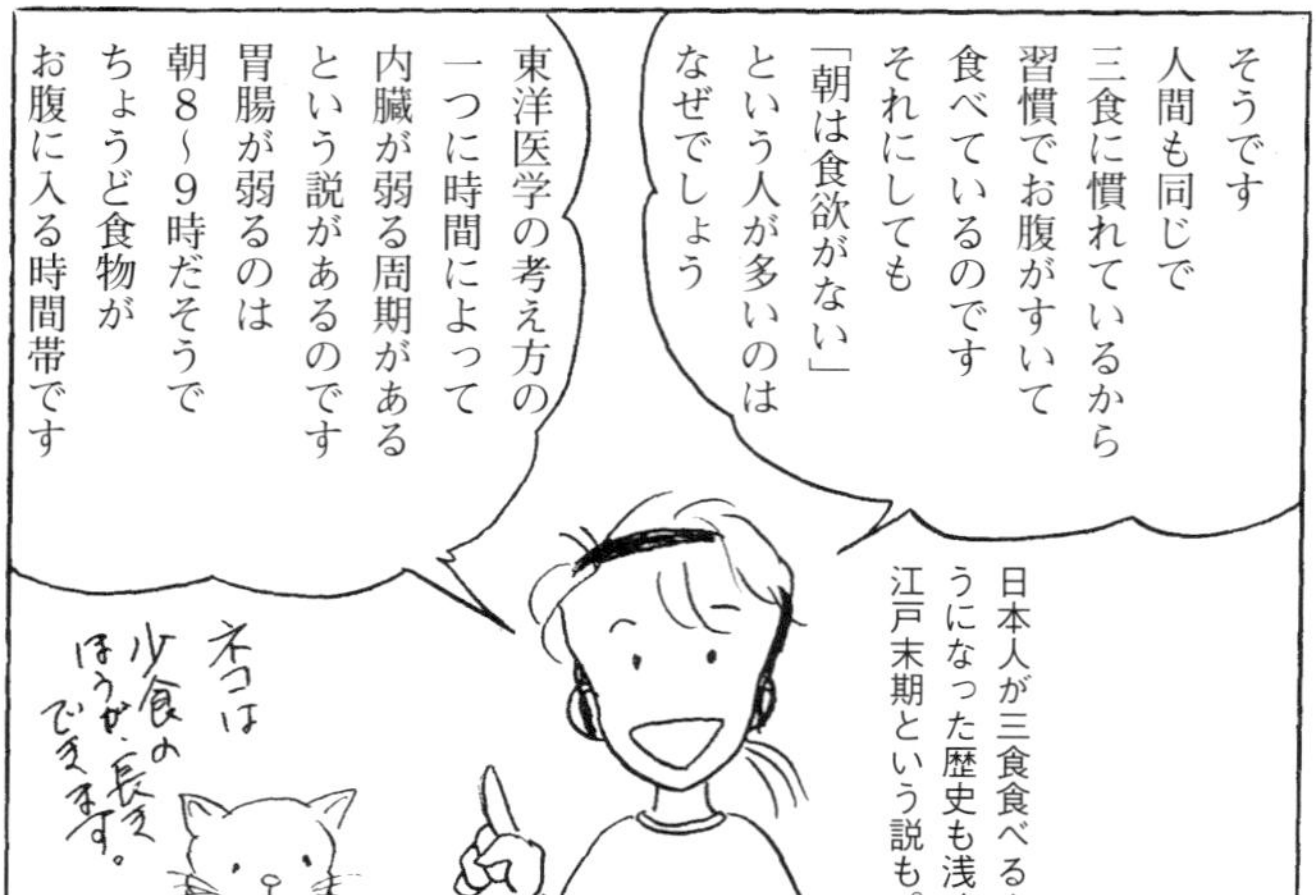
そうです
人間も同じで
三食に慣れているから
習慣でお腹がすいて
食べているのです
それにしても
「朝は食欲がない」
という人が多いのは
なぜでしょう
東洋医学の考え方の
一つに時間によって
内臓が弱る周期がある
という説があるのです
胃腸が弱るのは
朝8~9時だそうで
ちょうど食物が
お腹に入る時間帯です
日本人が三食食べるよ
うになった歴史も浅く
江戸末期という説も。
ネコは
少食の
ほうが、長き
できます。

人間の体は、前日に食べたもののエネルギーで午前中は動くようにできているので、朝食を無理に摂る必要はないということと、朝の弱った胃腸に食物を入れることは体のためには良くないという考え方です。東洋医学の考え方には科学的に証明されていないものも多く、一般的には認知されていないものがまだたくさんあります。時間と内臓の関係もその一つです（たとえば呼吸器は明け方に弱るとあり、ゼンソクの発作が明け方に多い理由も納得できるんですけどね）。

そのほかにも「朝食をしっかり食べる」の〝しっかり〟の中身が問題ですね。朝から卵やお肉、脂ののった魚などを食べてしまっては、体の負担を増やし、その日一日のエネルギーを勉強や仕事ではなく、消化代謝に費やすことになってしまうのです。お味噌汁一杯で必要なタンパク質は十分摂れると言います。農水省や厚生省が言うようなバランス良い食事よりも、もし食べるのなら玄米おにぎりとお味噌汁だけのほうが体に良いのです。

さて成績についてですが、文科省の調査結果で「朝食をきちんと食べる子の成績は優れている」とありますが、本当は食べる食べないが重要ではなく家庭のあり方が大事なのだと思います。例えば、お母さんが家族より早起きし朝の支度をして、家族みんなが朝をさわやかに迎えられるかどうか。お母さんが忙しさで「早く食べなさい」「早く支度しなさい」

と怒ったときでも家族が協調しているかどうか。お母さんを中心にお父さんやおじいさん、おばあさんがにこやかに食卓を囲めているかが大事なことだと思います。

こう書くと、「母親だけに負担を押しつける封建的な考え方だ」と言う人もいます。そう考える人は、母親の役割を〝お金にならないたいしたことのない仕事〟と思っているからかもしれないし、何より母親自身が家事に生き甲斐を感じていない環境にあるということです。

家事は、誰かが必ずやらなくてはならない大事な仕事で、母親だけに押しつけていい仕事ではありません。家族全員が、家事を〝大切な仕事〟という認識を持ち、家事をしてくれる人に対して感謝の気持ちを持つことが必要です。家が、きちんと家庭としての機能を持っていなければ、そこに住む人間の生活が成り立たなくなります。「生きる活力がわかなくなる」ということでもあります。

でも一番は家族が子供の身に関心を持っているかどうかが重要なのです。ですからお母さんが朝食を作って食べさせることだけが重要なわけでもありません。お母さんだけ、お父さんだけの家庭でバランスの良い朝食が毎日作れなくても、子供を大切に思う心があるかどうか、一人でがんばるお母さん、お父さんを思いやる子供の心、そういうことが食べものより大事なのです。

朝食を食べないと言う子が「前はお母さん作ってたけど、あんまり食べなかったらお母さん作らなくなった」と言っていました。このような子に、ただ朝食を食べさせただけで勉強ができるようになるとは思えません。

家族は子供を思うから朝食をきちんと用意するのですし、子供はその朝食を食べて親の気持ちを感じることができるのです。そのように親の愛情を感じて育てば、自然に生きる力が身に付き、子供は親の言うことを聞いてちゃんとしようと思えるし、自分のしなくてはいけないことが理解できるのです。ですから学校に通う子供なら勉強することが今の自分のやるべきことだと解り、自ら学ぼうとする意志が働き当然成績だって上がるのです。

朝食を食べただけで成績が上がると聞くと、コンビニやファーストフードで食べさせる親や、「それなら学校で給食として朝食も出せばいい」などと言い出す理不尽な親も出てくるかもしれませんね。困ったもんだ……。

⑤アトピーは薬をやめると危険？

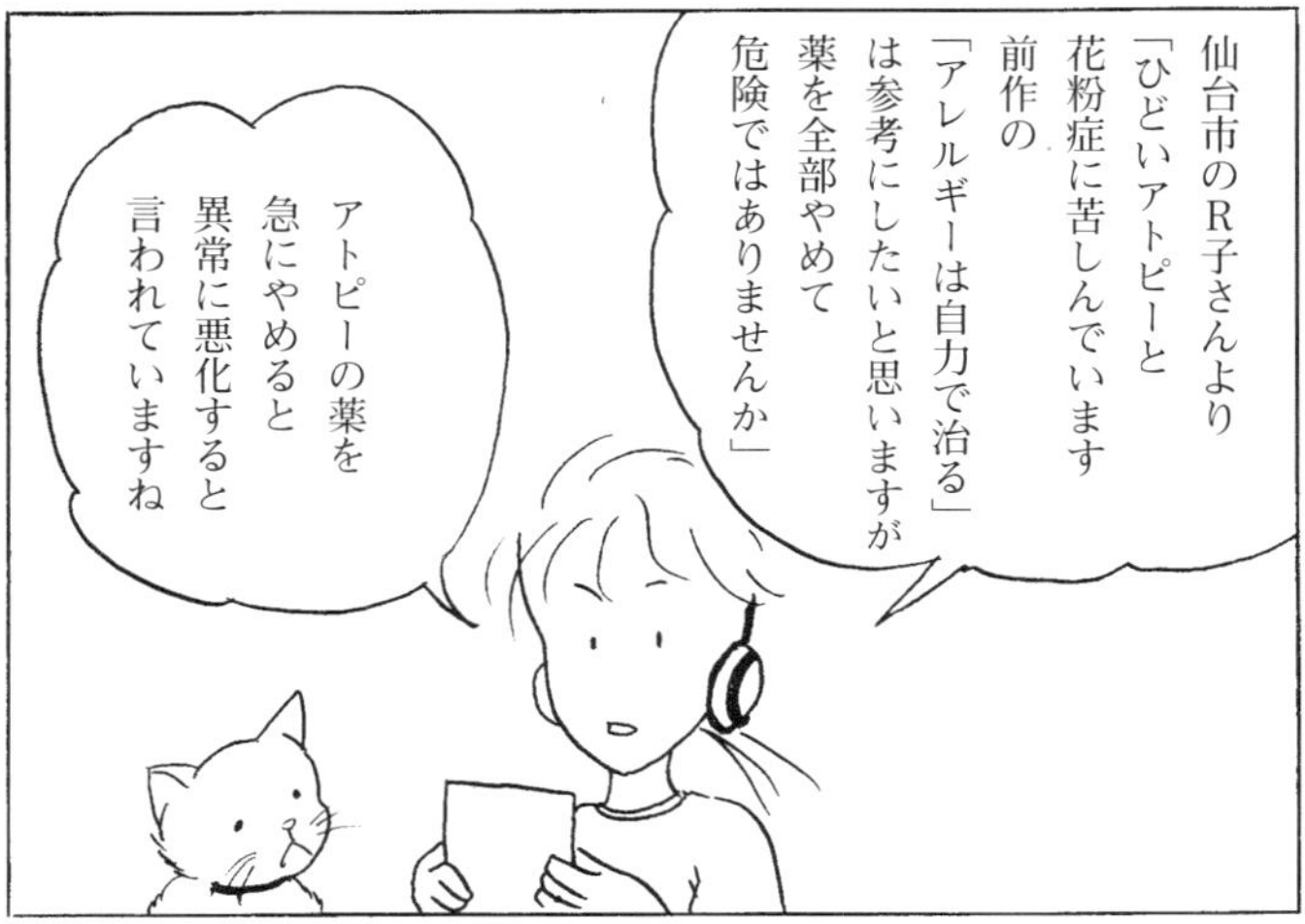

仙台市のR子さんより
「ひどいアトピーと
花粉症に苦しんでいます
前作の
「アレルギーは自力で治る」
は参考にしたいと思いますが
薬を全部やめて
危険ではありませんか」
アトピーの薬を
急にやめると
異常に悪化すると
言われていますね

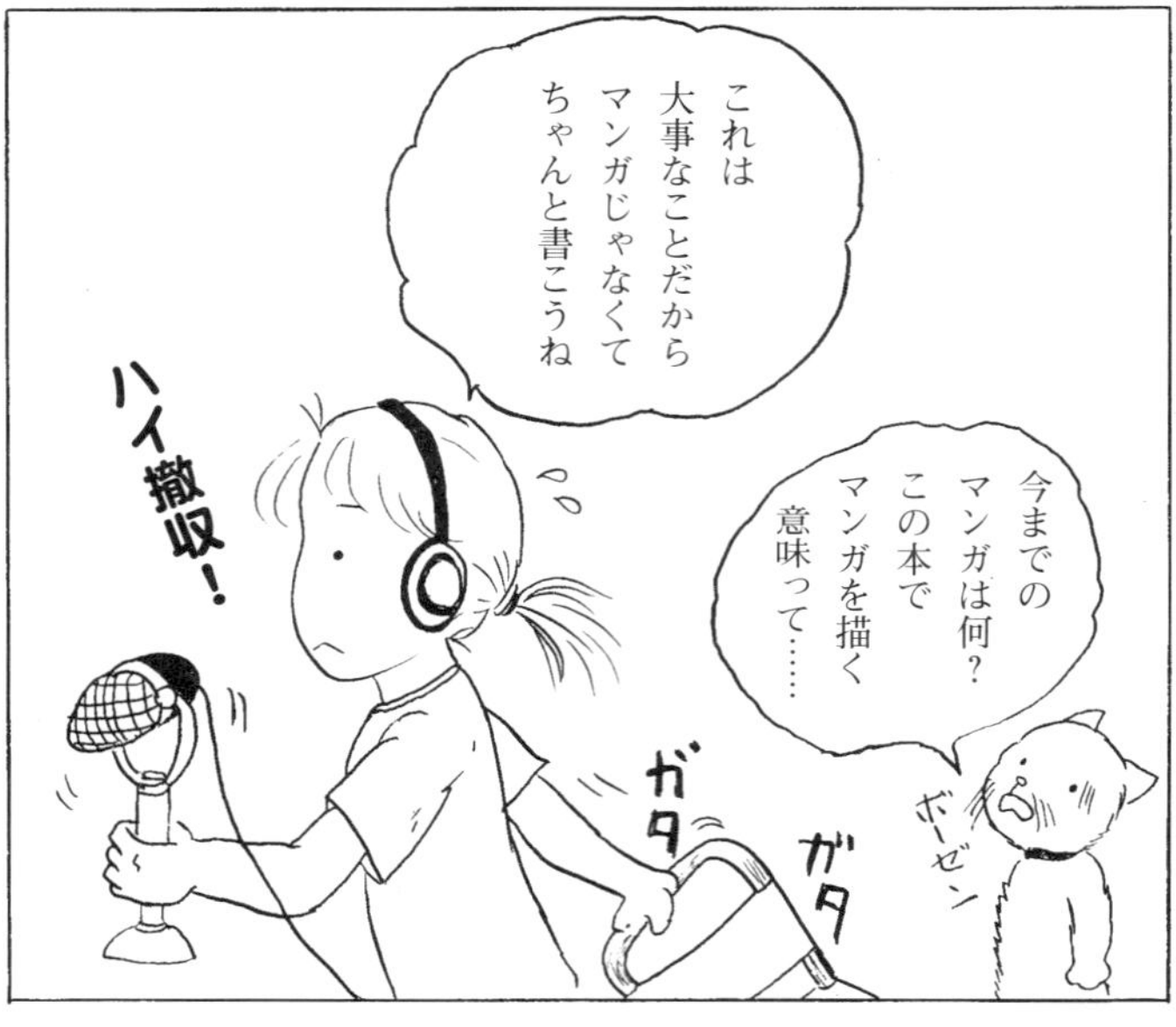

これは
大事なことだから
マンガじゃなくて
ちゃんと書こうね
ハイ撤収！
今までの
マンガは何？
この本で
マンガを描く
意味って……
ボーゼン
ガタ
ガタ

まず化学薬品の毒性、危険性を理解してください。もし薬を使い続けるのならば、体内にいつまでも毒物を供給し続けるということになります。

自然療法で治すと決めたのなら、薬はやめたほうがいいでしょう。

さてなぜ薬をやめて症状が悪化するのか、それは改善反応のせいです。体質が変化するために起こる様々な反応と、それ以外に今まで塗って体内に残っていた薬がベタベタドロドロした体液となって出てくるのです。その体液はアトピーの皮膚から染み出るため、余計皮膚に刺激が加わり悪化するのです。

お医者さんは塗り薬は体内に蓄積されないし、皮膚組織は30日ほどで入れ替わるので残らないと言いますが、同じ場所に長年塗り続けていたものが体にどんな影響を与えるかまだよく解っていないのではないかと思います。私の場合は確かに薬が皮膚から出てきたようです。自然療法を始めて三週間ほどたったとき、そばでネコが体を舐めているのを見て「そうかあ、体舐めれば治るかも（追い詰められていたんですね）」とためしに腕を舐めたところ、とても苦かったのです。以前間違って薬のついている指を舐めてしまったときと同じような、あきらかに化学的な嫌な苦さでした。

といっても、薬がそのままの形で出てくるはずはなく、体内で何らかの化学変化を起こしているでしょうし、皮膚組織や体液などの老廃物も混ざっているため、皮膚刺激が強くなりアトピー以上の痒みと炎症が起きてしまうのです。

このベタベタドロドロが全部排出されてしまえば、自然に皮膚が再生されていきます。体内のいらないもの、毒素、老廃物を速やかに排出するためには自然療法が最適です。玄米野菜の食事と薬草を使ったスキンケアや入浴、手当てなどで痒みと炎症を緩和し、毒出しには特に砂うまりが効果がありました。新陳代謝の衰えたおばさんでも四カ月で痒みが消え、皮膚の炎症の痕も半年でなくなったのです。その後アトピーは出ていません。ただし薬を全てやめることは、痒みと炎症が強まり大変です。薬を使っての完治はありませんが、数カ月の痒みを我慢することで完治できるのです。

何も努力しないで楽をして手に入れることができるものなんて価値のないものです。肉体的苦痛を我慢しないと体質改善はできないし、乗り越えることができた先にストレスに強い精神力も養われるのではないでしょうか。

でもね、深刻に考えるより、必ず治るのですから自然療法を楽しんだほうがいいですよ。玄米もおいしく食べられるし、手当ても気持ちいいし、ウォーキングがてらの薬草摘みも楽しいしね。

⑥素晴らしい子育て？

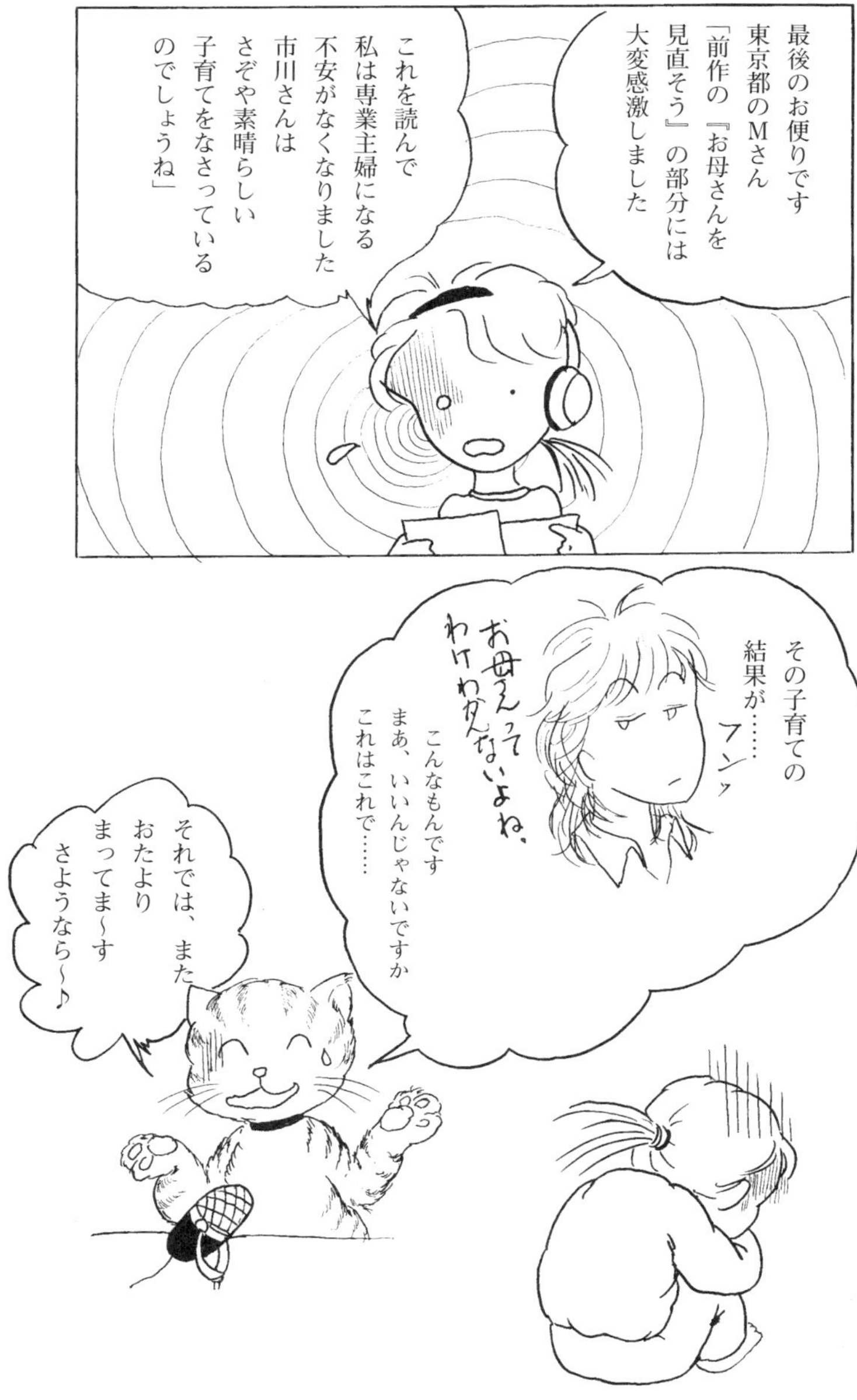
最後のお便りです
東京都のMさん
「前作の『お母さんを見直そう』の部分には大変感激しました
これを読んで私は専業主婦になる不安がなくなりました
市川さんはさぞや素晴らしい子育てをなさっているのでしょうね」
その子育ての結果が……
フンッ
お母さんってわけわかんないよね、
こんなもんです
まあ、いいんじゃないですか
これはこれで……
それでは、また
おたより
まってま〜す
さようなら〜♪

おわりに

専業主婦が本を書きました。

お医者さんから治る病気ではないと言われたアレルギーが、自然療法によってすっかり完治してしまった……その体験を本にしたところ、医学について素人の全く無名の主婦の本にもかかわらず、たくさんの人から好評をいただきました。

私の病気は、東城百合子先生が書かれた「家庭でできる自然療法」（あなたと健康社）に出会い、この本によって病院や薬に頼らず治す方法があることを知り、その方法を実践することで完治しました。

他にもたくさんの自然療法、食事療法、東洋医学の本を読み、自分の中の自然治癒力を高め病気を治し、健康な体を作れることを知りました。自然療法のなかには、昔は誰でも知っていた、そういえばおばあちゃんがやっていた、ということもあります。

しかし簡単便利な生活が当たり前になってしまった現代では、この方法は手軽にできるものとは思えない人も多いでしょう。でも自然療法を実践することで、お母さんが心をこめて家族の看病をすることの大切さ、またお母さんが病気になったときに家族みんなで協力することが絆を深めるということに気が付いてください。愛情も健康も、お手軽に手に入れられるものではないのですから。

この本には誰でもかかりそうな病気、病気とはいえないけれど困っている症状の治し方を書きました。ガンをも治すといわれる自然療法です。この本を手に取られた皆さんは、病気の完治を体感されたら、私の本は入門書にしてさらにたくさん本を読んで、多くの先人が著した本物の自然療法を知ってください。現代人が求めた、〝簡単便利〟〝早くて安い〟〝楽に快適に〟が行き過ぎた結果、昔にはなかった困った病気が次々現れ、日本中が何かしら漠然とした健康不安を持つようになってしまったことがわかるでしょう。

たとえ都会に住んでいようと、またどんなに便利な世の中になろうと、私たちは自然の中に生きています。自然の恵みを受け、自然から学びながら生きているのです。自然を壊せば自分に返ってきます。病気も自然現象の悪化も自然が壊れた結果です。地球温暖化の影響は、局所的な豪雨となったり、農作物の不作として私たちの生活を直撃します。

地球規模の現象を個人でどうこうできるわけがないと考えがちですが、自然療法を生活に取り入れることで、自然を壊さない生活ができ、一朝一夕にはいかなくても今までの生き方までも見直すきっかけを作ってくれます。

〝自然を大切に〟とスローガンでは簡単に言いますが、なかなか具体的にできないものです。まずは自分の体の中の生物としての自然を大切にすること、化学物質漬けで自然が壊れた状態のままにしておかないことです。自分の中の自然を取り戻すことができれば、健康と同時に、身の回りの自然も取り戻せるはずです。

今回続編を出すにあたって、私の病気を治してくださった本を著した東城百合子先生と森下敬一先生、その他多くの良書を世に送り出してくださった全ての人々に、心から感謝をいたします。

そして、素人の主婦の書いたものをきちんとした形で取り上げてくださったハート出版の日高社長、藤川編集長、出版のことなんてなんにも知らないおばさんの話をちゃんと聞いてくれて「良い本を作りましょう」と言ってくださった担当の西山さん、本当にありがとうございます。

市川　晶子

［著者略歴］

市川　晶子

（いちかわ　あきこ）

1962年東京に生まれる。
1983年女子美術短期大学彫塑教室を卒業。同年同大学専攻科中退。
同年江戸川区役所（児童指導員）に就職。
1988年結婚を機に退職。以来ず〜っと専業主婦。
家族は夫、娘と６匹の猫。
著書に「アレルギーは自力で治る！」（ハート出版）がある。

【参考文献】

「家庭でできる自然療法」東城百合子（あなたと健康社）
「薬草の自然療法」東城百合子（池田書店）
「子どもの健康食」東城百合子（池田書店）
「難病も治す自然医食」森下敬一（ダイナミックセラーズ出版）
「月刊・自然医学」(国際自然医学会)
「月刊・食品と暮らしの安全」（食品と暮らしの安全基金）
「食べて治す医学大事典」主婦と生活生活シリーズ（主婦と生活社）
「癒す心、治る力」アンドルー・ワイル（角川文庫）
「養生訓・和俗童子訓」貝原益軒（岩波文庫）
「エドガー・ケーシーの自然療法——心と身体の処方箋」ジョン・O・A・パガノ（徳間書店）
「ショウガは効く——究極の家庭医学」スティーブン・フルダー（晶文社）
「アーユルヴェーダ——日常と季節の過ごし方」V・B・アタヴァレー（平河出版社）
「治すホスピス」平田章二（ハート出版）

【著者ホームページ】

http://www15.plala.or.jp/ichi-akiko/

自力で治った！糖尿・肥満・虚弱体質

平成20年4月26日　第1刷発行

著　者　市川 晶子
発行者　日高 裕明

発　行　株式会社ハート出版
〒171-0014 東京都豊島区池袋3-9-23
TEL. 03(3590)6077　FAX. 03(3590)6078

定価はカバーに表示してあります。

ISBN978-4-89295-583-9　C2077　編集担当・西山　乱丁・落丁本はお取り替えいたします

ハート出版ホームページ　http://www.810.co.jp　印刷・中央精版印刷株式会社